本书是国家社科基金项目『残疾人心理健康及其心理服务体系建设研究』（项目编号：14BRK011）的最终成果

李祚山 著

残疾人心理健康服务体系建设

Construction of Mental Health Service System for the Disabled

科学出版社

北京

内 容 简 介

本书是在残疾人事业发展由基本保障时代转向社会服务时代,其社会保障体系、康复体系、就业体系、教育体系、无障碍服务体系等日趋健全,但心理健康服务体系建设相对滞后的背景下开展的围绕残疾人心理健康服务体系建设的系统研究。全书系统地介绍和探讨了残疾人心理健康的现状及其影响因素;编制了具有较高信效度的测量和评估残疾人心理健康的工具;调查了解了残疾人心理健康服务需求的状况;建构了残疾人心理健康服务体系,提出了残疾人心理健康服务建设的需求导向模式并对其运行机制进行了探索。

本书可供从事心理健康和心理服务的研究和工作人员、残联干部、残疾人社区工作者、特殊教育工作者以及对心理健康和心理服务感兴趣的人员阅读。

图书在版编目(CIP)数据

残疾人心理健康服务体系建设 / 李祚山著. —北京:科学出版社,2020.10
ISBN 978-7-03-066175-3

Ⅰ.①残… Ⅱ.①李… Ⅲ.①残疾人-心理卫生-健康教育-研究 Ⅳ.①R395.6

中国版本图书馆 CIP 数据核字(2020)第 175980 号

责任编辑:朱丽娜 冯雅萌 / 责任校对:彭珍珍
责任印制:李 彤 / 封面设计:润一文化

科学出版社 出版
北京东黄城根北街 16 号
邮政编码:100717
http://www.sciencep.com

北京凌奇印刷有限责任公司 印刷
科学出版社发行 各地新华书店经销

*

2020 年 10 月第 一 版 开本:720×1000 1/16
2020 年 10 月第一次印刷 印张:15 1/4
字数:286 000
POD定价: 99.00元
(如有印装质量问题,我社负责调换)

序　言

2016 年 8 月，中共中央政治局召开会议，审议通过《"健康中国 2030"规划纲要》。该纲要指出，要加强心理健康服务体系建设和规范化管理，加大对重点人群心理问题早期发现和及时干预的力度。2016 年 12 月，国家 22 个部门联合印发《关于加强心理健康服务的指导意见》，明确要求关注残疾人心理健康，要积极配备和使用社会工作者，回应重点人群心理健康服务需求。党的十九大明确提出："加强社会心理服务体系建设，培育自尊自信、理性平和、积极向上的社会心态"，"发展残疾人事业，加强残疾康复服务"。这些都说明了新时代党和国家对人民健康和培育积极健康社会心态的重视，残疾人康复不仅仅是指身体的康复，还包括心理的康复。建立健全残疾人心理健康服务体系，帮助残疾人正确认识和对待身体残疾带来的影响，提高其心理健康水平，让新时代的广大残疾人生活得更幸福、更美好，是致力于贯彻和落实党的十九大精神的需要。当前，中国残疾人事业取得了巨大的成就，但与人民对美好生活的需要还存在差距，残疾人事业发展由基本保障时代转向社会服务时代是社会发展的必然。进入残疾人事业发展的社会服务时代，加强残疾人的心理健康及其影响因素研究，建构和完善残疾人心理健康服务体系，加强残疾人心理健康服务体系的建设，是满足残疾人对美好生活需要的重要举措，也是时代发展的必然趋势。残疾人心理健康及其心理服务体系建设的研究，有利于补充和发展残疾人的社会服务以及心理健康服务的相关理论；有利于维护残疾人的生存权和发展权，让广大残疾人生活得更加幸福、更有尊严；有利于促进社会公平正义，实现残疾人与健全人共享改革发展成果；有利于履行《残疾人权利公约》，促进人权事业发展；有利于帮助残疾人塑造积极向上的社会心态，化解社会矛盾，促进社会的安全稳定。因此，《残疾人心理健康服务体系建设》一书的出版具有重要的理论意义和实践价值。

该书是李祚山教授主持的国家社会科学基金一般项目"残疾人心理健康及其心理服务体系建设研究"（课题编号 14BRK011）的结题成果。李祚山教授是中国残疾人事业发展研究会心理健康专业委员会副主任委员，长期从事残疾人心理健康及其心理服务的研究工作，在这方面取得了一些卓有成效的研究成果。该书结合新时代残疾人事业发展的需要，在梳理相关文献的基础上，运用了人口学、心理学、社会学、管理学等综合性学科视野，采用了文献法、问卷调查法、访谈法、质性研究法、准实验法等系列方法，调查了解了残疾人心理症状及其影响因素、残疾人心理健康服务的需求等情况，在此基础上，借鉴了国内外心理健康服务的经验，结合新时代残疾人事业的发展从生存保障型向服务型转变过程中的需要，建构了残疾人心理健康服务体系，探索了残疾人心理健康服务的运行机制，同时采用了准实验的方法，验证了社会工作的增能视角下社区康复及其小组介入的方法在提升残疾人积极心理品质的残疾人心理健康服务过程中的运用效果，在国内开创性地对残疾人心理健康及其心理服务体系建设进行了系统研究。

该书的贡献和创新如下：一是提出了从积极心理学的角度来界定残疾人的心理健康，改变传统的从有无心理症状的角度来间接推测残疾人的心理健康的做法，这与当前强调从增能视角的角度强调残疾人潜能的开发是相吻合的；二是从公共管理的视角对残疾人的心理健康服务进行了定位，残疾人心理健康服务中关于心理健康的科普宣传应定位于公共文化产品的内容，心理咨询与心理治疗应定位于公共卫生产品的内容；三是提出了残疾人心理健康服务的需求导向模式，即以残疾人的心理健康服务需求为出发点，以政府为主导，以街道办事处和社区居委会为载体，通过发动和组织社区成员，利用和开发社区资源，为满足残疾人的心理需要所开展的一系列服务；四是建议将人工智能与大数据运用于残疾人的心理健康服务工作中，在残疾人心理健康服务领域中处于领先地位。

当前，残疾人的社会保障体系、康复体系、就业体系、教育体系、托养体系、无障碍服务体系和综合设施服务体系都取得了显著的成果，但心理健康服务体系的建设发展相对缓慢，目前尚处于初始阶段。该书的出版不仅有利于补充和完善残疾人心理健康服务体系的建设，也有利于完善残疾人社会服务体系的建设。该书逻辑清晰，遵循理论探讨、现状和需求调查、服务体系的建构和试点运用的逻辑进行，其中提出的观点和对策对于建设新时代具有中国特色的残疾人心理健康服务体系具有重要的参考价值。

吴世彩[①]

2020 年 1 月

---

① 吴世彩：中国康复研究中心党委书记、主任，中国残疾人事业发展研究会心理健康专业委员会主任。

目　　录

序言

第一章　绪论 ………………………………………………………… 1
　　第一节　残疾人心理健康服务体系建设研究的背景和意义 ……… 2
　　第二节　残疾人心理健康及其心理服务的概念 ………………… 5

第二章　残疾人心理健康的现状及其心理服务的依据 …………… 15
　　第一节　残疾人心理健康的现状及其影响因素 ………………… 16
　　第二节　残疾人心理健康服务的依据 …………………………… 23
　　第三节　残疾人心理健康研究的变化趋势及以往研究的不足 …… 28

第三章　残疾人心理症状调查及其影响因素 ……………………… 33
　　第一节　残疾人心理症状的调查研究 …………………………… 34
　　第二节　残疾人自尊、自我控制与心理症状的关系 …………… 44
　　第三节　残疾人社会支持、生活满意度与心理症状的关系 …… 48
　　第四节　残疾人自我和谐与心理症状的关系 …………………… 53

第四章　影响残疾人心理健康的其他相关因素 …………………… 59
　　第一节　青少年残疾人的身份认同研究 ………………………… 60
　　第二节　青少年残疾人身份认同、自尊和心理健康的关系 …… 68
　　第三节　青少年残疾人人际自立与焦虑、抑郁的关系 ………… 73

第五章　残疾人心理健康量表的编制及运用 ……………………… 87
　　第一节　残疾人心理健康量表的编制与修订 …………………… 88
　　第二节　残疾人心理健康量表的信效度的进一步检验 ………… 93
　　第三节　残疾人心理健康量表全国常模制定 …………………… 99

第六章　残疾人心理健康量表的试用及其服务需求调查 ………… 109
　　第一节　残疾人心理健康状况的现状调查 ……………………… 110
　　第二节　残疾人领悟社会支持与心理健康的关系 ……………… 118

第三节　残疾人应对方式、一般自我效能感与心理健康的关系·············· 122

第四节　残疾人心理健康服务需求状况调查························· 128

第七章　残疾人心理健康服务体系建构···························· 135

第一节　残疾人心理健康服务的目标体系建构···················· 136

第二节　残疾人心理健康服务的内容体系建构···················· 151

第三节　残疾人心理健康服务的方法体系建构···················· 161

第四节　残疾人心理健康服务的保障体系建构···················· 171

第八章　残疾人心理健康服务体系的运行模式与实践··············· 175

第一节　残疾人心理健康服务的运行模式······················· 176

第二节　残疾人心理健康服务体系建设的运行机制················ 178

第三节　残疾人心理健康服务体系建设在重庆市的实践和探索········· 183

第九章　社会工作介入残疾人心理健康服务···················· 189

第一节　增能视角下社区康复促进肢残儿童自信提升的个案研究········ 190

第二节　小组工作介入对肢残青少年自我认同影响的研究

　　　　——以 G 市 HX 区残联为例·························· 204

参考文献·· 215

附录·· 223

附录 A　残疾人基本信息表································· 223

附录 B　残疾人心理健康问卷······························ 224

附录 C　残疾人心理健康服务需求调查表····················· 226

附录 D　残疾人心理健康服务目标访谈提纲··················· 230

附录 E　残疾人心理健康服务体系的目标构建开放式调查··········· 231

附录 F　残疾人心理健康服务的目标结构系统专家咨询调查·········· 232

附录 G　残疾人心理健康服务体系的目标工作调查··············· 234

后记·· 236

第一章

绪　论

　　当前，我国残疾人事业取得了巨大的成就，但与人民对美好生活的需要还存在差距。残疾人事业发展由基本保障时代转向社会服务时代是社会经济发展的必然结果，加强残疾人心理健康服务体系建设的研究是满足残疾人对美好生活的需要、增强残疾人的幸福感和获得感的重要举措，也是时代发展的必然趋势。

第一节　残疾人心理健康服务体系建设
研究的背景和意义

一、残疾人心理健康服务体系建设研究的背景

残疾人事业是我国社会主义事业的重要组成部分，也是建设和谐社会的重要保证，更是促进社会公平正义的重要环节。根据第六次全国人口普查及第二次全国残疾人抽样调查结果中残疾人占全国总人口的比例和各类残疾人占残疾人总人数的比例推算，2010 年底，我国残疾人总人数已达 8502 万人（中国残疾人联合会，2012）。随着社会经济飞速发展，现代生活节奏加快、竞争加剧、社会观念变更加速，人们的精神负荷变得更加沉重，心理失衡的现象日益增多，残疾人这一庞大的群体也不例外，而且残疾人所面临的生活环境以及发展过程中的问题凸显，对其身心健康有着更大的影响，因此，残疾人的心理健康问题更应引起人们的重视。具体来说，由于自身的生理缺陷，生活和行动受限，加上社会对他们的刻板印象和社会公众的影响，残疾人不得不面对更多的社会压力，饱受更多的心理困扰，心理问题检出率较高（东方蔚龙，2013）。李文涛（2013）通过对残疾人与健全人的对比研究发现，残疾人的心理生活质量整体偏低。林笑微（2011）对上海市 1085 名肢体残疾人的调查显示，肢体残疾人的躯体症状自评量表（Symptom Check-List 90，SCL-90）各项因子分及总分均比正常人群的得分高，存在显著的统计学差异。杜亚男（2017）的研究结果表明，浙江肢体残疾人由于生活质量较差，普遍存在焦虑、抑郁等心理问题。上述研究结果表明，残疾人存在较多的心理问题，且生活质量较低。为了提升残疾人的生活质量，满足残疾人对美好生活的需要，提高残疾人的心理健康水平刻不容缓。由于残疾人在生理方面存在缺陷，其心理健康需求更加强烈，只有帮助残疾人保持身心健康与社会适应的最佳状态，才能培养其积极向上的生活态度，促进残疾人形成健全人格。

心理健康问题一直得到党和政府高度的关注和重视，中共十六届六中全会通过的《中共中央关于构建社会主义和谐社会若干重大问题的决定》（2006）明确提出，注重促进人的心理和谐，加强人文关怀和心理疏导，引导人们正确对待自己、他人和社会，正确对待困难、挫折与荣誉；加强心理健康教育和保健，健全心理咨询网络，塑造自尊自信、理性平和、积极向上的社会心态。2007 年，党的十七

大报告进一步指出，"加强和改进思想政治工作，注重人文关怀和心理疏导，用正确方式处理人际关系"。2012 年，党的十八大再次强调，"加强和改进思想政治工作，注重人文关怀和心理疏导"。可见，党和政府历来就十分重视人们的心理健康问题，尤其强调人文关怀和心理疏导在构建和谐社会中的重要作用。而人文关怀和心理疏导要能得到有效的贯彻和执行，必然要求建立和健全社会心理健康服务体系。

《"十三五"加快残疾人小康进程规划纲要》提出，把"为有需求的残疾人普遍建立康复服务档案，提供康复评估、训练、心理疏导、护理、生活照料、辅具适配、咨询、指导和转介等服务"作为残疾人基本公共服务重点项目，这表明党和政府在关注残疾人的生理康复和基本的生存保障的同时，把心理康复和心理疏导作为残疾人公共服务项目的重点内容之一。习近平在全国卫生与健康大会上指出，"要加大心理健康问题基础性研究，做好心理健康知识和心理疾病科普工作，规范发展心理治疗、心理咨询等心理健康服务"（新华网，2016）。2017 年，国家卫生和计划生育委员会（现已更名为国家卫生健康委员会）等 22 个部门联合印发《关于加强心理健康服务的指导意见》，对加强心理健康服务提出了具体的要求。

党的十九大报告指出，"中国特色社会主义进入新时代，我国社会主要矛盾已经转化为人民日益增长的美好生活需要和不平衡不充分的发展之间的矛盾"，强调"加强社会心理服务体系建设，培育自尊自信、理性平和、积极向上的社会心态"。人民群众对美好生活的需要不仅包括物质生活的需要，也包括心理健康的需要，残疾人也不例外。习近平同志在全国卫生与健康大会上的讲话以及党的十九大报告中关于新时代我国社会主要矛盾的论述及建立健全社会心理服务体系的要求，为致力于残疾人心理服务的工作人员提出了具体要求，指明了工作方向。残疾人的心理健康问题研究同样也应注重基础研究与应用研究。关于基础研究，可以开展残疾人的心理健康及其影响因素、幸福感、社会心态等方面的研究，若要增强残疾人的幸福感与获得感，就必须以残疾人的心理需求为导向，掌握残疾人的心理特点以及心理变化规律，指导和改善残疾人个体、群体、社会的行为；关于应用研究，可以开展残疾人心理健康服务体系的建设和残疾人心理健康水平的提升等方面的研究。因此，开展残疾人心理健康及其影响因素的研究，探索残疾人心理健康服务体系建设的路径和方法，便成为当前残疾人心理健康的研究工作者所面临的必须解决的迫切问题。

残疾人的心理健康服务体系建设，一方面是社会心理服务体系建设的重要内容之一，另一方面也是残疾人社会保障体系、公共服务体系建设的重要补充和完善。同时，残疾人心理健康服务体系建设也是提升残疾人心理健康水平，促进残疾人拥有更多的幸福感和获得感，满足残疾人对美好生活需要的重要举措。

二、残疾人心理健康服务体系建设研究的意义

(一) 理论意义

首先，残疾人心理健康服务体系建设的研究有利于补充和完善心理健康及其心理服务的相关理论。国内已有的研究多以中小学、大学生、老年人、农民工、警察等为对象，对其心理健康服务体系均进行了有效的探索和构建，而残疾人作为社会不可忽视的群体，其心理健康服务体系建设的研究尚处于起步阶段，亟待补充和完善。其次，残疾人心理健康服务体系建设的研究也有利于丰富和完善残疾人社会服务体系的相关理论。随着社会经济的发展和进步，残疾人事业的发展由社会保障时代向社会服务时代转变，残疾人的社会服务体系日益健全。因此，进一步推动残疾人心理健康服务体系建设的研究，不仅有利于补充心理健康服务体系的相关理论，而且有利于完善残疾人社会服务体系的相关理论。

(二) 实践意义

残疾人心理健康服务体系建设的研究，一方面不仅能帮助残疾人更全面地了解和掌握自身的心理健康状况，而且能为残疾人心理健康服务领域的工作者提供更新、更有针对性的指导意见与指明工作方向；另一方面也有利于鼓励和帮扶残疾人，提升残疾人的心理健康水平及生活质量，增强残疾人的幸福感和获得感。残疾人心理健康服务体系建设的研究的实践意义具体表现在以下几个方面。

1) 残疾人心理健康服务体系建设的研究有利于贯彻和落实《中共中央、国务院关于促进残疾人事业发展的意见》。该意见指出，要开展心理健康教育和保健，注重精神残疾预防；保障残疾人平等就业的机会和权利，积极扶持残疾人自主择业、自主创业；落实全民健身计划，开展残疾人的群众性体育健身活动，增强体质、康复身心。残疾人的心理健康教育和心理保健是促进残疾人发展的重要内容之一，加强残疾人心理健康服务体系建设的研究是贯彻和落实《中共中央、国务院关于促进残疾人事业发展的意见》的重要措施。

2) 残疾人心理健康服务体系建设的研究有利于维护残疾人的生存权和发展权，是让广大残疾人生活得更幸福、更有尊严的重要举措。

3) 加强残疾人心理健康服务体系建设，是履行《残疾人权利公约》、促进人权事业发展的重要举措。《残疾人权利公约》是联合国核心人权公约之一。该公约强调，要通过发展残疾人的社会保障和服务，促进残疾人在政治、经济、社会、文化等各方面权利的实现以及残疾人的社会融合和社会参与。目前，我国已经签署并被批准加入该公约。

4）残疾人心理健康服务体系建设的研究有利于维护社会安全稳定和促进社会和谐发展。按照心理学家的观点，心理健康服务的普及程度是衡量一个国家和社会进步程度的重要标志，如果公民能够维持心理健康，人际冲突就会减少，彼此之间能够互相尊重、互相理解、互相帮助，和谐社会就自然容易形成。

5）残疾人心理健康服务体系建设的研究有利于转变残疾人对心理健康的观念，推动心理健康服务的普及和发展。近年来，心理健康服务在我国受到一定的重视，但是我国心理健康服务的起点较低，发展速度较慢，心理健康服务事业与发达国家相比仍存在较大差距，国民对于心理健康也存在一定的误解，对心理健康服务抱有怀疑态度，而残疾人群体因自身的生理缺陷，对心理健康及其心理服务的认识都还有待提高。

6）推进残疾人心理健康服务体系建设是促进社会公平正义，实现残疾人与健全人共享改革发展成果的重要举措。建立残疾人心理健康服务体系，不仅有利于提升残疾人心理健康水平，维护残疾人的合法权益，加快推进残疾人事业发展；而且有利于促进社会的和谐发展和进步，切实提高残疾人的生活质量，使其成为自尊、自信、自强、自立的社会主义建设者；还有利于建立残疾人心理疾患预防和干预的长效机制，对于缓解社会矛盾、促进人民幸福生活有着重要的意义。

7）残疾人心理健康服务体系建设的研究有利于从生理、心理和社会角度对残疾人的损伤、残疾和残障问题进行干预，不仅可以提高残疾人的心理健康水平，在一定程度上恢复其社会功能，而且有利于帮助残疾人克服障碍，使其以积极向上的健康心理状态充分、平等地参与社会生活。

第二节　残疾人心理健康及其心理服务的概念

一、残疾的概念及分类

残疾指身体结构、功能的损害及个体活动受限与参与的局限性。全国人民代表大会常务委员会通过的《中华人民共和国残疾人保障法》（1990）第二条规定，残疾人是指在心理、生理、人体结构上，某种组织、功能丧失或者不正常，全部或者部分丧失以正常方式从事某种活动能力的人。《残疾人权利公约》

（2007）指出，残疾人包括肢体、精神、智力或感官有长期损伤的人，这些损伤与各种障碍相互作用，可能会阻碍残疾人在与他人平等的基础上充分和切实地参与社会。

按照不同的分类标准，残疾可分为不同类型。按残疾性质可分为先天残疾和后天残疾；按残疾类别可分为心理残疾、生理残疾和感官、器官残疾；按残疾部位可分为视力残疾、听力残疾、言语残疾、肢体残疾、智力残疾、精神残疾、多重残疾和其他残疾（中国残疾人联合会，2010）；按残疾程度可分为四级，即一级残疾（极重度）、二级残疾（重度）、三级残疾（中度）和四级残疾（轻度）。下面按照残疾部位对残疾类型及其程度进行介绍。

1. 视力残疾

视力残疾是指由于各种原因，视觉器官或大脑视中枢的构造或功能发生部分或完全病变，导致双眼不同程度的视力损失，个体难以像常人一样在从事各类活动时对视功能应用自如，甚至丧失视功能。我国法律规定，视野半径小于 10°或优眼最佳矫正视力低于 0.3 为视力残疾。

根据第六次全国人口普查及第二次全国残疾人抽样调查，我国现有视力残疾人士约 1263 万人（中国残疾人联合会，2012）。视力残疾等级分级标准如表 1.1 所示。

表 1.1　视力残疾等级分级标准

视力残疾等级	分级标准
一级	无光感～0.02（不包含 0.02），或视野半径小于 5°
二级	0.02～0.05（不包含 0.05），或视野半径小于 10°
三级	0.05～0.1（不包含 0.1）
四级	0.1～0.3（不包含 0.3）

2. 听力残疾

听力残疾是指由于各种原因，人的双耳存在不同程度的永久性听力障碍，听不到或听不清周围的声音，从而难以同一般人一样进行正常的语言交流和参与社会生活。

根据第六次全国人口普查及第二次全国残疾人抽样调查，我国现有听力残疾人士约 2054 万人（中国残疾人联合会，2012）。听力残疾等级分级标准如表 1.2 所示。

表 1.2 听力残疾等级分级标准

听力残疾等级	分级标准			
	听觉系统损伤程度	较好耳平均听力	在无助听设备帮助下	
			交流活动	社会生活
一级	极重度损伤	≥91dB	极度受限	极严重障碍
二级	重度损伤	81~90dB	重度受限	严重障碍
三级	中重度损伤	61~80dB	中度受限	中度障碍
四级	中度损伤	41~60dB	轻度受限	轻度障碍

3. 言语残疾

言语残疾指的是由各种原因导致的言语功能障碍，经过一年以上治疗而没有治愈的，表现为不能同一般人一样进行正常的言语交流。言语残疾包括两类：一类是言语能力完全或部分丧失；另一类是不能进行正常的言语交流。

根据第六次全国人口普查及第二次全国残疾人抽样调查，我国现有言语残疾人士约 130 万人（中国残疾人联合会，2012）。言语残疾等级分级标准如表 1.3 所示。

表 1.3 言语残疾等级分级标准

分级标准	言语残疾等级			
	一级	二级	三级	四级
发音系统损伤程度	极重度损伤	重度损伤	中度损伤	轻度损伤
言语能力	无任何言语功能	有一定的发声及言语功能	可以进行部分言语交流	能进行简单会话，但用较长句表达有困难
语音清晰度	≥10%	11%~25%	26%~45%	46%~65%
言语表达能力等级测试（未达到）	一级测试水平	二级测试水平	三级测试水平	四级测试水平
社会生活	极严重障碍	严重障碍	中度障碍	轻度障碍

4. 肢体残疾

肢体残疾是指人体运动系统的结构、功能损伤，造成四肢残疾或四肢躯干麻痹、畸形，导致人体运动功能不同程度的丧失以及参与活动受限。肢体残疾包括三类：①上肢或下肢因受伤、生病或发育异常所导致的残缺、畸形或功能障碍；②脊柱因受伤、生病或发育异常所导致的畸形或功能障碍（脊柱侧弯 45°以上者）；③中枢周围神经因受伤、生病或发育异常所导致的躯干或四肢的功能障碍。

根据第六次全国人口普查及第二次全国残疾人抽样调查，我国现有肢体残疾人士约 2472 万人（中国残疾人联合会，2012）。肢体残疾等级分级标准如表 1.4 所示。

表 1.4 肢体残疾等级分级标准

肢体残疾等级	分级标准
一级	不能独立实现日常生活活动，并具备下列状况之一：①四肢瘫：四肢运动功能重度丧失；②截瘫：双下肢运动功能完全丧失；③偏瘫：一侧肢体运动功能完全丧失；④单全上肢和双小腿缺失；⑤单全下肢和双前臂缺失；⑥双上臂和单大腿（或单小腿）缺失；⑦全全上肢或双全下肢缺失；⑧四肢在手指掌关节（含）和足跗跖关节（含）上不同部位缺失；⑨双上肢功能极重度障碍或三肢功能重度障碍
二级	基本上不能独立实现日常生活活动，并具备下列状况之一：①偏瘫或截瘫，残肢保留少许功能（不能独立行走）；②双上臂或双前臂缺失；③双大腿缺失；④单全上肢和单大腿缺失；⑤单全下肢和单上臂缺失；⑥三肢在手指掌指关节（含）和足跗跖关节（含）以上不同部位缺失（一级中的情况除外）；⑦二肢功能重度障碍或三肢功能中度障碍
三级	能部分独立实现日常生活活动，并具备下列状况之一：①双小腿缺失；②单前臂及其以上缺失；③单大腿及其以上缺失；④双手拇指或双手拇指以外其他手指全缺失；⑤二肢在手指掌指关节（含）和足跗跖关节（含）以上不同部位缺失（二级中的情况除外）；⑥一肢功能重度障碍或二肢功能中度障碍
四级	基本上能独立实现日常生活活动，并具备下列状况之一：①单小腿缺失；②双下肢不等长，差距大于等于 50mm；③脊柱强（僵）直；④脊柱畸形，后凸大于 7°或侧凸大于 45°；⑤单手拇指以外其他四指全缺失；⑥单手拇指全缺失；⑦单足跗跖关节以上缺失；⑧双足趾完全缺失或失去功能；⑨侏儒症，身高小于等于 1300mm 的成年人；⑩一肢功能中度障碍或二肢功能轻度障碍；⑪类似上述的其他肢体功能障碍

5. 智力残疾

智力残疾指的是智力水平明显低于常人，并伴有社会适应行为障碍。智力残疾可分为两种：一种是在智力发育期间，由各种原因导致的智力低下；另一种是在智力发育成熟以后，由各种原因导致的智力损伤或是在老年期由智力衰退导致的痴呆。

根据第六次全国人口普查及第二次全国残疾人抽样调查，我国现有智力残疾人士约 568 万人（中国残疾人联合会，2012）。智力残疾等级分级标准如表 1.5 所示。

表 1.5 智力残疾等级分级标准

分级标准	智力残疾等级			
	一级	二级	三级	四级
智残程度	极重度	重度	中度	轻度
发育商（DQ）	≤25 分	26～39 分	40～54 分	55～75 分
智商（IQ）	<20 分	20～35 分	35～50 分	50～70 分
WHO-DAS II	≥116 分	106～115 分	96～105 分	52～95 分
适应行为	极差	差	不完全	低于一般人的水平
生活自理能力	终生生活全部需由他人照料	即使经过训练也很难达到自理	部分自理，能做简单的家务劳动	能自理生活，能承担一般的家务劳动或工作

续表

分级标准	智力残疾等级			
	一级	二级	三级	四级
其他	运动感觉功能极差，如通过训练，只在下肢、手及颌的运动方面有反应	运动、语言能力差，与人交往能力也差	具有初步的卫生安全常识，但阅读和计算能力很差	经过特别教育，可以获得一定的阅读和计算能力；对周围环境有较好的辨别能力，能比较恰当地与人交往

注：0～6岁看发育商（developmental quotient，DQ），7岁及以上看智商（intelligence quotient，IQ），IQ值为斯坦福-比奈量表测量值，WHO-DAS II（World Health Organization-Disability Assessment Schedule II）为适用于18岁及以上成人的世界卫生组织残疾评定量表

6. 精神残疾

精神残疾是指各类精神障碍，持续治疗一年以上还未治愈，表现为认知、情感和行为障碍，不同程度地影响日常生活和社会活动参与的状况。在精神残疾中，精神分裂症所占比例最大。

根据第六次全国人口普查及第二次全国残疾人抽样调查，我国现有精神残疾人士约629万人（中国残疾人联合会，2012）。精神残疾等级分级标准如表1.6所示。

表 1.6　精神残疾等级分级标准

精神残疾等级	分级标准				
	WHO-DAS II	适应行为	生活自理能力	社交活动	环境支持
一级	≥116分	极重度障碍	完全不能自理，忽视自己的生理、心理的基本要求	不与人交往，无法从事工作，不能学习新事物	需要环境提供全面、广泛的支持，生活长期、全部需由他人监护
二级	106～115分	重度障碍	大部分不能自理，能理解照顾者的简单指令，有一定的学习能力，在监护下能从事简单劳动	基本不与人交往，偶尔被动参与社交活动，能表达自己的基本需求	需要环境提供广泛的支持，大部分生活仍需由他人照料
三级	96～105分	中度障碍	不能完全自理，能独立从事简单劳动，能学习新事物，但学习能力明显比一般人差	可以与人进行简单交流，能表达自己的情感，被动参与社交活动，偶尔能主动参与社交活动	需要环境提供部分的支持，即所需要的支持服务是经常性的、短时间的，部分生活需由他人照料
四级	52～95分	轻度障碍	基本可以自理，但自理能力比一般人差，有时会忽略个人卫生，能从事一般的工作，学习新事物的能力比一般人稍差	能与人交往，能表达自己的情感，体会他人情感的能力较差	偶尔需要环境提供支持，一般情况下，生活不需要由他人照料

7. 多重残疾

多重残疾是指在同一个人身上存在两种或者两种以上的残疾。多重残疾是按

照其所属残疾中残疾等级最高的级别来确定其残疾等级的。

根据第六次全国人口普查及第二次全国残疾人抽样调查，我国现有多重残疾人士约 1386 万人（中国残疾人联合会，2012）。

二、心理健康与残疾人心理健康

心理健康这一概念最早是由美国人比尔斯（C. Beers）提出的。20 世纪初，比尔斯于耶鲁大学毕业后不久，由于刚刚踏入社会，遭受了来自生活和工作多方面的压力，出现了精神失常，被送进一家位于美国纽约的精神病医院，接受全面的精神康复治疗。治疗的过程是痛苦的，许多比较极端的治疗方法对他的身心造成了极大的伤害。当比尔斯从医院康复后，他将在精神病医院接受的残忍和痛苦的治疗经历写入了 *A Mind That Fond Itself* 一书中。此书一出版便引起了人们对心理卫生的重视，心理健康逐渐作为一个新的心理学概念进入人们的研究视野中。

然而多年来，学术界对于心理健康的概念并没有一个统一的界定，不同时代、不同学派在不同的社会背景下对心理健康的定义各有侧重。早期西方心理学家对心理健康的定义是：个体心理在自身和环境条件下可以实现的最佳功能状态，并不意味着绝对完美。Kellam（1975）认为，心理健康需要结合社会和个体两个方面进行考量，认为心理健康是指个体的社会行为表现适当，且在心理上感觉到幸福。美国心理学家马斯洛和米特尔曼（1990）认为，心理健康是指个体能获得最大限度的发展和能力的充分利用，以及潜力的全部完成（Okada，Nagai，1990）。随着心理学的传播与发展，国内学者也开始关注心理健康这一领域。刘艳（1996）强调心理健康内部和外部的关系，认为心理健康是指个体的内部与外部状态相适应、相协调、相统一。刘华山（2001）认为，心理健康是个体长期以来能够保持生命的活力、积极的内心体验、良好的社会适应，能够有效发挥其身心潜力和积极社会功能的一种持续的心理状态。目前，国内较为一致的观点是把心理健康界定为：个体在生理状态比较良好的基础上的自我和谐及与外部社会环境和谐所体现出来的个体的主观幸福感。这种主观幸福感包括两个方面：一是从消极方面进行界定，是指个体不存在明显的身心症状；二是从积极方面进行界定，是指个体存在明显的积极心理品质（王登峰，崔红，2003）。

纵观国内外研究者关于心理健康的概念界定，不难发现，虽然不同研究者的研究角度不同，但他们的基本研究理念却是一致的。心理健康是一个相对概念，从健康到不健康只是程度的问题，并不是绝对的，一个人的心理状态其实是一个连续变化、非跳跃性的过程。同时，关于心理健康的研究也已经从早期的有无症状向是否具有积极的心理品质方面进行了转化。

残疾人是一个特殊群体，社会大众对残疾人的心理健康进行了积极关注，但过去还未有学者专门对其定义进行阐述。李祚山等（2011）认为，残疾人心理健康是指残疾人在内外环境的允许下，能保持各类心理活动正常、关系协调、内容与现实一致和人格处在相对稳定的状态。其中有一个条件，即内部环境与外部环境的交互作用。内部环境是指机体内部生物环境，包括生理和心理；而外部环境是指客观的自然环境和社会环境。众所周知，内部环境与外部环境对个体的影响是交互的，因此，内部环境与外部环境不断变化和作用，就会导致残疾人的心理状态不断发生改变，从而使其形成不稳定的状态。根据这个定义，可以认为残疾人的心理健康是一种积极，或者是一种动态向上的状态。只有当内外环境协调一致的时候，个体才容易保持心理与行为、人格相对稳定的状态，即心理健康的状态。

三、心理健康服务

（一）心理健康服务内涵

个体的心理健康不仅需要自身的努力，更需要社会提供良好的环境和必要的基础设施，其中，心理健康服务是维持人们心理健康的重要举措。那么，什么是心理健康服务呢？从广义上来讲，心理健康服务（又称精神卫生服务）是指在一定原则的指导下，利用相应的方法解决人们在心理和行为上存在的问题。从狭义上来讲，心理健康服务可以被理解为利用心理学的相关理论知识来维护个人心理健康的活动（罗鸣春等，2010）。

通常所认为的心理健康主要有两个考察指标：一是考察是否有心理疾病；二是考察是否处于积极向上的心理发展状态（林崇德，2003）。心理健康服务正是依据这两个指标所进行的活动。从理论上来看，心理健康服务是以心理学的理论和方法为主导来维持与促进人们心理健康的活动，与个人的心理因素和社会文化因素有必然联系。从实际作用上来看，心理健康服务是指面向广大人民群众，为促进其心理健康水平提供有关心理健康的教育、咨询、矫正、治疗、监督、培训等一系列活动的总称（吴卫东，2011）。

（二）心理健康服务模式

我国的心理健康服务模式主要有医疗、教育和社会三种（黄希庭等，2007）。其中，医疗模式是我国出现最早并最先被认可的一种模式，首先是在各种精神卫生中心和综合医院精神病科提供心理康复服务，后来在医疗机构、综合医院、卫生部以及三甲医院开始出现心理咨询门诊。医疗模式的心理健康服务，主要针对临床上的心理障碍患者或心身疾病患者，大多数从业者具有医学背景和处方权，在服务中经常会使用药物治疗等形式，带有较为浓厚的临床色彩。

教育模式首先在高校实施，后来中小学逐渐开展心理健康教育，学校心理咨询逐渐受到重视。教育模式下的心理健康服务主要把学生的发展性心理咨询作为重点，服务人员多为从事咨询或辅导的教师。

社会模式起步较晚，区域差异很大，但近年来发展迅速。目前，在社会中运行的各种心理咨询机构，虽然大部分从业者都经过了一定的训练，但是相关的监督和运行由工商部门管辖，缺少行业协会的监督，导致从业人员鱼龙混杂、良莠不齐，致使机构实际运行的专业化水平偏低。近年来，通过不断规范和改善，心理咨询机构的规范化程度不断加强，服务质量和水平也在不断提高。目前，我国这三种基本心理健康服务模式相对独立，尚未融合成一个有机的整体。

（三）心理健康服务的内容

我国心理健康服务的内容主要包括以下几个方面。

1）通过心理测量，帮助人们了解自我。目前常用的心理健康测验工具主要有 SCL-90、心理健康诊断测验（Mental Health Test，MHT）、儿童行为量表（Child Behavior Check-List，CBCL）、状态-特质焦虑量表（State-Trait Anxiety Inventory，STAI）、抑郁自评量表（Self-Rating Depression Scale，SDS）、卡特尔 16 种人格因素量表（Catell 16 Personality Factor Questionnaire，16PF）、艾森克人格问卷（Eysenck Personality Questionnaire，EPQ）等，但这些工具大多是测量心理症状或者心理问题，而不是测量心理健康。使用这些测验工具，虽然能有效筛查出心理阳性症状，但也可能会因为被试的自我暗示或者迎合主试期望，从而产生阳性检出率较高的结果。因此，应考虑从客观和积极的角度制定心理健康量表。

2）提供心理学知识，帮助人们增强社会适应能力，提高心理素质。通过在社区开展心理专题讲座、心理知识宣传，以及在公共媒体开设心理健康相关知识和调适技巧板块等，帮助社会大众了解心理学知识，掌握一定的调适技巧，从而更好地克服困难，增强社会适应能力。

3）对于在日常生活和工作中遇到的心理问题的咨询和辅导。例如，个体在成长和发展的过程中容易遇到人际关系紧张、情绪困扰、工作压力大、社会适应不良、婚姻家庭关系等问题。在这种情况下，一般采用个体咨询或团体辅导的方式进行咨询和辅导，从而有针对性地解决个体或团体的心理问题。

4）对于各类异常心理障碍的咨询和辅导，如癔症、抑郁性神经症、恐怖症、疑病症等。针对这类心理障碍的服务，除了应选择有资深经验的心理咨询师进行服务以外，还应格外注重与精神病院的联系，一旦患者的病情加重或超出心理咨询的服务范围，应与家属商量以后将其立即送入精神病院。

5）对于特殊群体的特殊心理问题，为其提供恢复和促进心理健康的服务。特殊群体，如留守儿童、残疾人群体、丧偶丧子群体等，这类群体较其他人更容易出现心理问题，可以对其提供个体咨询或团体辅导，帮助其保持心理健康，促进其心理康复。

（四）心理健康服务的方法

目前，心理健康服务的方法主要有行为疗法（包括系统脱敏法、冲击疗法、厌恶疗法、松弛疗法等）、认知疗法（包括合理情绪疗法、贝克认知转变疗法等）、认知行为疗法、精神分析疗法（包括自由联想法、释梦、移情、解释等技术）、森田疗法、来访者中心疗法、支持性心理疗法等。除了这些主要的服务方法以外，还有一些辅助性的服务方法和技术，如家庭疗法、心理剧疗法、绘画疗法、催眠疗法、叙事疗法、短程焦点疗法、沙盘游戏、生物反馈法和生物医学治疗等。

这些方法几乎都是从国外引进的，由我国心理咨询和治疗者原创的方法很少。相对来说，我国原创方法中影响比较大的有钟友彬创立的认知领悟疗法、朱建军创立的意象对话技术（吴波，2012）。

（五）残疾人心理健康服务

残疾人心理健康服务是指在残疾人服务工作中，运用心理学的理论和原则来保持与促进残疾人的心理健康，即通过讲究心理卫生，培养残疾人的健康心理，从而达到预防心身两方面疾病的目的（李祚山等，2010）。具体来说，残疾人心理健康服务的目的是促进残疾人的身心健康，培养他们健全的人格；预防残疾人易患的各种心理障碍，包括精神疾病、神经症、心身疾病、病态人格、精神发育迟滞等，并消除导致残疾人心理压力和各种不良心理的因素。残疾人心理健康服务的目标界定如下：①提升残疾人对心理健康的认识，减少因心理方面的疾病而引发的羞耻感；②增强残疾人对心理健康服务需求的评估和识别；③缩小残疾人在心理健康服务获得方面的社会经济差异。

四、心理健康服务体系

国内心理健康服务工作开始于20世纪80年代，相比于西方发达国家来说起步较晚，且在发展过程中经历了一个逐步被认识、逐步受重视、逐步得到加强的过程（林筱颖，2008；刘亚林，2008）。心理健康服务体系是指由专业机构和人员遵循心理健康规律向社会成员所提供的心理促进工作，以及围绕此工作进行的投资、教育培训、管理监督等所组成的系统（黄希庭等，2007）。

目前，国内心理健康服务体系已经有了一定程度的发展，心理健康服务体系雏形已具。但在快速发展的同时，心理健康服务体系的各个环节也面临着严峻的挑战，比如，从业机构广泛且杂乱、设施设备较差；从业人员的数量较少，专业素质偏低；心理健康服务的技术体系不够成熟；从业人员的技术培训、认证和监管以及从业机构的资质等相关的管理职能还未理顺，与人民群众对心理健康服务的需求还存在差距。

五、残疾人心理健康服务体系

残疾人心理健康服务体系的构成，必然要考虑到残疾人心理健康服务的含义。残疾人心理健康服务至少有三层含义：一是残疾人心理健康服务属于残疾人社会服务工作的一部分；二是在服务方法上，通常采用心理学相关理论和技术；三是服务的目的是保持和促进残疾人的心理健康。结合心理健康服务体系的一般定义，我们将残疾人心理健康服务体系界定为由专业机构和人员遵循心理健康规律，根据残疾人的生理、心理特点提供的保持和促进残疾人心理健康的服务工作，以及围绕此服务工作进行的投资、教育培训、管理监督等组成的系统。

第二章

残疾人心理健康的现状
及其心理服务的依据

　　改革开放以来,人们的物质生活水平不断提升,残疾人也不例外,其物质生活已经基本得到了满足,但其心理健康服务需求的满足相对来说比较欠缺,与人们对美好生活的需要还存在较大的差距,因此,残疾人心理健康服务必将成为其社会服务工作中不可或缺的重要组成部分。为有效地开展残疾人心理健康服务工作,我们需要回顾以往关于残疾人心理健康的现状及其影响因素,探讨残疾人心理健康服务的理论和政策依据,总结残疾人心理健康研究的变化趋势及以往研究的不足,以便为残疾人心理健康服务体系的建设提供依据。

第一节　残疾人心理健康的现状及其影响因素

一、残疾人心理健康的现状

残疾人由于面临身患残疾这一现实，不仅在身体机能方面与健全人存在差异，其心理状态与心理健康程度也存在一定的问题。国外的一些临床研究和调查表明，与健全人相比，残疾人的心理健康状况较差。例如，Honey 等（2011）的调查研究发现，残疾人比健全人更容易产生自杀的想法，在情绪上表现为抑郁倾向。国内的研究也表明，残疾人的心理健康水平较低。例如，成君等（1997）的研究发现，肢体残疾人存在着不同程度的自卑心理和抑郁情绪。吴秀丽等（1999）在对残疾人的社会心理状况进行调查研究后发现，有 36.33%的残疾人对自己的未来没有期望，对生活没有信心，且有 15.99%的人曾产生过轻生的念头。之后，闫洪丰等（2013）再一次证实了这一结果，其研究结果表明，在其调查的 2603 名成年残疾人中，有 19.5%的残疾人有过自杀念头。这两项研究表明，残疾人产生自杀行为的风险较高，且有逐年增加的倾向。李祚山（2006）在对听障中小学生进行测量后发现，听障学生的心理问题检出率较高，其中恐怖因子的检出率是最高的，之后依次是躯体化因子、焦虑因子和强迫因子。此外，也有研究发现，即使是受教育程度较高的残疾大学生，其心理问题检出率也明显高于非残疾人群体（李强等，2004）。

上述研究结果表明，残疾人的心理问题检出率较高，从症状角度进行测量分析发现，残疾人的心理健康状况不乐观。除了探讨残疾人与健全人的身心差异外，学者也对残疾人本身的心理与行为特点等方面进行了探究。已有研究表明，残疾人由于身体和功能上的缺陷，与健全人相比，其在社会生活的方方面面有着诸多困难，更容易在心理上产生一些困惑和障碍（杨竹洁，薛晶晶，2012）。Lam 等（2006）在对残疾人常见的心理问题与行为反应进行调查后发现，残疾人常见的心理问题和行为反应有抑郁、焦虑、人际冷漠（体现为拒绝）和愤怒等。朱丽莎（2006）在其研究中也指出了残疾人常常出现的四个心理特征，其中包括三个消极心理特征和一个积极心理特征，三个消极心理特征分别是强烈的自卑心理、抱怨心理和严重的挫折心理，一个积极心理特征是残疾人极度渴望得到关注的心理。

二、影响残疾人心理健康的相关因素

（一）人口学因素

1. 遗传与心理健康的关系

人口学因素中，首先考虑遗传是否会对残疾人的心理健康产生影响。遗传因素与人的精神状态，尤其是与心理疾病之间的关系较为复杂。研究表明，遗传因素在精神分裂症、躁狂抑郁症、人格障碍、精神发育迟滞等精神类疾病中占有一定地位，且血缘关系越近，发病率越高（丁勤璋，1984）。闫洪丰（2013）的研究显示，对于残疾人来说，在心理健康总指数和心理健康各维度的得分上，先天残疾的平均得分明显低于后天残疾的平均得分，这一结果间接表明遗传因素对残疾人的心理健康有一定的影响。

2. 性别与心理健康的关系

钱琴珍等（2004）针对健全人的研究表明，女生具有较为明显的心理问题或疾患倾向，相较于男生来说，其人际关系处理能力更差，情绪问题更为严重，存在着一定的自卑感。也有研究表明，女性由于内分泌以及某些特殊的生理时期，如月经、妊娠、分娩等，常常会出现诸如情感冲动、情绪不稳定、情绪多变、抑郁、兴奋等症状（李林霞，2004）。对于残疾人而言，其心理健康水平在性别上的差异似乎更为错综复杂，综合以往研究，大体得出三种结论：一是认为男性心理健康水平更高，如闫洪丰等（2013）的研究显示，成年男性残疾人的心理健康总指数略高于女性。二是认为男性与女性心理健康水平差异不大，如李强等（2004）发现，聋人大学生心理健康状况中，只有精神病性因子在性别上存在显著差异；徐方忠等（2005）的调查显示，不同性别的聋生各因子的阳性率都比较高，其中男生的强迫因子的阳性率显著高于女生，而女生的恐怖因子的阳性率显著高于男生。三是认为女性心理健康水平更高，如刘毅玮等（2006）认为，初中聋生中，男生与女生在心理健康方面有显著差异，男生的心理健康水平总体低于女生，这与张颉（2008）、林于萍（2000）、韩媛媛等（2014）的研究结果一致。李嫱等（2010）对肢体残疾儿童的研究发现，女童的心理健康总水平显著高于男童。蔡希美等（1998）的研究表明，有听力障碍的男生在躯体化、强迫症状、人际关系敏感、敌对、偏执、精神病性等方面的均分明显高于女生。总体来看，得出女性心理健康水平更高这一结论的研究更多一些，对不同残疾类型、不同年龄段的研究也得出了不同的结论，性别因素在残疾人心理健康上的差异还有待进一步的研究和分析。

3. 年龄与心理健康的关系

闫洪丰等（2013）的研究发现，年长残疾人的认知效能得分相对较低。褚庆献（2013）对山东省残疾举重运动员的心理健康状况进行调查，结果显示，年龄为 20～24 岁的运动员的自信心显著高于 30 岁及以上的运动员。徐方忠等（2005）采用 SCL-90 对 129 名具有听力障碍的初、高中学生进行调查，结果表明，除恐怖、精神病性因子外，不同学段的聋生在各因子上的阳性率都比较高，在强迫、焦虑两个因子上，高中聋生的阳性率显著高于初中聋生。

4. 城乡环境与心理健康的关系

李祚山等（1997）的研究指出，城市和农村听力障碍儿童的人格发展存在相当大的差异，农村听力障碍儿童的多数人格特质优于城市听力障碍儿童；在人格因子中，在分化性和自我发展性上也是前者优于后者。蔡希美等（1998）使用 SCL-90 对聋生进行测试后发现，农村聋生各项均分都高于城市聋生，城乡聋生在强迫症状、人际关系敏感、偏执、精神病性、其他及阳性项目数方面的差异极其显著。张伟锋（2006）也发现在内外向得分上，农村听力障碍儿童显著高于城市听力障碍儿童，这与李祚山等的研究结果一致。但张毛宁等（2016）对来自城乡的聋哑学生心理问题检出率进行比较后发现，乡镇学生的心理健康程度低于城市学生。这与前人的研究存在一定的冲突，需要进行进一步研究。

5. 是否独生与心理健康的关系

张毛宁等（2016）发现，聋哑独生子女与非独生子女的心理健康状况差异很大，调查表明，除过敏倾向外，在心理健康的其余各分量表上，独生子女的得分均高于非独生子女，聋哑独生子女相较于非独生子女更容易出现心理问题。

6. 残疾类型与心理健康的关系

闫洪丰（2013）的研究表明，在心理健康总指数和心理健康各维度得分上，多重残疾人的心理健康状况明显较差，肢体残疾人比其状况略好。从总体趋势来看，不同类型的残疾人除了在情绪体验和人际交往维度上的得分没有显著差异以外，在总分和其他维度上，多重残疾人的得分最低。从各维度来看，肢体残疾人的认知能力较强，多重残疾人的适应能力较弱，视力残疾人的自我认知水平显著低于肢体残疾人。蔡希美等（1998）的研究发现，在焦虑、敌对、恐怖、精神病性、其他及阳性项目数方面，聋生与盲生无差异，但在其余因子上均存在着显著差异。总体来看，多重残疾人的心理健康状况较差，其他类型的残疾人在心理健康不同维度上各有高低。

通过对残疾人心理健康影响因素的相关文献进行梳理发现，在人口学方面，学者对残疾人的性别和年龄的研究较多，对其他方面的研究较少，且大多集中于聋哑青少年的研究，对其他残疾类型及年龄段的研究较少。因此，后续的研究还需要扩大残疾人的类型和样本容量，以提高研究结果的可靠性。

（二）家庭与社会因素

家庭环境是影响个体心理健康的重要因素。研究表明，在个体发展的早期阶段，父母对子女持关爱、鼓励、支持和信任的态度，个体则容易产生安全感和信任感，从而有利于个体进行正常的社会交往（李力红，2005）。反之，则容易使儿童产生孤独感和无助感，甚至在人际交往方面产生障碍。

家庭经济情况也与残疾人心理健康状况密切相关。赵徐静等（2010）的研究表明，家庭经济状况是影响听力障碍者心理健康状况的因素之一，处在不同家庭经济状况下的听力障碍者的心理健康状况显著不同。李强等（2004）对聋人大学生的研究也发现，在人际关系敏感、恐怖和偏执三个因子上，家庭经济状况较差的学生与家庭经济状况一般的学生存在显著差异。国外的研究中也有充分证据表明，童年时期经历的贫困会对心理健康、残疾发生的可能性以及整个生命周期产生不利影响（Martin，2005）。此外，劳动力市场中对残疾人的排斥，使残疾与贫困之间的关系更为紧密（Gannon，2007），失业会导致残疾人经济困难、社交网络收缩以及心理困扰（Claussen，1999；Morrell，1994）。

社会支持与个体心理健康密切相关（宫宇轩，1994）。已有研究表明，社会支持与心理健康之间存在显著的正相关，良好的社会支持有利于提高心理健康水平（曹海涛，2011）。李强等（2004）的调查以聋人大学生为研究对象，显示聋人大学生在社会支持总分、客观支持和对支持的利用度上的得分显著低于健全大学生，由此证明了心理健康状况与社会支持呈显著相关。国外也对残疾人社会支持与心理健康的关系做了相关研究，Davies（2006）的研究表明，残疾人不仅要面对自身身体上的症状及功能上的限制，还要面临社会对残疾人的负面甚至是惩罚性的反应，如政治、经济以及就业方面的限制，这会对残疾人的心理健康产生负面影响。Honey 等（2011）的研究显示，青年残疾人比其他正常同龄人更有可能生活在不利的环境下，这些压力可能会耗尽其用于应对各种问题的心理资源，导致其出现更严重的心理健康问题。

综上，人口学因素和家庭与社会因素均对个体的心理健康发展有着重要的影响。但从个体角度而言，人口学因素较少能够被选择和改变。相对来说，家庭与社会因素则更可能被重构和改善。因此，应该更加重视家庭与社会环境对一个人心理健康的影响，通过创建适宜个体心理健康发展的社会环境来达成"人人安居乐业"的伟大目标。但现有的对残疾人社会环境因素的研究大多集中于社会支持和家庭经济状况两个方面，其结果为残疾人得到的社会支持越多，家庭经济状况越好，其心理健康水平就越高。关于影响残疾人心理健康的家庭与社会因素，不应该仅仅局限于常见的社会因素，可以考虑将生活满意度等内容纳入研究中。在人口学变量中，除了性别和年龄因素以外，可以考虑将残疾人的受教育水平、婚姻状况、残疾等级等情况也列入其中。

（三）心理因素

残疾人的认知特点在一定程度上会影响残疾人的心理健康状况。李文涛等（2013）认为，低自尊的特殊群体存在负性注意偏向特点，而残疾人普遍存在较低的自尊。因此可以推测，残疾人可能对外界的社交信息存在特殊的负面注意加工倾向，进而导致其出现心理健康问题。李强等（2004）认为，聋人大学生受到自身听力障碍的影响，其语言表达功能受到阻碍，接收信息的渠道也较为有限，因此，当面对激烈的学业竞争或挫折时，他们往往会压抑内心的情绪和感受，长此以往则容易产生一些心理症状，如焦虑、抑郁、躯体化等。残疾人缺乏理性的自我认知而常常自我否定，导致其心理健康状况较差（兰继军等，2015）。

残疾人心理健康水平不仅受到认知特点的影响，还与人格特质有着密切的关系。陈华等（2013）的研究发现，中老年肢体残疾人在内外向维度上的得分显著低于健全人，而在神经质维度上的得分显著高于健全人。陈新叶（2002）发现，残疾人的焦虑特质水平显著高于健全人。田壮和白燕（2016）通过对上海肢体残疾人的焦虑、抑郁等心理状态的研究发现，焦虑程度直接影响其心理健康状态。张洪杰（2016）也在其研究中发现，与普通大学生相比，残疾大学生的人格特质存在心理发展不平衡、人格发展不健全和不和谐的特点，导致其社会适应性差。在残疾人的人格特质中，主要是抑郁、焦虑等特质影响其心理健康，神经质、精神质等特质的作用次之。

客观的自我评价、积极的自我接纳、良好的自我形象是一个人心理健康的必要条件。自我概念即个体客观、全面地认识自我，直接影响个体的心理健康水平。徐晶瑜（2016）在研究视力残疾大学生的自我概念时发现，随着致残年龄的增加，大学生的生理自我、社会自我水平等有上升的趋势，但心理自我水平有下降的趋势；全盲学生的生理自我概念得分显著高于低视力学生，但其心理自我概念得分显著低于低视力学生。这说明残疾人的自我概念发展水平不一致，且心理自我概念水平的发展远远落后于生理、社会自我概念的发展，表明残疾人心理健康水平相对较差。宋鸿雁（2001）在比较视障儿童与健全儿童时发现，视障儿童对于身份自我、物质自我、道德自我等方面都倾向于极端否定。研究发现，残疾人的自我概念越强，其心理自我概念层面的发展就越完善（朱长征，2010）。然而，从心理健康的角度来看，自我效能感与心理健康的联系更为密切，因此可以考虑研究残疾人的一般自我效能感。黄谊凌和罗莉华（2013）提出，残疾人的一般自我效能感对心理健康有着积极正向的预测作用，提高残疾人的一般自我效能感，引导他们在面对挫折时采取积极的应对方式，更有利于促进其心理健康的发展。

综上所述，影响残疾人心理健康水平的心理因素有认知特点、人格特质以及自我概念。残疾人在生理上存在一定缺陷，在认知方式上存在一定偏差，他们过分关注自己的不足，过低评价自己的能力，容易对他人产生敌对和偏执心理，因此其心理健康水平偏低。关于残疾人的人格特质研究多以肢体残疾人为主体，其人格特质存在焦虑、抑郁等特性，因此可以在今后的研究中考虑其他残疾类型群体的人格特质。对残疾人自我概念的研究发现，其生理自我、社会自我水平较高，但心理自我的发展相对缓慢。残疾人的自我概念可进一步扩展为残疾人的一般自我效能感，但目前将自我效能感同残疾人心理健康水平相结合的研究较少。此外，在残疾人的心理健康影响因素中，很少有学者涉及残疾人的身份认同、人际自立等问题，残疾人的身份认同和人际自立不仅对残疾人快速融入社会群体有帮助，而且对其心理健康也有着重要影响。

三、残疾人心理健康研究常用的测量工具

心理健康量表是一种专门用来测评心理健康的工具。由于对心理健康内涵理解的不同，心理健康量表测评的内容也不同（廖全明，2007）。残疾人心理健康研究常用的测验工具如下。

（一）症状自评量表（SCL-90）

SCL-90 是 Derogatis 于 1975 年编制的、适用于 16 岁以上人群的量表。该量表共有 90 个项目，涵盖了较广泛的精神病症状学内容，有 10 个因子，分别反映了 10 个方面的心理症状情况。以往研究在测量残疾人的心理健康状况时大多数使用的是 SCL-90，如李文涛等（2012）使用 SCL-90 来测量残疾人和健全人的心理生活质量并进行对比研究，李强等（2004）使用 SCL-90 来调查残疾大学生的心理健康状况。

（二）心理健康诊断测验（MHT）

MHT 是由华东师范大学周步成教授在日本铃木清等编制的"不安倾向诊断测

验"的基础上修订而成的。该测验通过两个方面进行测定：一是焦虑情绪所指向的对象；二是由焦虑情绪所产生的行为。该测验由学习焦虑、对人焦虑、孤独倾向、自责倾向、过敏倾向、身体症状、恐怖倾向和冲动倾向 8 个内容量表组成。李祚山（2006）使用 MHT 测量了听障中学生的心理健康。

（三）儿童行为量表（CBCL）

CBCL 是同类儿童量表中使用较为广泛的一种，1970 年首先在美国使用，1983年引入我国。该量表主要用于测量儿童的社交能力和筛查其存在的行为问题，适用于 4～16 岁儿童，由熟悉儿童情况的家长填写。

（四）状态-特质焦虑量表（STAI）

STAI 由 Spielberger 等编制。该量表由评价两种不同焦虑类型的分量表组成，共 40 个条目，采用李克特 4 点计分。

（五）抑郁自评量表（SDS）

SDS 是包含 20 个项目、采用李克特 4 点计分的自评量表，由 Zung 在 1965年编制而成，主要适用于在临床中具有抑郁症状的成年人，但对于那些具有严重迟缓症状的抑郁症患者来说，评定有困难。同时，SDS 对于文化程度较低或智力水平稍差的人的使用效果不佳。该量表多用于临床研究中筛查抑郁、焦虑的人群，如王汝展等（2009）采用 SDS 筛查外科住院患者的抑郁障碍。

（六）卡特尔 16 种人格因素量表（16PF）

16PF 由美国伊利诺伊州立大学人格及能力研究所的卡特尔编制，从 16 个方面描述了测验者的人格特征。16PF 适用于 16 岁以上的群体，包含 5 个版本：A、B 是完整版本，均包含 187 个项目；C、D 是缩减版本，各有 106 个项目；E 适用于文化程度比较低的被试，共有 128 个项目。

（七）艾森克人格问卷（EPQ）

EPQ 是英国心理学家艾森克编制的一种自我报告式量表。该量表于 20 世纪40 年代末制定，1952 年首次出版，1975 年正式命名。该量表有成人问卷和儿童问卷两个版本，包括四个分量表：内外倾向（E）、神经质（N）、精神质（P）和效度量表（L）。

从以往研究所使用的工具和实践经验来看，以上这些量表大多数测量的是心理症状或者心理问题，而不是测量心理健康；并且这些测量工具大多是针对健全人所编制的，专门用于测量残疾人心理健康的量表较少，运用较为广泛的几乎没有，修订或者编制适合残疾人自身特点的心理测验工具是未来研究的一个重要取向。

第二节　残疾人心理健康服务的依据

一、心理健康服务体系的理论依据

（一）心理学领域的相关理论

构建心理健康服务体系的基础是心理健康服务理论。心理健康服务理论是指在心理健康服务活动中，针对一些已知的事实和结果的解释所提出的一组相互关联的一般原则（付艳芬，2011）。心理健康服务理论主要从国外引进理论，以人本主义理论、心理动力学理论以及认知理论为代表；本土心理治疗以中医心理治疗理论为主，结合中国道家、儒家文化的本土化理论，以认识领悟疗法、意象对话心理技术为代表（付艳芬等，2009）。

人本主义理论的主要代表人物是罗杰斯，他在心理咨询与治疗中提出了"以人为中心疗法"，即强调无条件的接纳、真诚、共情，并且认为良好的咨访关系的建立是开展心理咨询的基础。同时，该理论还强调个人的自我实现，认为任何有机体都具有先天的自我实现动机，只要个体对自身的能力表现出积极的信念，就有能最大限度地实现各种潜能的趋向（Rogers，1951），因此，人本主义心理学在关注人的心理健康时，强调积极心理学的取向。心理动力学理论主要以弗洛伊德的精神分析理论为主，认为个体的本能与欲望会引发相关行为，以解决个体需要与社会要求之间的矛盾冲突。在心理咨询与治疗的过程中，该理论强调探究来访者背后的原因，认为产生心理问题的原因通常是幼年时期的重大挫折或应激事件，只有让来访者走进自身的内心深处，最终才能让其心理更加健康。认知理论认为，不良情绪与行为障碍是由错误的观念、不合理的信念或者不正确的认知过程所引起的，情绪的产生直接受认知和思维活动的影响。例如，艾利斯的合理情绪疗法希望通过理论和逻辑分析的途径，改变求助者的非理性信念，以便帮助他们解决情绪和行为上的问题。也就是说，心理咨询师的主要任务是训练来访者客观、合理地思考，用理性的信念代替非理性的信念（李祚山，2014）。

国内学者将国外的心理健康服务理论同我国国民心理的实际情况相结合，衍生出一系列本土化心理健康服务理论。其中，中医心理治疗理论吸取传统中医治疗的精髓，体现出中医心理学的特色。该理论认为，个体的人格发展是个体在适应自然和社会环境的过程中相互作用形成的（冯帆等，2016）。具体而言，个体通过心理因素来调整机体自身，恢复机体系统内部的平衡，从而达到平和的意境；与此同时，机体也应学会如何与外界融洽相处，这样更能促进机体保持良好的心态（付艳芬等，2012）。另外，钟友彬的认识领悟疗法、朱建军的意象对话技术也是在本土心理咨询中得以广泛运用的理论。认识领悟疗法通过对来访者的观念、推理以及感情的幼稚性进行分析与讨论，让来访者意识到自身的幼儿行为模式，从而深入认知层面的领悟，最终以理性的成年人的行为模式代替幼儿的行为模式（钟友彬，1988）。该理论的重点在于强调行为的幼稚性，而非不合理和错误性，这也是认识领悟疗法与主流的认知理论的差异所在。意象对话技术是融合精神分析中的释梦技术、分析心理学中的主动想象技术以及存在主义的意象治疗技术并加以改进形成的。该技术通过诱导来访者进行想象，从而探究其内心世界，了解其潜意识心理冲突，然后再诱导来访者想象心理咨询师口中所描绘的内容，从而形成一个新的意象，由此达到治疗的效果（朱建军，1998）。意象在人们的精神世界中有着不可替代的修复功能，不仅能反映出人的意识或潜意识中的心理活动，而且携带着心理能量，当心理能量依附在消极意象上时，则会通过消极的情绪行为表现出来；当其依附在积极意象上时，则会通过积极的情绪和行为表现出来。

（二）社会工作中的理论依据

由于残疾人群体的特殊性，其心理健康服务理论和社会工作理论有着密切的联系，在构建残疾人心理健康服务体系时，还可以借鉴和参考残疾人社会工作中的正常化理论、布朗芬布伦纳的生态环境理论以及残疾人公共供求关系理论等。

1. 正常化理论

正常化理论是用来了解和分析某些特殊的社会群体的理论，如精神病患者或其他伤残人士等特殊群体。这一提法最早出现于 1959 年丹麦颁布的《社会福利法》，后经过瑞典的本特尼耶和美国的沃尔夫斯伯格的修订，很快得到残障领域专家的关注和认可（蔡翮飞，2010）。该理论被用于残疾人社会工作领域中，主要有两种含义：一是在针对残疾人的服务中，残疾人的某些正常行为会被认为是异常举动，如听觉障碍人员由于有语言障碍，在与人交流时的肢体动作可能过大，可能会被认为是缺乏交往礼仪的行为，因此在为残疾人提供服务时，不应该从服务者的角度来看待问题，而是应该从残疾人这样的被服务者的需求出发来解决问题。二是所谓的正常化，是要为被服务者提供与平常相似的生活环境，让他们回归到自己所熟悉的环境中生活，而不是通过隔离、区分等方式来进行服务的，如我国现在倡导和推行的社区模式、家庭模式就很好地体现了让残疾人融入普通环境这一点。

2. 生态环境理论

生态环境理论认为，个体是在多层次且关系复杂的外部环境系统的影响下成长的，该系统由四个层层嵌套的次级系统组成，分别是微系统、中系统、外系统和宏系统（李小玲，2006）。微系统是指对个体发展有着直接影响的环境，也就是最靠近残疾人个体生活的最内层，最能影响残疾人的心理健康的环境，是生态环境中最里面的层次。中系统是指微系统之间的联系和相互作用，如残疾人与家庭成员之间的关系以及家庭氛围的影响等。外系统是指个体并未直接参与，但却对他们的发展产生影响的生态环境，如残疾人生活的社区、残疾人的工作单位等。宏系统是影响个体意识形态发展的系统，是个体所处的由社会文化主导的意识形态环境（王希华，2000）。尽管这一系统理论是针对儿童发展所提出来的，但是其对于残疾人群体而言也具有借鉴意义。残疾人并非是孤立存在的，在各个环境的交互作用下，他们自身的心理健康发展水平会受到家庭、他人、社会的影响。在为残疾人提供心理健康服务时，可以通过完善和优化残疾人身边的环境因素，在一定程度上维护和促进残疾人的心理健康。

3. 公共供求关系理论

公共供求关系理论是一个探索社会公共供给与社会公共需求之间的动态平衡关系的理论（郑恒峰，2013），该理论主张，社会公共供给必须适应社会公共需求的发展规律，两者之间的协调是社会全面进步的重要问题（李军鹏，2006）。公共需求与公共供给之间的关系是公共供求关系理论中的基本问题。残疾人的心理健康服务理论上应该属于公共服务范畴，残疾人公共服务是政府及公共部门运用公共权利，通过多种机制和方式的灵活运用（张雪筠，王怡，2009），为残疾人提供以需求为前提的社会公共服务。公共服务在体现社会公平、公正的前提下满足残疾人的公共需求，是政府为公众提供的一般性或普遍性服务（李朝祥，2003）。因此，残疾人心理健康服务同样也需要处理好政府公共供给和社会公共服务的关系。残疾人心理健康服务体系的建设，需要充分利用市场与社会的相关资源，形成以政府为主导、以市场与社会为辅的供给格局。残疾人获得外界提供的心理健康服务，实际上享受的是公共服务中的公共文化产品和公共卫生产品的职能。

二、残疾人心理健康服务的政策依据

残疾人心理健康水平不仅与个体自身的全面发展悉悉相关，同时也将影响到全民族的素质和精神文明的建设。残疾人心理健康服务体系的建立同样也离不开政策法律的支持，不管是国外还是国内，都已经制定了相关政策和法律依据来保障残疾人的心理健康。

自《精神卫生政策与服务指南》《残疾人权利宣言》《精神病人人权宣言》等一系列文件发布以来，各个国家和政府逐渐认识到精神卫生立法对于促进社会安定发展、提升人民生活水平等方面具有重要作用。例如，在美国，公民的精神卫生需求主要是通过各个保险计划，以及初级卫生保健机构、卫生中心、专科精神医院提供服务的。美国的人口种族较为复杂，并且各州之间相对独立，在精神卫生法案方面"各自为政"，甚至还有部分的重叠交叉，整个服务体系缺乏连贯性和系统性，且较为零散等，这些使得法案的执行难度较大，而且不能满足所有美国公民的医疗卫生需要。总体来看，尽管美国的精神卫生服务体系存在诸多问题，但该体系注重提升社会团体的参与度，具有服务资金充足且服务形式多元化等特点，仍值得学习和借鉴。

相对于美国而言，英国的心理卫生体系发展较早也较为完善。从服务模式来看，英国国民卫生体系的核心结构为"三级制度"。第一级由中央卫生部决定全国的计划和战略，并配合财政部制定相应支出预算；第二级是卫生部通过 28 个战略卫生局来管理，每个战略卫生局覆盖 150 万～200 万人口，有制定策略和监控的职能；第三级是初级卫生保健会，如精神卫生联合体等，负责管理和提供医疗服务，这一部分主要是由一些公共机构完成的。从目标设置来看，英国精神卫生体系的目标主要有三个：一是有层次地向国民提供心理健康服务的目标；二是分群体向国民提供精神卫生服务及保障精神障碍人群权利的目标；三是服务保障性的目标，主要包括运行监督和资金管理（Olson，2008）。根据上述目标，英国建立了社区、医院、私人服务团体等不同的服务机构，并且制定了《儿童和青少年精神卫生政策》（Mental Health Policy for Children and Adolescents）、《工作年龄成年人的精神卫生国民服务框架》（National Service Framework of Mental Health for Working Age Adults）、《老年人国民服务框架》（National Service Framework for Older People）等法律条例，极大地完善了英国的精神卫生体系，并且英国精神卫生服务体系也倾向于自上而下的发展和管理，英国在制定残疾人心理健康服务体系时，要求注重顶层设计，动员各方力量，共同参与，这一点和我国较为相似，值得借鉴。

在亚洲地区，日本的精神卫生服务发展较好。日本在 1950 年出台了《精神卫生法》，1987 年对其进行了大量修订，更名为《精神保健法》，1999 再次对其进行修订，2002 年 4 月 1 日，修订后的《精神保健福利法》正式实施（姜杨，2003）。该法案主要是以精神疾病患者为中心，设置了包括精神卫生机构运行目标、治疗目标、福利保健目标以及社会适应目标在内的一系列目标，涵盖了患者从治疗到回归社会的全部内容。此外，值得一提的是，日本于 1996—2002 年实施了"残疾人政府行动计划：达到正常化的七年规划"，该规划包括提高残疾人的社会自我满足、消除社会偏见、加强国际合作等内容，并建立了相应的残疾人日常培训机构和提供了一些卫生福利（浅井邦彦，2000）。这种"以人为本"的精神卫生服务体系对于残疾人融入社会、提升自我心理健康水平有较好的作用。

国内关于残疾人心理健康的立法起步较晚，开始于 20 世纪 80 年代，最初零散地出现在《刑法》《民法通则》等一些法律中，但这些法律仅涉及了对某些精神残疾者在相关案件中的保护（狄晓康，肖水源，2012），并没有其他过多的阐释。后来，随着国际上对精神卫生工作法案的推动和国内对精神卫生方面的不断重视，相关法律法规得到制定并实施。1990 年，第七届全国人民代表大会常务委员会第十七次会议通过了《中华人民共和国残疾人保障法》，这部法律对残疾人的康复、教育、劳动就业、文化生活、社会保障、无障碍环境和法律责任做了明确规定。其中第四条规定，国家采取辅助方法和扶持措施，对残疾人给予特别扶助，减轻或者消除残疾影响和外界障碍，保障残疾人权利的实现。根据《中华人民共和国残疾人保障法》制定的《残疾预防和残疾人康复条例》已经于 2017 年 1 月 11 日国务院第 161 次常务会议通过，自 2017 年 7 月 1 日起施行。《残疾预防和残疾人康复条例》要求预防残疾的发生、减轻残疾程度，帮助残疾人恢复或者补偿功能，促进残疾人平等、充分地参与社会生活，发展残疾预防和残疾人康复事业。

据不完全统计，我国有 50 多部法律法规涉及残疾人权益保障，以《中华人民共和国残疾人保障法》为核心，以行政法规和地方性法规为支撑的保障残疾人权益的法律体系已经形成。现在，国内共有 8 部专门性的精神卫生法，其中第一部是 2002 年正式实施的《上海市精神卫生条例》，随后，宁波、杭州、北京、无锡、武汉、深圳也相继出台了地方性的精神卫生法规，这些法规为推动国家精神卫生立法提供了借鉴。《中华人民共和国精神卫生法》于 2012 年通过，并于 2013 年 5 月 1 日起开始实施，这部法律对心理健康的促进和精神障碍的预防、诊断、治疗、康复、保障措施、法律责任等方面做出了规定，强调了政府相关部门的主体责任，鼓励社会力量参与精神卫生工作，对相关医疗机构做出了要求，同时明确了心理咨询的范围，鼓励学校加强精神卫生的科普教育工作。

2016 年 10 月，国务院发布《"健康中国 2030"规划纲要》，其中提到要突出解决好残疾人等重点人群的健康问题，明确指出将残疾人康复纳入基本公共服务，实施精准康复，为城乡贫困残疾人、重度残疾人提供基本康复服务。完善医疗机构无障碍设施，改善残疾人医疗服务。同年，国家 22 个部门联合印发《关于加强心理健康服务的指导意见》，该意见针对建立健全心理健康服务体系、加强心理健康人才队伍建设、加强组织领导和工作保障方面均提出了较详细的意见，为残疾人心理健康服务体系的构建提供了重要的法律依据。

第三节　残疾人心理健康研究的变化趋势及以往研究的不足

一、残疾人心理健康研究的变化趋势

(一) 从关注有无症状向积极心理品质的转变

心理健康的标准一直是人们争论和关注的焦点，目前人们对心理健康的标准还没有形成统一的认识。精神分析学派的创始人弗洛伊德把人格分为"自我"、"本我"和"超我"。"自我"追求现实，"本我"以追求快乐为原则，"超我"服从道德上的约束。他认为，三者发生冲突就会造成心理疾病，因此健康人格的标准就是要协调好三者之间的关系，也就是说，心理健康是指克服病人的心理障碍。

人格特质论代表人物奥尔波特认为，心理健康有六条标准：①力争自我的成长；②能客观看待自己；③人生观的统一；④能够建立亲密关系；⑤符合社会现实；⑥有同情心。以上标准是从人的行为内部动力组织来研究人格特征的（转引自吴智育，2009）。

人本主义代表人物马斯洛提出了十项心理健康标准（马斯洛，1987）：①充分的安全感；②充分了解自己并对自己的能力做出恰当评价；③生活目标能切合实际；④与现实环境保持接触；⑤能保持完整与和谐的人格；⑥具有从经验中学习的能力；⑦能保持良好的人际关系；⑧适当的情绪和控制能力；⑨在不违背团体要求的情况下，能有限度地发挥个性；⑩在不违背社会规范的前提下，能适当地满足个人的基本需求。人本主义心理学家强调心理健康的积极性和发展性，注重人体潜能的激发。

借鉴国内外学者的成果，再结合以上各种观点，刘华山（2001）提出，心理健康标准应该具备以下六个特征：①对现实有正确的认识；②自知、自尊与自我接纳的能力；③与人建立亲密关系的能力；④人格结构的稳定与协调；⑤自我调控能力；⑥具备生活热情和工作效率。

虽然在研究心理健康标准时，不同的心理学家提出了不同的理论，但纵观心理健康标准的发展，可以发现其由最初弗洛伊德从负性、消极的角度出发来阐释心理健康向人本主义从正性、积极的角度来进行阐释和定义，尤其是随着积极心理学的兴起，在阐释心理健康时，心理学家更加强调人们的积极心理品质。

（二）注重生理康复向心理康复转变

改善残疾人的生理机能和心理机能，保障残疾人获得良好的教育、就业机会，使其能自由平等地参与社会生活的前提与重要手段是康复。残疾人康复是残疾人工作的第一个环节，残疾人如果无法康复，享受其他权益将成为一句空话（张帆，2015）。残疾人的康复包括伤残康复和心理康复，二者同样重要。心理康复是指使用心理学的理论和方法，通过干预、治疗康复对象的心理问题，达到提高康复对象的心理品质和水平的目的，帮助康复对象接受并逐渐适应残疾的现实，最终以健康的心理状态充分平等地参与到社会生活中去（卓大宏，2003）。现代医学模式认为，生物、心理、社会三要素相互关联、相互依存、相互影响，仅对残疾人的躯体生理功能障碍进行康复训练，而不顾及心理康复问题，并不能保证康复的完全成功。

近年来，我国对残疾人的心理康复越来越重视，心理康复成为残疾人康复服务的一部分。2016 年，中国残疾人联合会、国家卫生和计划生育委员会、民政部、教育部、人力资源和社会保障部联合印发《残疾人康复服务"十三五"实施方案》，提出到 2020 年构建与经济社会发展相协调、与残疾人康复需求相适应的多元化康复服务体系、多层次康复保障制度，让大部分残疾人的基本康复服务需求得以满足（张金明，2017）。关于残疾人康复的各类文件和政策越来越强调心理康复的重要性。

（三）从单一学科向多学科融合，训练方法和技术呈多样化发展

残疾人的心理健康服务不再是单一地从心理学的角度出发，在残疾人心理健康出现问题后才进行心理咨询或者辅导，而是融合了人口学、心理学、教育学、医学、法学和社会工作学等各个学科的专业知识、技术和方法，实现了多学科的融合。不管是心理学知识的科学普及与宣传、心理咨询，还是心理危机的干预与预防、家庭成员的心理辅导等，其在理论、方法与技术方面都强调了多学科的整合，心理训练方法和技术更强调多样化。

（四）社会工作中的增能视角理论在残疾人心理健康服务活动中得到了广泛的运用

关于残疾人的各种心理健康服务和训练的技术也融合了社会工作的方法与技术，在对残疾人进行心理干预时，结合社会工作的服务方法，帮助残疾人逐步适应学习、生活与工作等。残疾人社会工作是指对残疾人个人、家庭或残疾人群体

进行的有目的的专业活动，是以残疾人为主体的各种有效服务和帮助（王思斌，2006）。目前，社会工作的方法和技术也越来越多地被运用到残疾人心理健康服务中，尤其是增能视角理论被广泛地运用于残疾人积极心理品质的训练中。经过长期的实践研究，社会工作者改变了传统的问题视角思维模式，探索出了残疾人社会工作的新视角，也就是增能视角。这与心理学中的人本主义观点有相似的地方，在对残疾人进行评估及康复训练时，发掘和运用服务对象的优点和自身资源，将关注点聚焦在残疾人自身的能力和优势上，充分发挥他们的主观能动性，有效使其利用自身的资源面对生活中的挫折与困难（汤夺先，张传悦，2012）。王亮（2006）指出，和困难视角相比，增能视角有三个特点：一是强调关注残疾人的优势和对残疾人的尊重，建构出一个有利于残疾人生存和发展的生活世界；二是增能视角有助于残疾人对自身前景的乐观预期和展望，使他们有信心与困境做斗争；三是增能视角下的受助者和工作者是平等的、无距离的。

在增能视角下，残疾人小组工作、残疾人社区工作和残疾人个案工作是残疾人社会工作的三种主要方法。

二、残疾人心理健康以往研究的不足

（一）研究范围的局限

以往关于残疾人心理健康的研究存在样本量小、代表性不足的问题；在取样方法上，更多采取的是方便取样的原则，对一个学校、一个街道或者是一个地区进行调查；残疾对象又以聋人或肢体残疾人为主。这导致对调查结果的解释力不够，不能有效地了解残疾人心理健康的真正状况。

（二）测量工具未充分体现积极心理学的理念

以往研究经常使用的测量工具是 SCL-90，但是 SCL-90 更侧重于有无心理症状，而不是心理健康，调查的内容为是否存在心理问题，从有无心理问题来间接地推测残疾人的心理健康，这与当前的积极心理学取向是不一致的。积极心理学强调关注残疾人的积极心理品质。

（三）从积极心理学视角编制的残疾人心理健康评估工具较为缺乏

以往关于残疾人心理健康的测量和评估都是使用测量健全人的量表，其常模也是以健全人为参照，缺少针对残疾人自身的测量和评估工具，未建立残疾人自身的常模。

（四）残疾人心理症状及其心理健康的影响因素尚需进一步探讨

以往研究中，残疾人心理健康影响因素包含三个方面。在人口学因素方面，对残疾人的性别（张毛宁，冯海英，2016）和年龄（曹海涛，2011）的研究较多，对其他方面的研究较少，后续研究可考虑残疾类型、残疾等级以及婚姻状况等因素；在社会环境因素方面，对残疾人的家庭状况（赵徐静，2010）以及社会支持（曹海涛，2011）的研究较多，后续研究可以考虑将家庭支持与生活满意度相结合，将社会支持细化为客观社会支持与主观社会支持，以更全面地了解残疾人的心理状况；在心理因素方面，对残疾人的人格特质（张洪杰，2016）、认知因素（兰继军，张银环，2016）以及自我概念（徐晶瑜，2016）的研究较多，后续研究可进一步细化各种概念，如考虑将自我概念细化为自尊、自我控制、自我和谐等影响因素，研究认知时可考虑身份认同感因素，引导残疾人从自我接纳到身份认同，以此增强其心理素质。同时，应该增加各影响因素之间的相关研究，以对残疾人心理健康的影响因素有更加深入的了解。

（五）残疾人社会服务体系中的心理健康服务体系建设显得薄弱

由于经济和社会发展水平的限制，以往关于残疾人事业发展的研究更多探讨的是社会保障体系，首先满足的是残疾人的生存需要。随着改革开放的进行，经济和社会发展取得了巨大的进步，全体人们共享改革开放的红利，残疾人也不例外。当前社会的主要矛盾是人民日益增长的美好生活需要和不平衡不充分的发展之间的矛盾，而对美好生活的需要不仅局限于物质需要，心理需要也必不可少。新时代背景下，残疾人事业的发展必然要从保障体系向社会服务体系转变。心理服务便属于残疾人社会服务中的一个重要范畴，学者已经对心理服务及心理服务体系的建设进行了研究，但是专门针对残疾人的心理健康服务体系建构的研究鲜见，多为一些零星的研究，如残疾人心理健康服务体系的建构设想、心理康复在残疾人康复中的作用等，缺少整体、系统的理念，没有很好地将微观和宏观、社区与家庭、政府与社会结合起来。其问题主要表现为：第一，缺乏系统性和整体性视角。目前国内的研究多是零散性研究，相关的服务理论还未形成，服务目标分散，内容和方式单一，缺少系统性解决问题的专项研究。第二，残疾人心理健康服务模式、管理和运行机制尚未形成。

第三章
残疾人心理症状调查及其影响因素

　　以往关于各种小样本或者单一群体残疾人的调查结果表明，残疾人心理症状检出率较高，心理健康状况不容乐观，但缺乏大样本的调查数据的支撑。到底残疾人的心理症状如何？其影响因素有哪些？这些都需要做进一步的调查，以便为残疾人心理健康研究和心理健康服务体系的建设提供确切的数据支撑。本书在全国范围内取样，进行大样本调查，以准确了解残疾人心理症状的现状及心理症状的检出率情况，并检验其在人口统计学方面的差异，在此基础上，进一步探讨影响残疾人心理症状的社会和心理因素，具体探讨残疾人的心理症状与自尊、自我控制、社会支持、生活满意度、自我和谐等因素的关系，为残疾人心理健康研究和心理健康服务体系的建设提供依据。

第一节　残疾人心理症状的调查研究

一、研究目的

本书拟从人口学角度调查和了解残疾人心理症状的现状，以及心理问题的检出率情况，检验其在人口学指标方面是否存在统计学差异，为残疾人心理健康研究及其心理服务的开展提供切实的数据支撑。

二、研究方法

（一）对象

本次调查对象共 3500 人，剔除错答、漏答的被试，剩余有效被试为 2968 人。其中男性有 1688 人，占本次调查样本的 56.9%，女性有 1280 人，占本次调查样本的 43.1%；城市户籍的残疾人占 52.3%，农村户籍的残疾人占 47.7%；未婚者占41.2%，已婚有配偶者占 46.3%，离婚或丧偶者占 12.5%；年龄在 20 岁以下的占15.3%，20～30 岁的占 22.9%，31～40 岁的占 17.4%，41～50 岁的占 23.5%，50岁以上的占 20.9%；受教育程度为初中的最多，占 38.2%，而在大学本科及以上的只占 2.86%，其余 58.94%均为初中以下学历。此外，就残疾性质而言，先天残疾者占 40.8%,后天残疾者占 59.2%;残疾等级为一级的占 21.0%,二级的占 28.6%,三级的占 27.5%，四级的占 22.9%。本次调查中，肢体残疾的人数所占比例最大，占总人数的 43.6%。

（二）研究工具

本书采用 SCL-90，该量表共有 90 个项目，包含 10 个因子，分别为躯体化、强迫症状、人际关系敏感、抑郁、焦虑、敌对、恐怖、偏执、精神病性和其他，涵盖了较为广泛的精神病症状学内容。采用 1～5 级评分（从"无"到"严重"），分数越高，代表其心理症状越严重。在筛检时，总分大于 160 分，或检出的阳性项目数超过 43 个，或任一因子分大于 2 分，则考虑筛选为阳性。

（三）取样方法与调查过程

首先根据国家地理分区确定了 7 个取样区（如东北、华北、华南地区等），制定具体的抽样框，在每个地区选择具有代表性的省市进行调查。具体抽样涉及 21

个省市, 分别是黑龙江、北京、天津、山东、上海、江苏、浙江、安徽、甘肃、江西、河北、河南、湖北、四川、重庆、贵州、广东、福建、辽宁、陕西、海南等。

调查人员经统一培训后, 在取样区内按省市进行统一分配, 在当地残联联络员与社区协调员的协同下, 对残疾人进行入户式问卷调查。根据残疾人的受教育程度, 决定是由本人填写还是由调查人员以问答的方式填写 (智残者由其家属填写, 精神残疾者在其处于正常状态下填写)。

(四) 统计方法

数据录入采用平行录入法, 数据库采用 SPSS17.0 统计软件建立, 统计分析时, 对两组独立样本采用 t 检验, 对多个独立样本 (3 个或 3 个以上分类) 采用 F 检验。

三、残疾人心理症状调查的结果

(一) 残疾人心理症状的描述性统计结果与检出率情况

对参与调查的残疾人被试在 SCL-90 上的各因子得分进行描述性统计, 同时参照 SCL-90 的评判依据判断其阳性检出率的情况, 检出率为检出人数除以总人数。具体结果如表 3.1 所示。

表 3.1　残疾人心理症状描述性统计结果与检出率情况 (N=2968)

项目	$M \pm SD$	检出人数 (人)	检出率 (%)
F_1: 躯体化	2.09±0.77	1407	47.4
F_2: 强迫症状	2.20±0.74	1589	53.5
F_3: 人际关系敏感	2.17±0.77	1532	51.6
F_4: 抑郁	2.17±0.77	1536	51.8
F_5: 焦虑	2.09±0.76	1406	47.4
F_6: 敌对	2.09±0.81	1318	44.4
F_7: 恐怖	2.09±0.83	1374	46.3
F_8: 偏执	2.08±0.79	1329	44.8
F_9: 精神病性	2.05±0.78	1341	45.2
F_{10}: 其他因子	2.08±0.76	1356	45.7
总分	190.44±63.37	1852	62.4

表 3.1 的结果表明, 残疾人群体 SCL-90 总分为 190.44±63.37 分, 总分检出率为 62.4%, 表明残疾人群体的心理症状检出率较高。本次调查结果还显示, 残疾人群体各因子的平均值均大于 2 分, 因子分大于 2 分的心理症状检出率从高到低分别是强迫症状、抑郁、人际关系敏感等。

（二）残疾人心理症状的人口学差异统计检验

1. 残疾人心理症状在不同户籍所在地上的差异检验

对残疾人 SCL-90 各因子的得分在不同户籍所在地上的差异进行 t 检验，其结果如表 3.2 所示。

表 3.2　残疾人心理症状在不同户籍所在地上的差异检验

项目	城市（$M \pm SD$）	农村（$M \pm SD$）	t	p
F_1	2.05±0.76	2.13±0.78	−2.76	0.006
F_2	2.19±0.73	2.22±0.75	−1.05	0.294
F_3	2.15±0.77	2.19±0.78	−1.53	0.126
F_4	2.14±0.77	2.21±0.77	−2.49	0.013
F_5	2.05±0.75	2.14±0.77	−3.37	0.001
F_6	2.05±0.79	2.13±0.82	−2.82	0.005
F_7	2.06±0.84	2.12±0.82	−1.79	0.073
F_8	2.04±0.79	2.12±0.80	−2.73	0.006
F_9	2.01±0.77	2.10±0.78	−3.36	0.001
F_{10}	2.04±0.74	2.13±0.77	−3.35	0.001
总分	187.36±62.39	193.80±64.28	−2.76	0.006

表 3.2 的结果表明，不同户籍所在地的残疾人在躯体化、抑郁、焦虑、敌对、偏执、精神病性和其他的因子分和总分上均存在显著差异（$p < 0.05$）。这说明残疾人心理症状存在一定的城乡环境差异，城市残疾人的心理症状比农村残疾人的心理症状要少。

2. 残疾人心理症状在不同婚姻状况上的差异检验

对残疾人 SCL-90 各因子的得分在不同婚姻状况上的差异进行 F 检验，其结果如表 3.3 所示。

表 3.3　残疾人心理症状在不同婚姻状况上的差异检验

项目	未婚①	已婚有配偶②	离婚③	丧偶④	F	p	LSD
F_1	2.05±0.74	2.03±0.78	2.42±0.73	2.44±0.85	28.547	<0.001	③>①②，④>①②
F_2	2.22±0.72	2.11±0.73	2.49±0.73	2.48±0.80	26.249	<0.001	①>②，③④>①②
F_3	2.20±0.73	2.06±0.79	2.46±0.79	2.43±0.84	26.306	<0.001	①>②，③④>①②
F_4	2.18±0.73	2.07±0.70	2.50±0.72	2.52±0.81	31.765	<0.001	①>②，③④>①②
F_5	2.13±0.74	1.98±0.75	2.38±0.73	2.39±0.86	29.280	<0.001	①>②，③④>①②
F_6	2.12±0.77	1.99±0.80	2.40±0.87	2.39±0.86	23.971	<0.001	①>②，③④>①②
F_7	2.12±0.78	1.98±0.84	2.41±0.85	2.34±0.89	24.147	<0.001	①>②，③④>①②
F_8	2.13±0.76	1.95±0.78	2.40±0.84	2.41±0.91	35.727	<0.001	①>②，③④>①②
F_9	2.11±0.75	1.93±0.77	2.38±0.77	2.27±0.84	31.679	<0.001	①>②，③④>①②
F_{10}	2.08±0.74	2.00±0.75	2.40±0.74	2.38±0.81	27.054	<0.001	①>②，③④>①②
总分	192.06±60.50	181.56±63.52	218.41±61.61	216.94±67.97	33.584	<0.001	①>②，③④>①②

注：最小显著性差异法（least significant difference，LSD）

表 3.3 的结果表明，不同婚姻状况的残疾人在 SCL-90 的 10 个因子分和总分上均存在显著差异（$p<0.001$）。这说明残疾人心理症状存在婚姻状况差异，已婚有配偶者的心理症状明显少于未婚者、离婚者和丧偶者。

3. 残疾人心理症状在不同年龄上的差异检验

对残疾人 SCL-90 各因子的得分在不同年龄上的差异进行 F 检验，其结果如表 3.4 所示。

表 3.4　残疾人心理症状在不同年龄上的差异检验

项目	20 岁以下①	20～30 岁②	31～40 岁③	41～50 岁④	50 岁以上⑤	F	p	LSD
F_1	2.08±0.70	1.94±0.72	1.94±0.76	2.10±0.75	2.36±0.83	30.925	<0.001	⑤>①②④，①④>②③
F_2	2.19±0.68	2.16±0.70	2.10±0.74	2.19±0.74	2.35±0.81	8.997	<0.001	⑤>①②③④，④>③
F_3	2.20±0.71	2.12±0.72	2.06±0.79	2.17±0.79	2.28±0.84	6.290	<0.001	⑤>②③④，①④>③
F_4	2.18±0.70	2.10±0.74	2.06±0.77	2.16±0.75	2.35±0.84	12.318	<0.001	⑤>①②④，①④⑤>③
F_5	2.18±0.72	2.04±0.72	1.98±0.75	2.05±0.74	2.23±0.83	10.716	<0.001	⑤>②③④
F_6	2.20±0.76	2.02±0.75	1.96±0.76	2.08±0.82	2.22±0.89	10.795	<0.001	⑤>②③④，④>③
F_7	2.13±0.77	2.04±0.76	1.98±0.82	2.07±0.83	2.22±0.93	7.014	<0.001	⑤>②③④，①④>③
F_8	2.16±0.77	2.05±0.74	1.95±0.78	2.05±0.79	2.19±0.88	7.740	<0.001	⑤>②③④，①>②④，②④>③
F_9	2.17±0.76	1.99±0.71	1.92±0.77	2.03±0.76	2.17±0.85	10.745	<0.001	①⑤>②③④，④>③
F_{10}	2.17±0.73	1.96±0.69	1.98±0.74	2.09±0.75	2.24±0.82	16.403	<0.001	④>②③，⑤>②③④
总分	194.65±58.24	184.01±59.26	179.80±62.59	189.44±63.3	204.37±69.26	13.65	<0.001	⑤>①②③④，①>②③④，④>③

表 3.4 的结果表明，不同年龄的残疾人在 SCL-90 的 10 个因子分和总分上均存在显著差异（$p<0.001$），说明残疾人的心理症状存在年龄差异。50 岁以上和 20 岁以下的残疾人的总分与因子分较高，表明其心理症状相对较多。而 31～40 岁的残疾人的得分最低，表明其心理症状最少。

4. 残疾人心理症状在不同受教育程度上的差异检验

对残疾人 SCL-90 各因子的得分在不同受教育程度上的差异进行 F 检验，其结果如表 3.5 所示。

表 3.5 残疾人心理症状在不同受教育程度上的差异检验

项目	从未上过学①	小学②	初中③	高中（含中专）④	大学专科⑤	大学本科及以上⑥	F	p	LSD
F_1	2.38±0.85	2.16±0.79	2.06±0.74	1.95±0.71	1.94±0.70	1.63±0.68	23.260	<0.001	①>②③④⑤⑥，②>③④⑤⑥，③>④⑥，④⑤>⑥
F_2	2.46±0.78	2.25±0.76	2.16±0.72	2.12±0.68	2.14±0.68	1.85±0.71	15.773	<0.001	①>②③④⑤⑥，②>③④⑥，③④⑤>⑥
F_3	2.45±0.81	2.25±0.80	2.12±0.74	2.04±0.73	2.10±0.74	1.74±0.66	21.197	<0.001	①>②③④⑤⑥，②>③④⑥，③④⑤>⑥
F_4	2.49±0.77	2.26±0.81	2.13±0.73	2.03±0.73	2.02±0.72	1.71±0.73	26.555	<0.001	①>②③④⑤⑥，②>③④⑤⑥，③④⑤>⑥
F_5	2.41±0.79	2.17±0.79	2.04±0.72	2.10±0.72	1.95±0.72	1.67±0.68	24.111	<0.001	①>②③④⑤⑥，②>③④⑤⑥，③④⑤>⑥
F_6	2.38±0.84	2.17±0.85	2.05±0.77	1.99±0.77	1.99±0.73	1.65±0.70	18.901	<0.001	①>②③④⑤⑥，②>③④⑤⑥，③④⑤>⑥
F_7	2.48±0.88	2.17±0.84	2.04±0.80	1.92±0.76	1.95±0.80	1.65±0.70	29.827	<0.001	①>②③④⑤⑥，②>③④⑥，④⑤>⑥
F_8	2.38±0.85	2.15±0.83	2.03±0.76	1.97±0.74	1.95±0.77	1.65±0.72	20.992	<0.001	①>②③④⑤⑥，②>③④⑤⑥，③④⑤>⑥
F_9	2.34±0.81	2.12±0.81	2.01±0.75	1.94±0.71	1.94±0.74	1.69±0.66	18.983	<0.001	①>②③④⑤⑥，②>③④⑤⑥，③④⑤>⑥
F_{10}	2.36±0.78	2.15±0.78	2.05±0.72	1.98±0.72	1.98±0.71	1.60±0.60	21.673	<0.001	①>②③④⑤⑥，②>③④⑤⑥，③④⑤>⑥
总分	217.44±64.90	196.93±65.75	186.69±60.71	179.73±58.69	179.95±59.97	151.96±57.60	26.843	<0.001	①>②③④⑤⑥，②>③④⑤⑥，③④⑤>⑥

表 3.5 的结果表明，不同受教育程度的残疾人在 SCL-90 的 10 个因子分和总分上均存在显著差异（$p < 0.001$），说明残疾人心理症状在受教育程度上存在差异。数据还显示，受教育程度越高，心理症状越少，但残疾人的受教育程度却普遍偏低。

5. 残疾人心理症状在不同收入水平上的差异检验

对残疾人 SCL-90 各因子的得分在不同收入水平上的差异进行 F 检验，其结果如表 3.6 所示。

表 3.6 残疾人心理症状在不同收入水平上的差异检验

项目	低于低保①	低保边缘②	其他③	F	p	LSD
F_1	2.26 ± 0.80	2.19 ± 0.76	1.93 ± 0.72	59.658	<0.001	①②>③
F_2	2.36 ± 0.78	2.33 ± 0.75	2.04 ± 0.67	65.272	<0.001	①②>③
F_3	2.35 ± 0.80	2.32 ± 0.80	1.98 ± 0.70	82.646	<0.001	①②>③
F_4	2.36 ± 0.79	2.31 ± 0.81	1.99 ± 0.70	81.904	<0.001	①②>③
F_5	2.29 ± 0.79	2.21 ± 0.77	1.92 ± 0.70	78.209	<0.001	①>②>③
F_6	2.29 ± 0.83	2.24 ± 0.83	1.90 ± 0.74	80.431	<0.001	①②>③
F_7	2.30 ± 0.85	2.23 ± 0.87	1.89 ± 0.75	86.285	<0.001	①②>③
F_8	2.28 ± 0.83	2.19 ± 0.80	1.90 ± 0.73	74.633	<0.001	①>②>③
F_9	2.24 ± 0.80	2.18 ± 0.81	1.88 ± 0.70	73.918	<0.001	①②>③
F_{10}	2.24 ± 0.80	2.19 ± 0.75	1.93 ± 0.70	57.028	<0.001	①②>③
总分	207.09 ± 65.53	202.05 ± 64.21	174.74 ± 57.71	89.878	<0.001	①②>③

表 3.6 的结果表明，不同收入水平的残疾人在 SCL-90 的 10 个因子分和总分上均存在显著差异（$p < 0.001$）。其他收入水平组别的残疾人得分比低于低保收入水平组别和低保边缘收入水平组别的残疾人得分低。这说明残疾人心理症状存在收入水平状况的差异，表现为经济状况越好（人均收入越高），心理症状越少。

6. 残疾人心理症状在不同收入来源上的差异检验

对残疾人 SCL-90 各因子的得分在不同收入来源上的差异进行 F 检验，其结果如表 3.7 所示。

表 3.7 残疾人心理症状在不同收入来源上的差异检验

项目	自己挣取①	家庭给予②	政府资助③	F	p	LSD
F_1	2.00 ± 0.77	2.13 ± 0.74	2.24 ± 0.80	22.349	<0.001	③>②>①
F_2	2.12 ± 0.73	2.24 ± 0.70	2.34 ± 0.80	21.096	<0.001	③>②>①
F_3	2.06 ± 0.76	2.25 ± 0.74	2.33 ± 0.82	33.564	<0.001	②③>①
F_4	2.06 ± 0.76	2.26 ± 0.73	2.34 ± 0.80	36.705	<0.001	③>②>①
F_5	1.98 ± 0.75	2.17 ± 0.71	2.27 ± 0.81	36.785	<0.001	③>②>①

续表

项目	自己挣取①	家庭给予②	政府资助③	F	p	LSD
F₆	1.98±0.79	2.16±0.75	2.30±0.86	39.418	<0.001	③>②>①
F₇	1.95±0.79	2.22±0.81	2.26±0.89	46.250	<0.001	②③>①
F₈	1.95±0.77	2.19±0.76	2.24±0.86	40.232	<0.001	③②>①
F₉	1.94±0.76	2.16±0.74	2.19±0.82	34.013	<0.001	②③>①
F₁₀	1.99±0.75	2.16±0.71	2.21±0.79	22.979	<0.001	③②>①
总分	180.91±62.76	197.65±59.47	204.79±66.74	38.460	<0.001	③>②>①

表 3.7 的结果表明，不同收入来源的残疾人在 SCL-90 的 10 个因子分和总分上均存在显著差异（$p<0.001$）。这说明残疾人的心理症状在不同收入来源状况上存在差异，表现为主要收入靠自己挣取的残疾人的心理症状少于靠家庭给予和靠政府资助的残疾人。

7. 残疾人心理症状在残疾性质上的差异检验

对残疾人 SCL-90 各因子的得分在残疾性质上的差异进行 t 检验，其结果如表 3.8 所示。

表 3.8　残疾人心理症状在残疾性质上的差异检验

项目	先天残疾	后天残疾	t	p
F₁	2.12±0.76	2.06±0.78	1.940	0.53
F₂	2.23±0.73	2.18±0.75	1.582	0.114
F₃	2.23±0.75	2.18±0.75	3.615	<0.001
F₄	2.22±0.75	2.14±0.79	2.910	0.004
F₅	2.17±0.75	2.04±0.76	4.343	<0.001
F₆	2.17±0.81	2.04±0.80	4.021	<0.001
F₇	2.17±0.81	2.03±0.84	4.782	<0.001
F₈	2.15±0.79	2.03±0.80	3.949	<0.001
F₉	2.12±0.77	2.01±0.78	3.990	<0.001
F₁₀	2.14±0.74	2.05±0.76	3.157	0.002
总分	195.52±61.81	186.91±64.26	3.643	<0.001

表 3.8 的结果表明，不同残疾性质的残疾人在人际关系敏感、抑郁、焦虑、敌对、恐怖、偏执、精神病性和其他等 8 个因子分和总分上均存在显著差异，其中，先天残疾的残疾人的心理症状比后天残疾的残疾人的心理症状更多。

8. 残疾人心理症状在残疾等级上的差异检验

对残疾人 SCL-90 各因子的得分在残疾等级上的差异进行 F 检验，其结果如表 3.9 所示。

表 3.9　残疾人心理症状在残疾等级上的差异检验

项目	一级①	二级②	三级③	四级④	F	p	LSD
F_1	2.14±0.74	2.21±0.78	2.02±0.77	1.95±0.76	17.766	<0.001	①②>③④
F_2	2.21±0.70	2.34±0.75	2.17±0.74	2.06±0.73	18.508	<0.001	①>④，②>①③④
F_3	2.17±0.74	2.34±0.77	2.14±0.76	1.98±0.76	29.238	<0.001	①>④，②>①③④
F_4	2.19±0.74	2.33±0.77	2.13±0.77	1.99±0.75	26.048	<0.001	①>④，②>①③④
F_5	2.14±0.73	2.24±0.76	2.06±0.76	1.90±0.74	27.198	<0.001	①>③④，②>①③④
F_6	2.11±0.74	2.24±0.83	2.05±0.82	1.94±0.79	18.271	<0.001	①>④，②>①③④
F_7	2.08±0.77	2.29±0.84	2.04±0.84	1.89±0.81	31.553	<0.001	①>④，②>①③④
F_8	2.12±0.78	2.24±0.80	2.04±0.79	1.88±0.77	27.589	<0.001	①③>④，②>①③④
F_9	2.13±0.75	2.20±0.77	2.00±0.78	1.86±0.75	28.110	<0.001	①②>③④
F_{10}	2.14±0.71	2.18±0.76	2.05±0.77	1.95±0.74	14.098	<0.001	①②>③④
总分	193.46±59.5	203.95±63.47	186.84±63.9	175.10±62.3	28.226	<0.001	①>③④，②>①③④

表 3.9 的结果表明，不同残疾等级的残疾人在 SCL-90 的 10 个因子分和总分上均存在显著差异（$p<0.001$），表明残疾人心理症状在残疾等级上存在差异。其中，残疾等级为二级的组别的心理症状最多，残疾等级为四级的组别的心理症状最少。

9. 残疾人心理症状在残疾类型上的差异检验

对残疾人 SCL-90 各因子的得分在残疾类型上的差异进行 F 检验，其结果如表 3.10 所示。

表 3.10　残疾人心理症状在残疾类型上的差异检验

项目	视力残疾①	听力语言残疾②	智力残疾③	肢体残疾④	精神残疾⑤	F	p	LSD
F_1	2.09±0.81	2.10±0.76	2.17±0.79	2.04±0.76	2.32±0.77	5.448	<0.001	⑤>①②④
F_2	2.20±0.74	2.20±0.71	2.31±0.76	2.15±0.75	2.55±0.75	11.443	<0.001	③>①②④
F_3	2.20±0.76	2.17±0.74	2.32±0.82	2.09±0.78	2.54±0.76	14.374	<0.001	①②>④，③>②④，⑤>①②④
F_4	2.19±0.75	2.17±0.74	2.26±0.79	2.11±0.78	2.55±0.75	12.885	<0.001	③>④，⑤>①②④
F_5	2.12±0.78	2.11±0.73	2.19±0.82	2.01±0.75	2.46±0.78	14.056	<0.001	①②③>④，⑤>①②③④
F_6	2.12±0.83	2.12±0.77	2.22±0.84	2.00±0.80	2.48±0.80	14.951	<0.001	①②③>④，⑤>①②③④
F_7	2.16±0.86	2.07±0.78	2.23±0.85	2.01±0.83	2.46±0.81	13.582	<0.001	①>②④，③>②④，⑤>①②③④

续表

项目	视力残疾①	听力语言残疾②	智力残疾③	肢体残疾④	精神残疾⑤	F	p	LSD
F_8	2.12±0.85	2.11±0.76	2.19±0.80	1.97±0.78	2.53±0.80	20.793	<0.001	①②③>④,⑤>①②③④
F_9	2.05±0.80	2.11±0.75	2.24±0.86	1.96±0.75	2.42±0.79	17.338	<0.001	①②>④,③>①,⑤>①②④
F_{10}	2.09±0.77	2.11±0.72	2.20±0.77	2.01±0.76	2.40±0.74	11.776	<0.001	①②③>④,⑤>①②③④
总分	192.02±64.56	191.54±60.33	201.11±66.14	183.92±63.49	222.16±61.63	15.197	<0.001	①②③>④,⑤>①②③④

表3.10的结果表明，不同残疾类型的残疾人在SCL-90的10个因子分和总分上均存在显著差异（$p<0.001$），说明残疾人心理症状在残疾类型上存在差异。结果显示，肢体残疾组别的残疾人心理症状检出率最低，精神残疾组别的残疾人心理症状检出率最高。

四、讨论与分析

本书调查显示，残疾人群体的心理症状检出率较高，与多数研究结果相一致（Miauton et al.，2003；李强等，2004；李祚山，2006）。残疾人比健全人更容易出现心理问题，可以从三个方面进行解释：一是残疾人自身的认知缺陷，常存在着自卑感与孤独感（郭敏刚等，2007）；二是残疾家庭对残疾人过分宠溺，使得残疾人认为依靠家庭生活是天经地义的事情；三是残疾人在社会上常遭到拒绝，使他们面临着比普通健全人大好几倍的生活压力（闫洪丰等，2013），这些压力会持续损害他们的身心健康。而本书结果显示，残疾人心理症状检出率从高到低分别是强迫症状、抑郁、人际关系敏感等。已有调查发现，青年残疾人中有29.7%和17.0%的人分别承受着焦虑问题和抑郁问题（李小云，2012），除情绪问题外，由于残疾的影响，残疾人的自尊和自我效能感也比同龄人低，表现为自卑，从而造成人际关系敏感，久而久之引发抑郁。

从人口学因素来看，农村、离婚或丧偶、从未上过学且经济状况比较差的残疾人心理症状较多。闫洪丰等（2013）的研究发现，成年残疾人的心理健康总指数随年龄增长有下降趋势，与本书部分结果一致。本书结果显示，31~40岁组残疾人的心理症状最少，心理症状随着年龄的增加（50岁以上）和减少（20岁以下）呈现出增加的趋势。31~40岁正处于自我整合的时期，个体在这一阶段人格稳定，社会支持系统相对完整，心理状况也相对较好。相反的是，20岁以下（16岁以上）

的个体正处于人格塑造与发展的时期，最容易产生自我同一性混乱的危机，如果这一阶段的危机不能成功得到解决，个体便会形成无归属感，为人冷漠，缺乏关爱的意识，从而影响其心理健康。李欢等（2012）的研究表明，农村残疾人各因子的得分均高于城市残疾人，表明农村残疾人的心理症状较其他群体多。本书结果显示，离婚或丧偶者的心理症状检出率远高于已婚有配偶者，这一结论再次验证了婚姻家庭状况对人们的心理健康所产生的重要作用。对于残疾人来说，婚姻包含生存的意义，婚姻与家庭是他们重要的依靠。相对于健全人而言，残疾人更需要婚姻与家庭（解韬，2014）。朱丽莎（2006）也在她的调查研究中提到过，残疾人觉得给予自己最大精神支持的是亲人或伴侣，社会给予的精神支持只是很少一部分。本书结果显示，受教育程度不同的残疾人心理症状存在显著差异，受教育程度越高，心理症状越少，这与朱丽莎的研究结果一致。本书调查的残疾人中，绝大多数只接受了初等教育。可见，残疾不仅导致残疾人与众不同的生活和行为模式，也阻碍了他们自身的发展，限制了他们自身潜力的发挥，造成了他们在社会和生活中更易被忽略或遭受更多的歧视，这一切都使得残疾人在心理上比健全人更渴望沟通、尊重及自我实现。吴清平等（1999）的研究显示，在仅考虑社会生活状况与心理健康的关系时，经济状况、收入来源与残疾人心理健康呈显著相关，而本书结果也显示，家庭人均收入与收入来源会影响残疾人的心理问题的出现，家庭人均收入低且经济依赖性强的残疾人更易产生心理问题。

从残疾性质来看，首先，先天残疾者比后天残疾者的心理症状更多。这是由于后天残疾者在其成长过程中积累了一些自身调节与适应的经验，这些经验在他们应对残疾这一痛苦的经历时，能够帮助其进行有效的自我调节和自我恢复，直至他们能够适应残疾的状态，而先天残疾者不具备这一优势（闫洪丰等，2013），因此，他们的心理问题更值得关注。其次，二级残疾者相对于一级残疾者来说有一定的生活自理能力，能承受一部分生活压力，但却不如三、四级残疾者那样有更高的工作与生活能力，所以在社会与家庭中会相对遭受更多的困难与挫折，导致其心理问题更多，进一步验证了已有的研究结果（李楠柯等，2015）。相对于其他类型的残疾者来说，病情的不确定性和反复发作使得精神残疾者在社会生活中呈现出极大的脆弱性。他们易被社会大众视为社会危险源，这种标签增加了他们寻求社会支持的困难性和遭受社会排斥的可能性。由于带有此类标签，人们大多形容他们为"疯子""神经病"等，长此以往，更增加了他们对自身认同的不一致性，病情反复发作的可能性也就越高，从而陷入一个恶性循环。本书的调查数据显示，肢体残疾者在五种残疾类型中所占比例最大，他们的心理症状较其他残疾类型也最少。近年来，交通事故与工伤意外的增多使得肢体残疾者的比例也在增大，社区预防与社会生活保障服务都以肢体残疾者为重点对象（吴秀丽等，1999），肢体残疾者的康复福利也均高于其余四种残疾类型（万国威，2012）。可见，社会大众与相关部门一定程度的重视和操作对于残疾人的身心健康是很有帮助的。

第二节　残疾人自尊、自我控制与心理症状的关系

一、研究目的

探讨残疾人自尊、自我控制与心理症状的关系，并检验自我控制在自尊与心理症状之间的中介效应。

二、研究方法

（一）研究被试

本次调研最终获得 598 份有效问卷。其中男性有 371 人（62%），女性有 227 人（38%）；农村户籍的有 197 人（33%），城市户籍的有 401 人（67%）；先天残疾的有 221 人（37%），后天残疾的有 377 人（63%）；残疾类型上，视力残疾的有 116 人（19.40%），听力语言残疾的有 144 人（24.08%），肢体残疾的有 261 人（43.65%），精神和智力残疾的有 77 人（12.88%）；文化程度上，从未上过学的有 62 人（10.37%），小学的有 141 人（23.58%），初中的有 218 人（36.45%），高中的有（含中专）112 人（18.73%），大学专科的有 42 人（7.02%），大学本科及以上的有 23 人（3.85%）；收入来源上，自己挣取的有 260 人（43%），家庭给予的有 193 人（32%），政府资助的有 145 人（24%）。[①]

（二）研究工具

1. SCL-90

SCL-90 由 Derogatis 等编制，王征宇（1984）对其进行了修订，共 90 个项目，采用李克特 5 点计分，"1" 为从无，"5" 为严重，分为躯体化、强迫症状、人际关系敏感、抑郁、焦虑、敌对、恐怖、偏执、精神病性及其他，共 10 个因子。该量表任一因子分大于 2 分，或阳性项目数超过 43 个，或总分大于 160 分，便考虑筛选阳性。本书中，该量表的 α 系数为 0.987。

---

① 因四舍五入存在误差，部分数据之和不为 100%，余同。

2. 自尊量表

自尊量表（Self-Esteem Scale，SES）由 Rosenberg 编制，汪向东等（1999）对其进行了修订，采用李克特 4 点计分，"1"为非常不同意，"4"为非常同意，共 10 个题目，其中第 3、5、8、9、10 题为反向计分，计算总分，分值越高，表明自尊水平越高。本书中，该量表的 α 系数为 0.662。

3. 自我控制量表

自我控制量表（Self-Control Scale，SCS）由 Tangney 等编制，谭树华等（2008）对该量表进行了修订，从原先 36 个项目中筛选出 19 个项目，采用李克特 5 点计分，"1"为完全不符合，"5"为完全符合，分为 5 个维度，分别为冲动控制、健康习惯、抵制诱惑、专注工作、节制娱乐。其中第 1、5、11、14 题为正向计分，其余题目为反向计分，量表总分越高，说明自我控制感越强。本书中，该量表的 α 系数为 0.786。

（三）取样与调研过程

根据全国地域分区确定了 7 个取样地区（如东北、华北、华南地区等），制定具体的抽样框，在每个地区选择具有代表性的省市进行调查。2015 年 1—3 月，在黑龙江、天津、湖北、浙江、重庆等 14 个省市采用方便取样方法，由经过统一培训的调查员在各地残联联络员或社区协调员的陪同下入户进行问卷调查，或将残疾人召集起来当场进行问卷填写，由残疾人自行填写问卷或者由调查员阅读问卷，残疾人回答后，调查员代为填写；对于精神残疾者，其在精神正常的条件下填写问卷或交由监护人填写，智力残疾者则直接由其监护人代为填写。

（四）数据处理

使用 SPSS 19.0 对数据进行分析。采用 Pearson 相关性分析考察自尊、自我控制和心理症状的相关关系。依据温忠麟等（2004）提出的中介效应的检验程序，使用阶层回归依次检验回归系数，进一步分析自我控制在自尊和心理症状之间的中介效应，设定显著性水平 $\alpha=0.05$。

三、研究结果

（一）SES、SCS、SCL-90 的描述性统计结果

残疾人 SES 得分为 26.64±3.54 分，SCS 得分为 59.76±8.41 分，SCL-90 得

分为 181.45±62.71 分，与 2006 年的 SCL-90 常模（130.02±33.62，N=1890）有非常显著的差异（Z=19.204，p<0.001），心理问题检出率为 58.03%。

（二）SCL-90、SES 和 SCS 的相关分析

分别使用 SCL-90、SES 和 SCS 的总分进行 Pearson 相关分析，其结果如表 3.11 所示。

表 3.11　自尊、自我控制与心理症状的相关系数矩阵（N=598）

项目	SES	SCS	SCL-90
SES	1		
SCS	0.216**	1	
SCL-90	−0.179**	−0.396**	1

注：*p<0.05，**p<0.01，***p<0.001。全书同

表 3.11 的结果表明，残疾人 SES 得分、SCS 得分与 SCL-90 得分呈明显负相关（r_{SES}=−0.179，r_{SCS}=−0.396，p<0.01），SCS 得分与 SES 得分呈明显正相关（r=0.216，p<0.01）。这表明残疾人自尊和自我控制得分越高，则心理症状得分就越低，心理问题越不突出，心理健康水平越高。

（三）自我控制的中介效应检验

自我控制的中介效应检验分为三个步骤，首先做残疾人自尊对心理症状的回归分析，然后做残疾人自尊对自我控制的回归分析，最后做残疾人自尊、自我控制对心理症状的回归分析，见表 3.12。

表 3.12　自我控制在自尊和心理症状之间的中介效应检验（N=598）

项目	标准化回归方程	β	SE	t	R^2	F
第一步：SCL-90	Y=−0.184X	−0.184	0.710	−4.599***	0.032	21.148***
第二步：SCS	M=0.213X	0.213	0.096	5.280***	0.043	27.877***
第三步：SCL-90	Y=−0.348M	−0.348	0.286	−9.060***	0.111	82.075***
	Y=−0.110X	−0.110	0.682	−2.866**		

由表 3.12 可知，首先，将残疾人自尊（X）作为自变量，将 SCL-90（Y）作为因变量。为排除人口学变量对回归模型的影响，将户籍、是否先天残疾、学历水平和收入来源四个变量定义为虚拟变量（如户籍变量，将农村定义为 "1"，城市定义为 "0"，变量重新编码为度量变量）并投入回归模型第一层，将自尊投入回归模型第二层，得出 SES 与 SCL-90 之间的标准化回归系数 β=−0.184，t=−4.599（p<0.001），R^2=0.032，F=21.148（p<0.001）。这表明自尊对心理症状的回归效

应显著。

其次，将残疾人自尊（X）作为自变量，将自我控制（M）作为因变量，把虚拟变量投入回归模型第一层，自尊投入回归模型第二层，得出自尊与自我控制之间的标准化回归系数 $\beta=0.213$，$t=5.280$（$p<0.001$），$R^2=0.043$，$F=27.877$（$p<0.001$）。这表明自尊对自我控制的回归效应显著。

最后，将残疾人自尊（X）和自我控制（M）同时作为自变量，将心理症状（Y）作为因变量。模型第一层投入虚拟变量，第二层投入自尊，第三层投入自我控制，得出自尊与心理症状之间的标准化回归系数 $\beta=-0110$，$t=-2.866$（$p<0.01$），自我控制与心理症状之间的标准化回归系数 $\beta=-0.348$，$t=-9.060$（$p<0.001$），$R^2=0.111$，$F=82.075$（$p<0.001$）。这表明自尊与自我控制对心理症状的回归效应均显著，根据温忠麟等（2004）对中介效应的解释可知，自我控制在自尊与心理症状之间起到部分中介作用。

四、分析与讨论

本书考察了残疾人自尊与心理症状的关系，结果表明，残疾人自尊与心理症状呈显著负相关，即自尊水平越低的残疾人，心理健康水平越低，心理问题越突出，这与现有研究结果一致（杨丽珠等，2003）。陈建文等（2007）的研究显示，心理健康评价指标中很重要的一点就是心理健康，低自尊的个体在面对负性生活事件时，会更倾向于把遇到的挫折和失败归因于自己的能力问题，因此更容易产生心理问题。残疾是重大的负性生活事件，发生残疾后，患者需要面对各种社会角色的转换，也会产生诸多的心理问题，如情感障碍、情绪变化、动机消极、抑郁等（宓忠祥，2001），而低自尊的个体往往倾向于把致残事件或先天残疾归因于自我能力，从而产生各种情绪或心理上的问题，如绝望感、无助感、焦虑、抑郁等。

本书研究发现，自我控制在残疾人自尊与心理症状之间起到部分中介作用。一方面，本书研究结果显示，自尊与自我控制呈显著正相关，且自尊能显著地正向预测自我控制，这与现有研究结果一致。许多研究都表明，自我控制能力受到自尊水平的影响，例如，Lee 等（2014）关于青少年自尊与自我控制的研究结果表明，高自尊会促进个体有较高的自我控制能力。另一方面，本书研究结果表明，自我控制与心理症状呈显著负相关，且能显著预测心理症状的得分。近年来，关于自我控制的积极心理效应得到了广泛的研究，研究表明，高自我控制的个体往往有更好的控制冲动的能力、人际交往能力、心理适应能力，因而往往有更高的心理健康水平。在本书中，自尊除了能直接对心理症状产生影响外，也能通过影响自我控制间接对心理症状产生影响。

第三节　残疾人社会支持、生活满意度
与心理症状的关系

一、研究目的

探讨残疾人社会支持、生活满意度与心理症状的关系，并检验生活满意度在社会支持与心理症状之间的中介效应。

二、研究方法

（一）研究对象

本次研究将研究对象界定为具有一定交流能力的残疾人（年龄≥16 岁），在实施问卷调查时，考虑到残疾人群的特殊性，采用网络问卷调查和现场发放的方式进行，通过残疾人专业论坛招募残疾人填写网络问卷共 73 份；在部分省市进行现场发放，其中在重庆市回收问卷 324 份，四川省回收问卷 63 份，山东省回收问卷 57 份，江苏省回收问卷 69 份，广东省回收问卷 66 份。两种发放方式共回收问卷 652 份，其中无效问卷 90 份，最终获得有效问卷 562 份，有效率为 86.2%。其中男性有 334 人（59.4%），女性有 228 人（40.6%）；一级残疾的有 122 人（21.7%），二级残疾的有 190 人（33.8%），三级残疾的有 159 人（28.3%），四级残疾的有 91 人（16.2%）；未婚残疾人有 193 人（34.3%），已婚残疾人有 299 人（53.2%），无配偶（含离婚或丧偶）残疾人有 70 人（12.5%）。

（二）研究工具

1. 社会支持评定量表

采用肖水源（1994）编制的社会评定支持量表，该量表包括客观支持、主观支持和对支持的利用度三个维度，共计 10 个条目。总分为 10 个条目计分之和，总分越高，表示社会支持的程度越好，本书中，该量表的 α 系数为 0.72。

2. 生活满意度指数 A 量表

采用 Neugarten 和 Havighurst 等于 1981 年编制的生活满意度量表（Life

Satisfaction Scale）中的生活满意度指数 A 量表（汪向东等，1999）（LSIA）进行测评，该量表共 20 个条目，其中第 3、5、7、10、14、17、18、20 题为反向计分。总分为 20 个条目之和，总分越高，表明个体对生活的满意度越高。研究表明，LSIA 与 LSIB 的 α 系数均为 0.73。

3. SCL-90

采用王征宇修订的 Derogatis 于 1975 年编制的 SCL-90（王征宇，1984），该量表包含 90 个项目，包括躯体化、强迫症状、人际关系敏感、抑郁、焦虑、敌对、恐怖、偏执、精神病性与其他 10 个维度，其中每个项目从 1（无）～5（严重）计分。本书中，各分量表的 α 系数为 0.801～0.917，总量表的 α 系数为 0.963。

（三）施测方式与数据处理

采用网络问卷填写和纸笔施测的方式进行，由专业施测人员指导完成 SCL-90、社会支持量表和生活满意度指数 A 量表，这些问卷都同时呈现在残疾人心理健康状况调查问卷中，并当场收回问卷。

使用 SPSS19.0 对样本数据进行统计分析与处理。

三、研究结果

（一）残疾人心理健康、社会支持和生活满意度的描述性分析

对残疾人社会支持、生活满意度和 SCL-90 进行描述统计，结果如表 3.13 所示。

表 3.13　残疾人社会支持、生活满意度、SCL-90 的描述性分析

量表	最大值	最小值	M	SD
社会支持	37	7	21.35	5.82
客观支持	16	1	7.51	2.50
主观支持	32	8	20.66	5.68
对支持的利用度	12	3	6.43	2.31
生活满意度指数 A	15	1	5.50	2.76
SCL-90	369	93	185.45	56.28

表 3.13 的结果表明，在 SCL-90 得分上，相比于全国常模分值，残疾人的得分（185.45±56.28）明显偏高；在社会支持得分上，残疾人的得分（21.35±5.82）远远低于肖水源（1994）进行的测试得分（34.5±63.73）；在生活满意度得分上，残疾人的得分（5.50±2.76）也低于郭晋武（1992）进行的测试得分（13.07±3.43）。

（二）残疾人社会支持、生活满意度和 SCL-90 在人口学变量上的差异检验

为了解残疾人社会支持、生活满意度、SCL-90 的得分在性别上的差异，使用 t 检验对其进行差异检验，结果如表 3.14 所示。

表 3.14   残疾人各量表得分在性别上的差异检验（$M \pm SD$）

项目	男	女	t	p
社会支持	21.1±6.0	21.7±5.6	−1.22	0.225
生活满意度	5.6±2.8	5.3±2.6	1.46	0.142
SCL-90	182.8±55.8	189.2±56.8	−1.31	0.189

由表 3.14 可知，不同性别的残疾人在社会技持、生活满意度和 SCL-90 的得分上无显著差异。

为了解残疾人社会支持、生活满意度、SCL-90 的得分在不同残疾等级上的差异，使用 F 检验对其进行差异检验，结果如表 3.15 所示。

表 3.15   残疾人各量表得分在残疾等级上的差异检验（$M \pm SD$）

项目	一级①	二级②	三级③	四级④	F	p	LSD
社会支持	20.8±6.6	21.0±5.8	21.3±5.4	22.9±5.1	2.82	0.038	④>①②③
生活满意度	6.2±2.8	5.0±2.5	5.1±2.6	6.2±3.2	7.98	0.000	①④>②③
SCL-90	181.5±58.1	199.8±54.4	181.6±55.1	167.4±53.1	7.98	0.000	②>①③④

由表 3.15 可知，不同残疾等级的残疾人在生活满意度得分上的差异有统计学意义，残疾等级为一级、四级的残疾人得分高于残疾等级为二级、三级的残疾人得分，表明残疾等级为一级和四级的残疾人对生活更加满意。不同残疾等级的残疾人在 SCL-90 得分上有显著差异，表现为二级高于一级、三级和四级，表明残疾等级为二级的残疾人较一级、三级和四级的残疾人心理症状更加严重。

为了解残疾人社会支持、生活满意度、SCL-90 的得分在婚姻状况上的差异，使用 F 检验对其进行差异检验，结果如表 3.16 所示。

表 3.16   残疾人各量表得分在不同婚姻状况上的差异检验（$M \pm SD$）

项目	未婚①	已婚②	无配偶③	F	p	LSD
社会支持	19.8±5.9	22.6±5.5	19.4±5.5	14.03	0.000	②>①③
生活满意度	5.4±2.7	5.5±2.6	5.6±3.1	0.16	0.925	
SCL-90	183.1±58.3	182.0±52.8	210.7±58.1	5.57	0.001	③>①②

注：无配偶包括离婚和丧偶两类残疾人

由表 3.16 可知，不同婚姻状况的残疾人在社会支持得分上的差异有统计学意

义，已婚残疾人的得分高于未婚和无配偶的残疾人，表明已婚残疾人获得的社会支持更多。不同婚姻状况的残疾人在生活满意度上没有显著差异，在 SCL-90 上存在显著差异，表现为无配偶残疾人的得分高于未婚、已婚的残疾人，说明无配偶的残疾人心理问题最为严重。

（三）生活满意度、SCL-90 和社会支持的相关分析

为进一步考察社会支持、生活满意度和心理健康之间的关系，对三者进行 Pearson 相关分析，结果见表 3.17。

表 3.17　生活满意度、SCL-90 与社会支持各维度的相关性

项目	1	2	3	4	5	6
1. 生活满意度	1					
2. 社会支持	0.24**	1				
3. 客观支持	0.14**	0.76**	1			
4. 主观支持	0.23**	0.74**	0.49**	1		
5. 对支持的利用度	0.14**	0.80**	0.40**	0.53**	1	
6. SCL-90	−0.16**	−0.24**	−0.20**	−0.12**	−0.12**	1

由表 3.17 可知，SCL-90 的总分与社会支持、生活满意度的总分均呈负相关，说明得到的社会支持越多，生活满意度越高，出现心理症状的可能性越小。生活满意度与社会支持总分及其三个维度得分分别呈正相关，而 SCL-90 总分与社会支持三个维度得分均呈负相关。就社会支持具体的因子分来看，主观支持与生活满意度的正相关最高，客观支持与 SCL-90 的负相关最高。

（四）生活满意度的中介效应检验

相关分析仅能表明变量之间的相互影响关系，而这有可能是变量共同作用的结果。本书假设，社会支持不仅会直接影响心理健康，并且会通过生活满意度的中介作用对心理健康产生间接影响，因此本书采用分层回归分析来明确三个变量间的关系。由对社会支持、生活满意度和 SCL-90 的相关分析可以看出，自变量对因变量的影响显著且稳定，且三个变量之间的相关都显著，因此可以考虑对这三个变量进行中介效应检验，见表 3.18。

表 3.18　生活满意度在社会支持和 SCL-90 中的中介效应检验

因变量	标准化回归方程	β	SE	t	R^2	F
第一步：SCL-90	$Y=-0.24X$	−0.24	0.40	−5.76***	0.05	33.13***
第二步：生活满意度	$M=0.24X$	0.24	0.02	5.91***	0.06	34.90***

续表

因变量	标准化回归方程	β	SE	t	R^2	F
第三步：SCL-90	$Y=-0.21M$	−0.21	0.41	−4.99***	0.01	20.01***
	$Y=-0.11X$	−0.11	0.86	−2.56**		

以 SCL-90 得分为因变量，以社会支持得分为自变量放入第一步；再将生活满意度得分放入第二步，结果表明，社会支持得分和生活满意度得分可以预测SCL-90 得分。在第二步加入生活满意度后，调整后的 R^2 值由 0.05 提高到 0.06，社会支持预测心理健康的回归系数为−0.24，中介效应占总效应的比值为 12.3%，而在放入中介变量后，社会支持对 SCL-90 的回归系数仍然显著，说明生活满意度在社会支持和心理健康状况之间起到了部分中介作用。生活满意度在社会支持与 SCL-90 之间的中介效应模型见图 3.1。

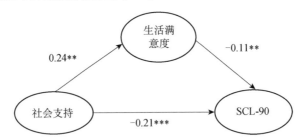

图 3.1　生活满意度在社会支持与 SCL-90 之间的中介效应模型

四、分析与讨论

研究表明，残疾人的社会支持及各维度得分、生活满意度得分、SCL-90 得分之间均存在显著相关。生活满意度得分与社会支持及其三个维度得分均呈正相关，这与以往的研究结果一致（崔澜骞等，2012）。残疾人由于生理上的缺陷，社交圈子较为封闭，家人、朋友、残联是其主要的社会联系和社会支持来源，家人、朋友不仅可以提供客观支持，也可以在情感等方面提供主观支持。主观支持主要是个体所体验到的支持的可获得性和对支持的总体满意度，这和个体的主观感受密切相关。对于残疾人来说，尽管他们感受到的是心理的支持而非客观存在的支持，但心理感受会影响到个体对支持性行为的感受和解释，因此主观支持可能比实际的支持更能促进残疾人的心理健康（Haber et al.，2007）。研究结果也表明，更高的主观支持能够增加残疾人对生活的满意度，从而提高他们的心理健康水平。从客观支持与生活满意度相关这点可以看出，社会需要在基础设施、医疗、就业等方面为残疾人提供更完善的服务，保障残疾人的切实利益，提高其生活质量和生活满意度。同时，较低的对支持的利用度也说明了我国社会对残疾人多持有同情、怜悯的态度，缺乏对残疾人的认同和期待，这一方面导致残疾人不愿去求助旁人而更愿意依靠自己解决问题，另一方面也说明社会为残疾人提供支持的渠道较窄，残疾人无法有效地利用现有的社会网络去解决问题，这也影响了他们对生活的满意度。而从心理健康方面来看，SCL-90得分与社会支持三个维度得分以及生活满意度得分都呈负相关，这说明残疾人的心理健康受到了多方面的影响。研究结果显示，为提高残疾人的心理健康水平，应从多个角度予以帮助，不仅要加强在经济物质上的帮助，还要给予他们更多的尊重、关心和鼓励，帮助残疾人融入社会，更好地享受生活。

　　本书在验证了残疾人社会支持对心理症状的负向预测作用后，引入了生活满意度这一中介变量，并发现生活满意度对心理健康也有负向预测作用；同时，社会支持也可以通过生活满意度间接对心理健康产生影响，因此，生活满意度在残疾人社会支持和心理健康之间起到了部分中介作用。这说明，如果残疾人的生活满意度越高，那么他们的心理症状就会越少。这可能是因为生活满意度主要体现在物质生活、人际关系、家庭氛围、身体健康状况、社会环境等方面，在这几个方面得到相对满足的残疾人将会保持更加积极的生活态度，拥有更乐观的情绪和良好的心理调节能力（陈世平等，2001）。另外，残疾人的社会支持状况也会影响生活满意度水平，这表明残疾人获得的社会支持越多，他们融入社会的状况越好，对生活的满意度也就越高。因此，在改善残疾人的心理健康问题上，既要为他们提供各方面的社会支持，又要帮助他们学会正确接受别人的支持，既要通过外部的帮助改善他们的生活状况，又要帮助他们自己树立起对生活的信心，享受生活，提高对生活的满意度，促进心理健康的发展。

　　从数据分析的结果来看，生活满意度的中介效应占总效应的比例为12.3%，这一中介效应占总效应的比例并不是很高，探究其原因可能是心理健康状况一方面与自身人格、自我经验、行为抑制和身心状况本身都有密切关系（王登峰，2007），另一方面也受到社会、文化等外部环境的影响，具有多样性和复杂性，这为残疾人心理健康状况的研究带来了挑战。

第四节　残疾人自我和谐与心理症状的关系

一、研究目的

　　探讨青少年残疾人自我和谐与心理症状的关系，为进一步了解影响残疾人心理症状的因素提供依据。本书假设：青少年残疾人对自我价值的评价和接纳程度越高，越有利于达成自我的和谐状态，从而促进残疾人心理健康的发展，即自我和谐程度对残疾青少年的心理健康有显著影响。

二、研究方法

（一）研究被试

采用整群分层抽样的方法，从重庆市、烟台市、贵阳市抽取 6 所特殊教育学校，选取各学校初三、中专班、高中班进行调查，共收回有效问卷 262 份。有效被试中，男生有 144 人，女生有 118 人，年龄介于 16～18 岁；城市青少年有 90人（34.4%），农村青少年有 172 人（65.6%）；先天残疾的有 156 人（59.5%），后天残疾的有 106 人（40.5%）；视力残疾的有 52 人（19.8%），听力语言残疾的有195 人（74.4%），肢体残疾的有 8 人（3.1%），智力残疾的有 5 人（1.9%），精神残疾的有 2 人（0.8%）；一级残疾的有 173 人（66.0%），二级残疾的有 55 人（21.0%），三级残疾的有 25 人（9.5%），四级残疾的有 9 人（3.4%）。

（二）研究工具

1. 自我和谐量表

自我和谐量表（Self-Consistency and Congruence Scale，SCCS）包括三个维度，其中自我与经验的不和谐有 16 个条目，自我灵活性有 12 个条目，自我刻板性有7 个条目，采用李克特 5 点计分，5 表示"完全符合"，1 表示"完全不符合"。灵活性维度的 12 个条目全部为反向计分，得分越低，表示自我和谐水平越高。各分量表的同质性信度为 0.64～0.85，与 SCL-90 相关显著（王登峰，1994）。

2. SCL-90

该量表共 90 个题目，包括躯体化、强迫症状、人际关系敏感、抑郁、焦虑、敌对、恐怖、偏执、精神病性与其他 10 个维度。采用李克特 5 点计分，量表总分越高，表示心理健康状况越差（汪向东等，1999）。

（三）施测程序与数据处理

将基本资料问题和自我和谐量表以及 SCL-90 两个量表装订为成套问卷；主试由学生所在班级的班主任和任课教师担任，施测前对主试进行培训；以班级为单位进行团体施测。正式施测前，由主试宣读指导语，在确认所有学生都已经理解各种注意事项后开始分发问卷；施测时，教师需要解释填写方法，并观察学生填写是否正确，对不理解问题的学生做进一步的解释和说明；学生当场填写，然后回收问卷。所有问卷填写均无时间限制。问卷采用不记名方式，要求学生尽量做出独立的、不受其他任何影响的自我评定。

团体施测结束后，对问卷进行统一回收，整理数据并录入计算机，使用SPSS17.0对数据进行处理和分析。

三、研究结果

（一）青少年残疾人自我和谐和心理症状的描述性分析

根据全国常模结果，总分超过160分，或任一因子分超过2分，即为有心理健康问题者，据此标准进行统计，结果见表3.19。

表3.19　青少年残疾人自我和谐和心理症状的描述性分析（N=262）

项目	$M \pm SD$	检出人数（人）	检出率（%）
躯体化	1.909±0.668	110	41.98
强迫症状	2.155±0.654	162	61.83
人际关系敏感	2.060±0.664	137	52.29
抑郁	2.048±0.677	126	48.09
焦虑	2.070±0.701	134	51.15
敌对	2.051±0.726	137	52.29
恐怖	1.869±0.725	102	38.93
偏执	2.039±0.717	133	50.76
精神病性	2.100±0.681	138	52.67
其他	2.102±0.697	140	53.44
SCL-90 总分	183.477±54.880	156	59.54

在262名残疾青少年中，有59.54%的残疾青少年的SCL-90总分超过160分，考虑筛选为阳性，需进行进一步检查。各因子分在2分以上的、检出率超过半数的因子包括强迫症状、人际关系敏感、焦虑、敌对、偏执、精神病性和其他。在SCL-90的各因子中，检出率较高的因素为强迫症状和其他。

（二）青少年残疾人自我和谐与心理症状的相关分析

为初步探明青少年残疾人自我和谐与心理症状之间的关系，首先在心理症状各因子与自我和谐之间进行Pearson相关分析，结果见表3.20。

表 3.20 青少年残疾人心理症状与自我和谐的相关

项目	SCCS 总分	自我与经验的不和谐	自我刻板性	自我灵活性
躯体化	0.340**	0.247**	0.183**	0.012
强迫症状	0.326**	0.293**	0.218**	−0.090
人际关系敏感	0.341**	0.323**	0.216**	−0.107
抑郁	0.352**	0.305**	0.230**	−0.078
焦虑	0.381**	0.314**	0.230**	−0.052
敌对	0.381**	0.338**	0.273**	−0.110
恐怖	0.364**	0.273**	0.165**	0.018
偏执	0.340**	0.295**	0.225**	−0.077
精神病性	0.376**	0.325**	0.271**	−0.097
其他	0.332**	0.265**	0.219**	−0.044
SCL-90 总分	0.398**	0.335**	0.251**	−0.070

从表 3.20 中可以看出，自我与经验的不和谐、自我刻板性和 SCCS 总分与 SCL-90 各因子分及总分均有显著相关。

（三）青少年残疾人自我和谐与心理健康的回归分析

分别以 SCCS 和 SCL-90 为因变量，采用逐步多元回归分析法，确定影响自我和谐和心理健康水平的主要因素，结果见表 3.21。

表 3.21 SCCS 和 SCL-90 回归分析（N=262）

因变量	入选自变量	β	t	R^2	F
SCL-90 总分	SCCS 总分	0.375	6.594***	0.155	48.813***
	民族	0.156	2.737**	0.175	28.760***
自我与经验的不和谐	敌对	0.338	5.791***	0.111	33.537***
自我灵活性	居住地	0.229	3.861***	0.034	10.120***
	敌对	−0.273	−2.882**	0.047	7.421***
	躯体化	0.278	2.690**	0.064	6.917***
	民族	−0.143	−2.351*	0.075	6.305***
	强迫症状	−0.247	−2.442*	0.086	5.897***
	恐怖	0.207	2.227*	0.100	5.817***
自我刻板性	敌对	0.288	4.844***	0.071	20.993***
	居住地	−0.147	−2.470*	0.089	13.753***
SCCS 总分	SCL-90 总分	0.155	6.952***	0.155	48.813***
	文化程度	0.170	−2.387*	0.170	27.696***

由表 3.21 可知，以 SCL-90 总分为因变量，SCCS 总分和民族的预测力分别为 15.5% 和 17.5%。以自我与经验的不和谐为因变量，敌对的预测力为 11.1%。以自我灵活性为因变量，居住地、躯体化和恐怖的正向预测力分别为 3.4%、6.4% 和 10.0%，敌对、民族和强迫症状的反向预测力为 4.7%、7.5% 和 8.6%。以自我刻板性为因变量，敌对的正向预测力为 7.1%，居住地的反向预测力 8.9%。以 SCCS 总分为因变量，SCL-90 总分的正向预测力为 15.5%，文化程度的反向预测力为 17.0%。图 3.2 显示了根据各变量关系的标准回归系数做出的标准化解。

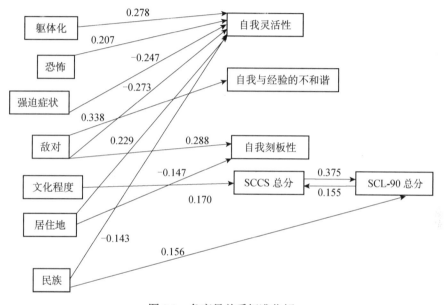

图 3.2　各变量关系标准化解

从图 3.2 中可以看到，躯体化、恐怖两个因子得分越高，SCCS 的自我灵活性得分就越高；强迫症状、敌对两个因子得分越高，SCCS 的自我灵活性的得分就越低。敌对因子得分越高，SCCS 的自我与经验的不和谐和自我刻板性得分就越高。另外，文化程度可以对 SCCS 总分起直接作用，即文化程度越高，自我和谐得分就越高；居住地对自我刻板性有负向影响，民族对 SCL-90 总分有一定的正向影响。总体而言，SCCS 总分影响 SCL-90 总分，SCCS 总分越高，SCL-90 总分就会越高。

四、分析与讨论

回归分析结果表明，自我和谐及民族对青少年残疾人的心理症状具有正向预测作用；SCL-90 中的敌对、躯体化、强迫症、恐怖因子以及民族、居住地和文化程度对自我和谐具有预测作用。

　　从总体情况看，青少年残疾人的自我和谐与心理健康状况呈显著相关，自我和谐程度越高，其就存在越少的心理问题，人际关系和心理健康状况越好；青少年残疾人自我和谐程度越低，其就会表现出越多的心理问题，如焦虑、抑郁等。因此，青少年残疾人自我不和谐状况的出现和持续是导致其出现心理问题的重要因素，可能原因有以下几点：第一，自我不和谐的青少年残疾人往往缺乏正确的自我认识，自我评价过高的青少年残疾人盲目乐观，但现实的身体残疾必将导致其很多社会功能受阻，导致理想与现实的心理落差过大；而自我评价过低的青少年残疾人缺少融入社会的意识和勇气，其能力的发展与发挥也受到了限制。这两类青少年残疾人都会体验到更多的挫败感，产生焦虑、抑郁等应激反应，进而影响到青少年残疾人的心理健康。第二，自我不和谐的青少年残疾人对于外界的信息接收和采纳存在障碍，加之交往范围狭隘，容易出现社会焦虑、内心冲突、恐慌和无助感等负性情绪，对心理健康造成严重影响。总之，既要有家庭的关爱，也要有特殊教育工作者的关心和全社会的关注与支持，才能让青少年残疾人健康发展，这是一项系统工程，需要各方面的共同努力。

第四章

影响残疾人^①心理健康的其他相关因素

为进一步从多个角度考察影响残疾人心理症状产生的因素，前面部分的研究更多的是以成年残疾人为研究对象，研究工具使用的是 SCL-90。本书拟进一步扩大研究对象，增加青少年残疾人作为被试，使用中学生心理健康量表作为研究工具，以便更适合于青少年残疾学生，同时采用焦虑自评量表（Self-Rating Anxiety Scale，SAS）、流调用抑郁自评量表（Catchment-Area Epidemiology Survey-Depression，CES-D）进行调查，以期从多角度探讨残疾人的心理症状及其影响因素。影响残疾人心理症状产生的因素有很多，一方面是残疾人的身份认同，能否接纳残疾人的身份直接影响到残疾人的心理健康状况；另一方面，人际关系中的人际自立也是影响残疾人心理健康的一个重要因素。因此，本章首先对残疾人的身份认同进行研究，其次探讨残疾人的身份认同、自尊和心理健康的关系，最后探讨残疾人的人际自立与焦虑、抑郁的关系，以达成从多角度探讨影响残疾人心理症状的因素的目的。

---

① 本章主要针对青少年残疾人。

第一节　青少年残疾人的身份认同研究

一、研究目的

了解青少年残疾人的身份认同的现状和特点，进一步探讨青少年残疾人的身份认同在性别、年级、残疾类型等人口学变量上的差异。

二、研究方法

（一）研究被试

以重庆市南川区特殊教育中心、贵阳市盲聋哑学校、西安市第二聋哑学校、陕西省城市经济学校四所学校的学生为被试，共收到 377 份有效问卷。被试的具体分布情况如表 4.1 所示。

表 4.1　研究被试的残疾类型、年级分布表（N=377）

项目	中专	高中	初中	小学	合计
肢体残疾	92	3	6	3	104
听力语言残疾	20	120	50	18	208
视力残疾	6	21	20	18	65
合计	118	144	76	39	377

（二）研究工具

使用李欣忆（2016）编制的特殊儿童身份认同问卷（Identity Questionnaire for Special Children，IQSC），包括四个维度，分别为社会身份认同、集体身份认同、关系身份认同和个人身份认同，共包含 16 道题，采用李克特 5 点计分。该量表总的 α 系数为 0.874，四个维度的 α 系数分别为 0.717、0.696、0.712、0.708。

（三）施测程序与数据处理

将所需问卷装订为成套问卷，主试是被调查班级的班主任或任课老师，以班级为单位进行集体测试。具体程序是：①由主试宣读指导语，确认所有学生都理解了注意事项以后，向其分发问卷；②施测时，主试向所有学生解释具体的填写方法，并为那些不理解问题的个别学生做进一步的解释和说明，要求学生当场填写并上交问卷；③学生填写问卷时没有时间限制，采用匿名的方式填写，要求学生尽量做出真实独立的、不受任何影响的自我评定。

数据录入和分析使用 SPSS20.0 统计软件。

三、研究结果

（一）青少年残疾人身份认同现状的描述性分析

为了考察青少年残疾人身份认同现状问题，对问卷各维度进行描述性统计。具体得分见表 4.2。

表 4.2　青少年残疾人身份认同各维度均分得分情况表（$M \pm SD$）（$N=377$）

项目	社会身份认同	集体身份认同	关系身份认同	个人身份认同	总分
得分	3.68±0.89	3.50±0.75	3.96±0.89	3.48±0.88	3.66±0.69

问卷采用李克特 5 点计分，临界值为 3 分。表 4.2 的结果显示，问卷总均分为 3.66分，高于临界值，处于中等偏上水平。通过比较问卷的各个维度均分发现，青少年残疾人在关系身份认同上的得分最高，说明家庭对其身份认同的形成有着重要影响。

（二）青少年残疾人身份认同在人口学变量上的差异检验

1. 青少年残疾人身份认同在性别上的差异检验

为了研究青少年残疾人身份认同的性别差异，采用独立样本 t 检验，结果如表 4.3 所示。

表 4.3　青少年残疾人身份认同在性别上的差异检验（$M \pm SD$）

项目	男生（$n=201$）	女生（$n=176$）	t	p
社会身份认同	3.65±0.91	3.72±0.87	−0.776	0.438
集体身份认同	3.51±0.79	3.50±0.69	0.077	0.938
关系身份认同	3.85±0.90	4.09±0.87	−2.563	0.011
个人身份认同	3.47±0.91	3.50±0.86	−0.340	0.740
总均分	3.62±0.71	3.70±0.66	−1.173	0.241

表 4.3 的结果表明，除了在关系身份认同的维度上，女生的关系身份认同显著高于男生（$p<0.05$）以外，性别在身份认同的其他三个维度上均无显著差异。

2. 青少年残疾人身份认同在来源地上的差异检验

为了考察青少年残疾人身份认同在来源地上的差异，采用独立样本 t 检验，结果如表 4.4 所示。

表 4.4　青少年残疾人身份认同在来源地上的差异检验（ $M\pm SD$ ）

项目	农村（ $n=282$ ）	城镇（ $n=95$ ）	t	p
社会身份认同	3.70 ± 0.85	3.65 ± 1.01	0.478	0.633
集体身份认同	3.53 ± 0.72	3.43 ± 0.81	1.094	0.274
关系身份认同	4.01 ± 0.84	3.81 ± 1.02	1.917	0.056
个人身份认同	3.49 ± 0.88	3.44 ± 0.90	0.476	0.635
总均分	3.68 ± 0.65	3.58 ± 0.79	1.108	0.270

表 4.4 的结果表明，青少年残疾人身份认同各维度和总均分在来源地上并无显著差异。

3. 青少年残疾人身份认同在是否先天残疾上的差异检验

为了考察青少年残疾人身份认同在是否先天残疾上的差异，采用独立样本 t 检验，结果如表 4.5 所示。

表 4.5　青少年残疾人身份认同在是否先天残疾上的差异检验（ $M\pm SD$ ）

项目	后天残疾（ $n=189$ ）	先天残疾（ $n=188$ ）	t	p
社会身份认同	3.73 ± 0.87	3.64 ± 0.92	0.981	0.327
集体身份认同	3.55 ± 0.75	3.46 ± 0.74	1.117	0.265
关系身份认同	4.02 ± 0.87	3.90 ± 0.91	1.291	0.198
个人身份认同	3.44 ± 0.86	3.53 ± 0.91	-1.033	0.302
总均分	3.68 ± 0.67	3.63 ± 0.70	0.707	0.480

表 4.5 的结果表明，青少年残疾人身份认同各维度和总均分在是否先天残疾上并无显著差异。

4. 青少年残疾人身份认同在是否曾在普通学校[①]就读上的差异检验

为了考察青少年残疾人身份认同在是否曾在普校就读上的差异，采用独立样本 t 检验，结果如表 4.6 所示。

表 4.6　青少年残疾人身份认同在是否曾在普校就读上的差异检验（ $M\pm SD$ ）

项目	未在普校就读（ $n=140$ ）	曾在普校就读（ $n=237$ ）	t	p
社会身份认同	3.63 ± 0.89	3.71 ± 0.89	-0.878	0.380
集体身份认同	3.41 ± 0.77	3.56 ± 0.73	-1.813	0.071

---

① 普通学校，以下简称普校。

续表

项目	未在普校就读（$n=140$）	曾在普校就读（$n=237$）	t	p
关系身份认同	3.97±0.91	3.96±0.88	0.078	0.938
个人身份认同	3.34±0.88	3.57±0.88	−2.426	0.016
总均分	3.59±0.69	3.70±0.68	−1.527	0.128

表 4.6 的结果表明，青少年残疾人的个人身份认同维度在是否曾在普校就读上存在显著差异（$p<0.05$），曾在普校就读的残疾青少年的个人身份认同得分显著高于没有在普校就读的残疾青少年的得分，表现为在普校就读的残疾青少年对自己的个人身份认同度更高。其他三个维度和身份认同总均分在是否曾在普校就读上没有显著差异。

5. 青少年残疾人身份认同在年级上的差异检验

为了考察青少年残疾人身份认同在年级上的差异，采用单因素方差分析进行检验，结果如表 4.7 所示。

表 4.7　青少年残疾人身份认同在年级上的差异检验（$M\pm SD$）

项目	中专① （$n=118$）	高中② （$n=144$）	初中③ （$n=76$）	小学④ （$n=39$）	F	p	LSD
社会身份认同	3.70±1.04	3.68±0.87	3.63±0.74	3.74±0.78	0.173	0.914	
集体身份认同	3.50±0.85	3.52±0.70	3.54±0.67	3.40±0.73	0.299	0.826	
关系身份认同	3.71±1.00	4.08±0.82	4.13±0.75	3.97±0.95	5.138	0.002	②③>①
个人身份认同	3.54±0.97	3.45±0.82	3.45±0.90	3.46±0.83	0.284	0.837	
总均分	3.61±0.83	3.68±0.65	3.69±0.53	3.64±0.64	0.286	0.835	

表 4.7 的结果表明，年级在社会身份认同、集体身份认同、个人身份认同和总均分上均无显著差异，但在关系身份认同上存在显著差异（$p<0.01$），经过多重比较分析后发现，初中生和高中生显著高于中专生，初中生与高中生两者之间并无显著差异。

6. 青少年残疾人身份认同在残疾类型上的差异检验

为了考察青少年残疾人身份认同在残疾类型上的差异，采用 F 检验，结果如表 4.8 所示。

表 4.8　青少年残疾人身份认同在残疾类型上的差异检验（$M\pm SD$）

项目	肢体残疾① （$n=104$）	听力语言残疾② （$n=208$）	视力残疾③ （$n=65$）	F	p	LSD
社会身份认同	3.67±1.01	3.67±1.01	3.97±0.77	4.344	0.014	③>②①
集体身份认同	3.50±0.81	3.47±0.66	3.60±0.88	0.683	0.506	

续表

项目	肢体残疾① （n=104）	听力语言残疾② （n=208）	视力残疾③ （n=65）	F	p	LSD
关系身份认同	3.73±0.95	4.05±0.86	4.06±0.85	5.05	0.007	③②>①
个人身份认同	3.51±0.96	3.36±0.80	3.84±0.92	7.624	0.001	③>②①
总均分	3.6±0.78	3.62±0.63	3.87±0.68	3.668	0.026	③>②①

表 4.8 的结果表明，不同残疾类型的个体在社会身份认同、身份认同总均分上存在显著差异（$p<0.05$），在关系身份认同和个人身份认同这两个维度上同样存在显著差异（$p<0.01$），而在集体身份认同这个维度上差异不显著。通过多重比较分析后发现，在社会身份认同维度，视力残疾的得分显著高于听力语言残疾、肢体残疾的得分，听力语言残疾与肢体残疾之间差异不显著；在身份认同的总均分方面，视力残疾的得分显著高于听力语言残疾和肢体残疾的得分，听力语言残疾与肢体残疾之间差异不显著；在关系身份认同维度，视力残疾、听力语言残疾的得分显著高于肢体残疾的得分，视力残疾与听力语言残疾之间差异不显著；在个人身份认同维度，视力残疾的得分显著高于听力语言残疾、肢体残疾的得分，听力语言残疾与肢体残疾之间差异不显著。

7. 青少年残疾人身份认同在母亲是否残疾上的差异检验

为了考察青少年残疾人身份认同在母亲是否残疾上的差异，采用独立样本 t 检验，结果如表 4.9 所示。

表 4.9　青少年残疾人身份认同在母亲是否残疾上的差异检验（$M±SD$）

项目	母亲健全（n=353）	母亲残疾（n=24）	t	p
社会身份认同	3.67±0.90	3.94±0.71	−1.484	0.139
集体身份认同	3.51±0.75	3.46±0.64	0.298	0.766
关系身份认同	3.94±0.90	4.23±0.75	−1.556	0.121
个人身份认同	3.46±0.89	3.84±0.64	−2.787	0.009
总均分	3.64±0.69	3.87±0.54	−1.573	0.117

表 4.9 的结果表明，个人身份认同在母亲是否残疾上存在显著差异（$p<0.01$），母亲残疾的青少年残疾人个人身份认同的得分显著高于母亲健全的青少年残疾人，表现为母亲残疾的青少年残疾人对个人身份认同程度更高。母亲是否残疾在社会、集体、关系身份认同这三个维度以及身份认同总均分上均不存在显著差异。

8. 青少年残疾人身份认同在父亲是否残疾上的差异检验

为了考察青少年残疾人身份认同在父亲是否残疾上的差异，采用独立样本 t 检验，结果见表 4.10 所示。

表 4.10 父亲是否残疾的青少年残疾人身份认同的差异检验（*M*±*SD*）

项目	父亲健全（*n*=348）	父亲残疾（*n*=29）	*t*	*p*
社会身份认同	3.67±0.91	3.89±0.56	−1.905	0.064
集体身份认同	3.51±0.75	3.43±0.68	0.578	0.564
关系身份认同	3.98±0.89	3.74±0.98	1.422	0.156
个人身份认同	3.48±0.89	3.54±0.84	−0.386	0.699
总均分	3.66±0.70	3.65±0.59	0.083	0.934

表 4.10 的结果表明，青少年残疾人的身份认同在父亲是否残疾上不存在显著差异。

（三）青少年残疾人身份认同随年龄发展趋势

图 4.1 呈现的是青少年残疾人的身份认同及其各维度得分随着年龄发展的趋势图，如图 4.1 所示，青少年残疾人的社会身份认同得分、集体身份认同得分、关系身份认同得分和总均分都在 11 岁时达到顶峰，在 10～11 岁发展最为迅速。11 岁之后，社会身份认同得分、集体身份认同得分以及总均分都出现了明显下滑的趋势，12 岁以后发展较为平缓。关系身份认同得分则在 11 岁之后的几年内保持平稳，在 15 岁以后出现了下滑的趋势。个人身份认同得分总体上较其他维度低，发展平缓。

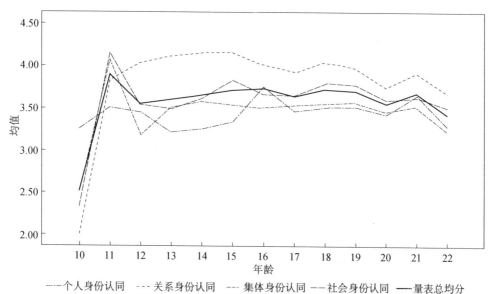

图 4.1 青少年残疾人身份认同得分随年龄发展趋势图

四、分析与讨论

(一) 青少年残疾人身份认同的现状分析

青少年残疾人在身份认同问卷上的得分较高，表明其身份认同较好，也就是说，他们对自己残疾人的身份有着更为乐观、积极的认知。研究结果表明，青少年残疾人的身份认同处于中等偏上水平，其身份认同的总体情况较好。此外，关系身份认同是身份认同的各个维度中得分最高的，从某种角度来说，可以表明家庭中的亲子关系对青少年残疾人的身份认同有着较为重要的影响。

(二) 青少年残疾人身份认同的人口学差异检验分析

青少年残疾人的个人身份认同维度在是否曾在普校就读、母亲是否残疾以及残疾类型这三个人口学变量上存在着显著差异。研究表明，曾在普校就读的青少年的个人身份认同得分显著高于未在普校就读的青少年，这与郭锡 (2014)、蒋科星 (2015) 的研究结果相一致，不过他们的研究对象是听障大学生，而本书的研究对象则是青少年残疾人。通过分析发现，在普校就读过的青少年，有着与同龄健全人共同生活和学习的经历，他们对于自我、同龄健全人以及自我与同龄健全人关系的认知，往往比没有在普校就读过的青少年残疾人更为丰富和客观，并伴随有更加积极的认识和主观情绪体验。本书研究还表明，青少年残疾人的个人身份认同在母亲是否残疾上有着显著差异，母亲是残疾人的青少年的个人身份认同高于母亲是健全人的青少年，但在父亲是否残疾上不存在显著差异。通过分析，母亲如果是残疾人，那么就与青少年残疾人属于同一个群体，因此更容易让青少年对自己的残疾人身份产生认同。不过，青少年残疾人的个人身份认同不仅受到父母是否残疾的影响，还会受到教养方式、亲子关系等多种因素的影响。因此，若要研究父母是否残疾对青少年残疾人身份认同的影响，则需要做进一步的探究。

青少年残疾人的关系身份认同维度在性别、年级差异和残疾类型上差异显著。在性别差异方面，男生在关系身份认同维度上的得分显著低于女生。以往研究表明，女生相较于男生，对父母有着较少的疏离感，由于社会文化对于男女性别角色的塑造，大多数男生表现为较独立，而女生则表现为更加依赖身边的父母和同伴，因此，在女生的关系身份认同发展过程中，更多的参考来源是与父母之间的亲子关系。在年级差异方面，初、高中生在关系身份认同维度上的得分显著高于中专生，小学生与中专生之间差异不显著。通过分析，中专虽然在学习等级上相当于高中，但中专学习的重点明显放在了专业技能培训上。因此，与小学生、初中生和高中生相比，中专生的认同感更多的是来源于集体和社会，而不是局限在与父母的关系上。

青少年残疾人的集体身份认同维度在所有人口学变量上均不存在显著差异，也许是青少年残疾人在学校这个环境中，周围接触的都是同龄残疾人群体，导致各种差异缩小，此外，青少年残疾人在学校中接受的教育也可能是原因之一。身份认同的各个维度在城乡来源地上的差异也不显著，可能是由于来自城乡各地的青少年残疾人在学校接受同样的教育，在学习和生活中相互融合、相互帮助，从而减小了城乡差异。由此可见，学校对青少年残疾人身份认同的形成和发展有着相当重要的影响。

青少年残疾人身份认同总分仅在残疾类型上差异显著，视力残疾者的得分显著高于听力语言残疾者和肢体残疾者。以往很少有研究将这三类残疾人进行比较，多是视力残疾与听力语言残疾的比较研究，或是各个类型残疾人与健全人的比较研究。本书结果表明，视力残疾的青少年身份认同比听力语言残疾和肢体残疾的更高，可能是因为相比于听力语言残疾和肢体残疾的青少年，视力残疾的青少年接触到的外界感官信息更少，听力语言残疾和肢体残疾的青少年在身份认同的认知来源上更为复杂，但具体原因还有待进一步的研究。

（三）青少年残疾人身份认同年龄发展趋势分析

由图 4.1 可以看到，青少年残疾人身份认同的社会、集体、关系身份认同维度得分和总均分在 10～11 岁时发展最为迅速，在 11 岁时达到峰值。而朱智贤（1990）的研究表明，小学 5～6 年级的儿童处在自我意识的第二个上升期，与趋势图里青少年残疾人的身份认同在 10～11 岁发展迅速相一致。

在 11 岁之后，关系身份认同有着向上缓慢发展的趋势，从 15 岁开始，其逐渐呈下滑趋势。而集体身份认同、社会身份认同以及总均分在 11 岁以后出现了明显下滑现象，12 岁之后随着年龄增加而平缓发展，但这一时期（11～15 岁）青少年残疾人的关系身份认同处于持续发展的阶段，说明在这一时期家庭对于青少年残疾人的自我认同有着较为重要的影响。图 4.1 显示，青少年残疾人的个人身份认同得分比其他维度低，总体发展也较为平缓。已有研究表明，青少年在十一二岁以后，其自我概念更加分化，可以将父母、老师、同伴等不同对象对自我的描述和评价区分开来，并从自己扮演的不同社会角色中分化出不同的自我概念（Santrock，2001）。因此，青少年残疾人的身份认同在十一二岁以后呈缓慢发展的趋势。

可见，青少年残疾人的身份认同随着年龄增加而呈现出不同的发展状况，在小学高年级阶段发展迅速，在初、高中阶段既有上升，又有下降，也有平稳发展。

第二节 青少年残疾人身份认同、自尊和心理健康的关系

一、研究目的

首先探讨青少年残疾人身份认同、自尊与心理健康的关系，然后分别检验身份认同、自尊对心理健康的预测作用，最后检验以自尊为中介变量的青少年残疾人身份认同与心理健康的关系。

二、研究方法

（一）研究被试

被试来自重庆南川区特殊学校、贵阳市盲聋哑学校、西安市第二聋哑学校、陕西省城市经济学校四所学校，回收的有效问卷共 374 份。被试分布情况详见表 4.11。

表 4.11 研究被试的残疾类型、年级分布表（ N=374 ） （单位：人）

项目	中专	高中	初中	小学	合计
肢体残疾	90	3	6	3	102
视力残疾	6	21	20	18	65
听力语言残疾	20	119	50	18	207
合计	116	143	76	39	374

（二）研究工具

1. 特殊儿童身份认同量表

该量表共 16 个条目，包括个人身份认同、关系身份认同、集体身份认同和社会身份认同 4 个维度，采用李克特 5 点计分（李欣忆，李祚山，2016）。总量表的 α 系数为 0.874，各维度的 α 系数为 0.696~0.717。

2. SES

该量表由 Rosenberg 编制，共 10 个条目，采用李克特 4 点计分，分值越高表

示自尊水平越高，分值越低表示自尊水平越低，总分是 10～40 分。经检验，该量表具有良好的信度（汪向东等，1999）。

3. 中国中学生心理健康量表

中国中学生心理健康量表（Mental Health Inventroy of Middle-School Students，MMHI-60）由王极盛编制，该量表共有 60 个条目，分为 10 个维度。量表采用李克特 5 点计分，1～5 分分别表示从"无"到"严重"，研究结果表明，MMHI-60 各维度的重测信度为 0.716～0.905，同质性信度为 0.65～0.858，分半信度为 0.634～0.873（王极盛等，1997）。

（三）数据处理

数据用 SPSS20.0 统计分析。

三、研究结果

（一）青少年残疾人身份认同与自尊的相关分析

1. 青少年残疾人身份认同与自尊的相关

为了研究青少年残疾人身份认同和自尊的关系，对青少年残疾人的身份认同和自尊进行 Pearson 相关分析，结果如表 4.12 所示。

表 4.12　青少年残疾人身份认同各维度与自尊的相关

项目	社会身份认同	集体身份认同	关系身份认同	个人身份认同	身份认同总均分
自尊	0.431**	0.468**	0.442**	0.468**	0.561**

由表 4.12 的可知，身份认同及其各维度与自尊均呈显著正相关，相关系数为 0.431～0.561，表明青少年残疾人身份认同越好，其自尊水平越高。

2. 青少年残疾人身份认同对自尊的预测作用

进一步探讨身份认同对自尊的预测作用，以身份认同各维度总均分为自变量、自尊总分为因变量进行逐步回归分析，结果如表 4.13 所示。

表 4.13　青少年残疾人身份认同对自尊的回归分析表

因变量	自变量	R	R^2	ΔR^2	F	B	β	t
自尊	身份认同	0.561	0.314	0.314	171.966***	3.184	0.561	13.114**

由表 4.13 可知，在回归方程中，身份认同对自尊的解释率为 31.4%，身份认同对自尊具有正向的预测作用。

（二）青少年残疾人身份认同与心理健康的相关分析

1. 青少年残疾人身份认同与心理健康的相关

对青少年残疾人的身份认同和心理健康进行 Pearson 相关分析，结果如表 4.14 所示。

表 4.14　青少年残疾人身份认同与心理健康的相关

项目	社会身份认同	集体身份认同	关系身份认同	个人身份认同	身份认同总均分
人际关系敏感与紧张	−0.117*	−0.108*	−0.077	−0.109*	−0.127*
情绪不稳定	−0.088	−0.019	−0.058	−0.091	−0.082
心理不平衡	−0.167**	−0.110*	−0.138**	−0.163**	−0.181**
学习压力感	−0.098	−0.083	−0.100	−0.114*	−0.123*
适应不良	−0.140**	−0.086	−0.130*	−0.044	−0.125*
焦虑	−0.143**	−0.095	−0.098	−0.158**	−0.154**
强迫	0.001	0.026	0.018	−0.026	0.005
抑郁	−0.213**	−0.178**	−0.132*	−0.207**	−0.226**
偏执	−0.105*	−0.019	−0.009	−0.085	−0.069
敌对	−0.126*	−0.049	−0.116*	−0.143**	−0.137**
总均分	−0.146**	−0.089	−0.103	−0.141**	−0.150**

由表 4.14 可知，除情绪不稳定因子和强迫因子外，心理健康总均分及其余因子得分均与身份认同总均分或部分维度得分呈显著负相关。从两个量表的总均分来看，身份认同总均分与心理健康总均分呈显著负相关，表明身份认同得分越高，心理健康量表得分越低，即身份认同越高，心理健康程度越高；身份认同越低，心理健康程度越低，可能会存在一定程度的心理问题。

2. 青少年残疾人身份认同对心理健康的预测作用

进一步考察身份认同对心理健康的预测作用，以身份认同各维度均分为自变量、心理健康总均分为因变量进行逐步回归分析，结果如表 4.15 所示。

表 4.15　青少年残疾人身份认同对心理健康总均分的回归分析

因变量	自变量	R	R^2	ΔR^2	F	B	β	t
心理健康	身份认同	0.150	0.023	0.023	8.570**	−0.136	−0.150	−2.927**

由表 4.15 可知，在回归方程中，身份认同对心理健康的解释率为 2.3%，身份认同对心理健康具有负向的预测作用。

（三）青少年残疾人自尊与心理健康的相关分析

1. 青少年残疾人自尊与心理健康的相关

对青少年残疾人的自尊和心理健康进行 Pearson 相关分析，结果如表 4.16 所示。

表4.16 青少年残疾人自尊与心理健康的相关

项目	人际关系敏感与紧张	情绪不稳定	心理不平衡	学习压力感	适应不良	焦虑	强迫	抑郁	偏执	敌对	总均分
自尊	-0.318**	-0.276**	-0.298**	-0.279**	-0.266**	-0.365**	-0.178**	-0.404**	-0.218**	-0.275**	-0.350**

由表 4.16 可知，青少年残疾人心理健康总均分、各因子分均与自尊呈显著负相关，相关系数为-0.404～-0.178，表明自尊得分越高，心理健康得分越低，即自尊水平越高，心理健康水平越高。

2. 青少年残疾人自尊对心理健康的预测作用

进一步考察自尊对心理健康的预测作用，以自尊总分为自变量、心理健康总均分为因变量进行逐步回归分析，结果如表 4.17 所示。

表4.17 青少年残疾人自尊对心理健康总均分的回归分析

因变量	自变量	R	R^2	ΔR^2	F	B	β	t
心理健康	自尊	0.350	0.123	0.123	52.057***	-0.56	-0.35	-7.215**

由表 4.17 可知，在自尊与心理健康的回归方程中，自尊对心理健康的解释率为 12.3%，自尊对心理健康具有负向的预测作用。

（四）自尊在身份认同与心理健康之间的中介效应检验

中介变量是指自变量 X 与因变量 Y 之间的中间变量 M，即 X 通过影响 M 来影响 Y，则称 M 为中介变量。自变量 X、中介变量 M 及因变量 Y 的关系模型如图 4.2 所示，构建三个回归方程，检验过程如图 4.3 所示（温忠麟等，2014）。

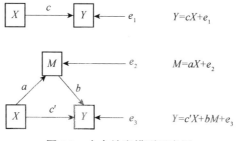

图4.2 中介效应模型示意图

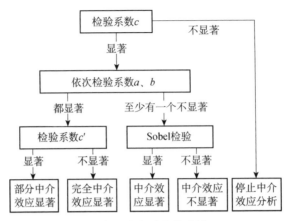

图 4.3　中介效应检验图

　　根据图 4.3 中介效应的检验程序依次进行检验，我们对本书中的身份认同（X）、自尊（M）和心理健康（Y）之间的关系进行了检验，结果如表 4.18 所示。

表 4.18　自尊在身份认同和心理健康中的中介效应检验

项目	标准化回归方程	β	SE	t	R^2	F
第一步：心理健康	$Y=-0.150X$	−0.150	0.047	−2.927**	0.023	8.57**
第二步：自尊	$M=0.559X$	0.559	0.024	13.005***	0.313	169.125***
第三步：心理健康	$Y=0.067X$	0.067	0.053	1.138	0.126	26.697***
	$Y=-0.388M$	−0.388	0.094	−6.621***		

　　由表 4.18 可知，第一步，以身份认同为自变量，以心理健康为因变量进行回归分析，此时的回归系数 $c=-0.15$（$t=-2.927$，$p<0.01$）显著，进行第二步的检验。

　　第二步，以自尊为因变量，以身份认同为自变量进行回归分析，此时的回归系数 $a=0.559$（$t=13.005$，$p<0.001$）显著，则继续进行第三步的检验。

　　第三步，以心理健康为因变量，以身份认同和自尊为自变量进行回归分析，回归系数 $b=-0.388$（$t=-6.621$，$p<0.001$）显著，则表明存在中介效应；此外，系数 $c'=0.067$（$t=1.138$，$p>0.05$）不显著，表明存在完全中介效应。

　　以上的回归分析表明，自尊在身份认同与心理健康之间起完全中介效应。中介效应占总效应的比例为 $ab/c=0.559\times(-0.388)/(-0.15)=1.446$，即中介效应解释了因变量变异的 14.46%。

四、分析与讨论

　　对青少年残疾人身份认同和自尊的相关分析发现，青少年残疾人身份认同和自尊呈显著正相关，表明青少年残疾人身份认同越好，自尊水平越高。关于聋生的身份认同，胡雅梅（2005）也发现，聋生的身份认同与自尊的相关显著。本书中，青少年残疾人的身份认同对自尊有着正向预测作用，说明增强其身份认同感，即接纳当下的自己，而不是一味地回避残疾人这一特殊身份，会提高其自尊水平。

青少年残疾人身份认同与心理健康总均分的相关显著，身份认同得分越高，心理健康量表得分越低，即心理健康水平越高，这与单丹丹（2011）关于流动儿童心理健康的研究结果大致相同，流动儿童越能清楚、准确地明白自己的身份，其心理健康状况就越好。虽然身份认同对心理健康存在负向预测性，但是解释率仅占 2.3%，这也就表明身份认同因素是青少年残疾人心理健康的影响因素之一。

青少年残疾人自尊与心理健康总均分及各维度得分呈中低等程度的显著负相关，回归分析发现，自尊对心理健康有负向预测作用，即高自尊水平有助于缓解不良情绪，增强自身心理健康素质，这一结果与张爽等（2016）的研究结果一致。

本书结果表明，自尊在青少年残疾人身份认同与心理健康关系之间起着完全中介作用，青少年残疾人身份认同较高有利于形成高自尊水平，自尊水平又会影响心理健康程度，即身份认同可通过自尊影响心理健康，但作为中介变量的自尊仅解释总变异的 14.46%，因此，我们仍需进一步探讨影响残疾人心理健康的其他变量。

第三节 青少年残疾人人际自立与焦虑、抑郁的关系

一、研究目的

探讨青少年残疾人人际自立与焦虑、抑郁之间的关系，进一步以焦虑和抑郁为指标，探讨人际自立与焦虑及抑郁的关系，从多角度探讨影响残疾人心理问题的因素。

二、研究方法

（一）研究被试

本书选取特殊学校的学生作为研究对象。在陕西省选取了西安市第二聋哑学校和陕西省城市经济学校两所特殊教育学校的学生为被试，在重庆市选取了南川区特殊教育中心，在贵州省选取了贵阳市盲聋哑学校学生为被试，共发放 450 份

问卷，回收问卷 402 份，回收率为 89%，去掉没有完整个人信息、作答规律等无效问卷后，有效问卷剩余 380 份，有效率为 95%。其中男生有 205 人，女生有 175 人；城镇的有 94 人，农村的有 286 人；先天残疾的有 193 人，后天残疾的有 187 人；在普校就读过的有 238 人，未在普校就读过的有 142 人；父亲残疾的有 29 人，父亲健全的有 351 人；母亲残疾的有 23 人，母亲健全的有 357 人；陕西的有 201 人，贵州的有 161 人，重庆的有 18 人；肢体残疾的有 107 人，听力残疾的有 206 人，视力残疾的有 67 人；中专生有 119 人，高中生有 146 人，初中生有 74 人，小学生有 41 人；残疾等级为一级的有 193 人，二级的有 98 人，三级的有 72 人，四级的有 17 人；父亲文化程度为小学及以下的有 119 人，初中的有 154 人，高中或中专的有 71 人，大专及以上的有 36 人；母亲文化程度为小学及以下的有 162 人，初中的有 137 人，高中或中专的有 48 人，大专及以上的有 33 人。

（二）研究工具

1. 青少年学生人际自立量表

青少年学生人际自立量表（Interpersonal Self-Support Scale for Adolescent Students，ISSS-AS）是青少年学生自立人格量表的一个分量表，分为 5 个维度，分别为人际独立、人际主动、人际责任、人际灵活、人际开放以及印象管理量表，此外还包括 1 道效度题，共 26 个项目，采用李克特 5 点计分，得分越高，表示相关特质水平越高。

2. 焦虑自评量表（SAS）

该量表由 Zung 教授编制，共 20 题，采用李克特 4 点计分，用于衡量焦虑的严重程度，得分越低，表示焦虑程度越低。

3. 流调用抑郁自评量表（CES-D）

该量表是由美国国立精神研究所 Sirodff 编制的，着重于通过个体的情绪体验筛选出有抑郁症状的人，共 20 个题目，采用李克特 4 点计分，总分是主要指标。其中，总分≤15 分为无抑郁症状，总分在 16～19 分为可能有抑郁症状，总分≥20 分为肯定有抑郁症状。

（三）数据处理

在学校进行施测，对被试统一进行测验后回收问卷并整理数据。使用 SPSS19.0 对收集的有效数据进行数据统计与处理。

三、研究结果

（一）青少年残疾人焦虑、抑郁得分的描述性分析

对被试在人际自立、焦虑和抑郁量表上的得分进行描述性分析，结果如表 4.19 所示。

表 4.19　青少年残疾人人际自立的描述性统计结果（N=380）

项目	M	SD
人际独立	3.25	1.113
人际主动	3.10	0.755
人际责任	3.54	0.752
人际灵活	3.03	0.671
人际开放	3.31	0.654

由表 4.19 可知，青少年残疾人人际自立各因子的均分均略高于 3 分（分值为 1～5 分），说明青少年残疾人人际自立总体水平处于中等水平。具体来看，人际责任得分最高，人际灵活得分最低，人际独立、人际主动与人际开放得分接近。

对被试焦虑和抑郁的描述性统计和检出率进行分析，结果如表 4.20 所示。

表 4.20　青少年残疾人焦虑、抑郁的描述性统计结果与检出率情况（N=380）

项目	M	SD	检出人数（人）	检出率（%）
焦虑	51.40	9.82	206	54.2
抑郁	23.59	8.64	254	66.8

由表 4.20 可以看出，青少年残疾人焦虑均分略高于 50 分，总分检出率（总分≥50 分）为 54.2%，表明青少年残疾人群体焦虑的检出率较高。青少年残疾人抑郁均分略高于 20 分，总分检出率（总分≥20 分）为 66.8%，表明残疾人群体抑郁的检出率较高。

（二）青少年残疾人人际自立、焦虑、抑郁的人口统计变量的差异检验

1. 对不同性别的青少年残疾人人际自立各维度、焦虑、抑郁进行差异检验

对青少年残疾人人际自立各维度、焦虑和抑郁得分在性别上的差异进行 t 检验，结果如表 4.21 所示。

表 4.21　青少年残疾人人际自立各维度、焦虑、抑郁在性别上的差异检验（$M \pm SD$）

项目	男	女	t	p
人际独立	3.24±1.38	3.27±0.70	0.271	0.786

续表

项目	男	女	t	p
人际主动	3.13±0.80	3.06±0.70	−0.912	0.363
人际责任	3.42±0.77	3.68±0.70	3.470	0.001
人际灵活	3.05±0.70	3.01±0.63	−0.534	0.593
人际开放	3.27±0.69	3.36±0.61	1.250	0.212
焦虑	50.86±10.04	52.04±9.54	1.164	0.245
抑郁	22.75±8.69	24.58±8.50	2.072	0.039

由表 4.21 可知，青少年残疾人人际责任与抑郁在性别上存在显著差异，女性人际责任得分显著高于男性，女性抑郁得分显著高于男生，表现为女性比男性更加有责任感，女性比男性更加抑郁。青少年残疾人人际独立、人际主动、人际灵活、人际开放和焦虑在性别上均不存在显著差异。

2. 对不同户籍的青少年残疾人人际自立各维度、焦虑、抑郁进行差异检验

对青少年残疾人人际自立各维度、焦虑和抑郁得分在户籍上的差异进行 t 检验，结果如表 4.22 所示。

表 4.22　青少年残疾人人际自立各维度、焦虑、抑郁在不同户籍上的差异检验（$M\pm SD$）

项目	城镇	农村	t	p
人际独立	3.27±0.68	3.24±1.23	0.172	0.863
人际主动	3.17±0.82	3.08±0.73	1.011	0.312
人际责任	3.60±0.71	3.52±0.76	0.810	0.419
人际灵活	3.08±0.71	3.01±0.66	0.883	0.378
人际开放	3.31±0.63	3.31±0.66	−0.010	0.992
焦虑	50.25±11.04	51.78±9.38	−1.3.09	0.191
抑郁	23.89±7.86	23.50±8.90	0.386	0.700

由表 4.22 可知，青少年残疾人人际自立各维度、焦虑和抑郁在不同户籍上均不存在显著差异。

3. 对是否先天残疾的青少年残疾人人际自立各维度、焦虑、抑郁进行差异检验

对青少年残疾人人际自立各维度、焦虑和抑郁得分在是否先天残疾上的差异进行 t 检验，结果如表 4.23 所示。

表 4.23　青少年残疾人人际自立各维度、焦虑、抑郁在是否先天残疾上的差异检验（$M\pm SD$）

项目	先天残疾	后天残疾	t	p
人际独立	3.25±0.71	3.25±1.42	−0.029	0.977
人际主动	3.12±0.76	3.07±0.75	0.592	0.554

续表

项目	先天残疾	后天残疾	t	p
人际责任	3.50±0.81	3.58±0.69	−1.069	0.286
人际灵活	3.03±0.68	3.03±0.66	0.060	0.952
人际开放	3.33±0.65	3.29±0.66	0.457	0.648
焦虑	51.83±10.54	50.96±9.02	0.857	0.392
抑郁	24.14±8.62	23.03±8.65	1.250	0.212

由表 4.23 可知，青少年残疾人人际自立各维度、焦虑和抑郁在是否先天残疾上均不存在显著差异。

4. 对是否在普校就读过的青少年残疾人人际自立各维度、焦虑、抑郁进行差异检验

对青少年残疾人人际自立各维度、焦虑和抑郁得分在是否在普校就读过上的差异进行 t 检验，结果如表 4.24 所示。

表 4.24　青少年残疾人人际自立各维度、焦虑、抑郁在是否在普校就读过的差异检验（$M \pm SD$）

项目	曾在普校就读	未在普校就读	t	p
人际独立	3.28±1.30	3.20±0.71	0.712	0.477
人际主动	3.12±0.78	3.06±0.72	0.821	0.412
人际责任	3.58±0.79	3.47±0.69	1.508	0.133
人际灵活	3.06±0.68	2.99±0.65	1.025	0.306
人际开放	3.33±0.68	3.28±0.61	0.707	0.480
焦虑	50.67±9.48	52.63±10.28	−1.894	0.059
抑郁	23.34±9.06	24.03±7.91	−0.755	0.451

由表 4.24 可知，青少年残疾人人际自立各维度、焦虑、抑郁得分在是否在普校就读过上均不存在显著差异。

5. 对父亲是否残疾的青少年残疾人人际自立各维度、焦虑、抑郁进行差异检验

对青少年残疾人人际自立各维度、焦虑和抑郁得分在父亲是否残疾上的差异进行 t 检验，结果如表 4.25 所示。

表 4.25　青少年残疾人人际自立各维度、焦虑、抑郁在父亲是否残疾上的差异检验（$M \pm SD$）

项目	父亲残疾	父亲健全	t	p
人际独立	3.18±0.64	3.26±1.15	−0.376	0.707
人际主动	3.06±0.71	3.10±0.76	−0.334	0.738
人际责任	3.39±0.83	3.55±0.75	−1.101	0.272

续表

项目	父亲残疾	父亲健全	t	p
人际灵活	3.11±0.60	3.03±0.68	0.633	0.527
人际开放	3.30±0.72	3.31±0.65	−0.119	0.906
焦虑	51.85±10.05	51.36±9.81	0.258	0.797
抑郁	22.97±9.08	23.65±8.62	−0.407	0.684

由表 4.25 可知，青少年残疾人人际自立各维度、焦虑、抑郁得分在父亲是否残疾上均无显著差异。

6. 对母亲是否残疾的青少年残疾人人际自立各维度、焦虑、抑郁进行差异检验

对青少年残疾人人际自立各维度、焦虑和抑郁得分在母亲是否残疾上的差异进行 t 检验，结果如表 4.26 所示。

表 4.26　青少年残疾人人际自立各维度、焦虑、抑郁在母亲是否残疾上的差异检验（M±SD）

项目	母亲残疾	母亲健全	t	p
人际独立	3.20±0.67	3.26±1.14	−0.237	0.813
人际主动	3.22±0.65	3.09±0.76	0.767	0.444
人际责任	3.61±0.84	3.53±0.75	0.460	0.646
人际灵活	3.22±0.50	3.02±0.68	1.364	0.173
人际开放	3.32±0.59	3.31±0.66	0.102	0.919
焦虑	50.49±11.07	51.46±9.74	−0.459	0.646
抑郁	22.61±8.28	23.66±8.67	−0.564	0.573

由表 4.26 可知，青少年残疾人人际自立各维度、焦虑、抑郁得分在母亲是否残疾上均无显著差异。

7. 不同地域的青少年残疾人人际自立各维度、焦虑、抑郁的差异检验

对青少年残疾人人际自立各维度、焦虑和抑郁得分在不同地域上的差异进行 F 检验，结果如表 4.27 所示。

表 4.27　青少年残疾人人际自立各维度、焦虑、抑郁在不同地域上的差异检验（M±SD）

项目	陕西①	贵州②	重庆③	F	p	LSD
人际独立	3.17±0.69	3.34±1.51	3.29±0.61	1.058	0.348	
人际主动	3.17±0.78	3.03±0.74	2.92±0.47	2.074	0.127	
人际责任	3.59±0.76	3.53±0.74	3.13±0.63	3.109	0.046	①②>③
人际灵活	3.13±0.64	2.92±0.70	2.85±0.57	5.147	0.006	①>③
人际开放	3.27±0.68	3.38±0.62	3.10±0.59	2.427	0.090	

续表

项目	陕西①	贵州②	重庆③	F	p	LSD
焦虑	51.09±9.76	50.79±9.68	60.28±7.58	8.054	<0.001	③>①②
抑郁	23.47±8.81	23.53±8.66	25.56±6.49	0.487	0.615	

由表 4.27 可知,不同地域的青少年残疾人在人际责任、人际灵活和焦虑得分上有显著差异,经事后检验发现,在人际责任上,陕西组和贵州组得分都显著高于重庆组得分;在人际灵活上,陕西组得分显著高于重庆组得分;在焦虑上,重庆组得分显著高于陕西组和贵州组得分。在人际独立、人际主动、人际开放三个维度上,并未发现显著差异。

8. 不同年级的青少年残疾人人际自立各维度、焦虑、抑郁的差异检验

对青少年残疾人人际自立各维度、焦虑和抑郁得分在不同年级上的差异进行 F 检验,结果如表 4.28 所示。

表 4.28 青少年残疾人人际自立各维度、焦虑、抑郁在不同年级上的差异检验（$M \pm SD$）

项目	中专①	高中②	初中③	小学④	F	p	LSD
人际独立	3.15±0.72	3.26±0.62	3.51±2.11	3.05±0.72	2.215	0.086	
人际主动	3.18±0.83	3.16±0.70	2.93±0.71	2.95±0.76	2.623	0.050	①②>③
人际责任	3.57±0.82	3.43±0.69	3.61±0.72	3.69±0.80	1.858	0.136	
人际灵活	3.12±0.67	3.03±0.66	2.95±0.72	2.91±0.57	1.490	0.217	
人际开放	3.27±0.74	3.34±0.57	3.30±0.72	3.30±0.55	0.252	0.860	
焦虑	50.88±10.24	51.39±8.86	51.27±10.87	53.20±9.96	0.573	0.633	
抑郁	23.37±9.17	23.68±7.60	23.51±9.62	24.07±9.01	0.076	0.973	

由表 4.28 可以看出,人际主动在年级上存在显著差异,经事后检验发现,中专组和高中组得分显著高于初中组得分。除人际主动外,青少年残疾人人际自立的其他四个维度以及焦虑、抑郁得分在不同年级上均不存在显著差异。

9. 不同残疾类型的青少年残疾人人际自立各维度、焦虑、抑郁的差异检验

对青少年残疾人人际自立各维度、焦虑和抑郁得分在不同残疾类型上的差异进行 F 检验,结果如表 4.29 所示。

表 4.29 青少年残疾人人际自立各维度、焦虑、抑郁在不同残疾类型上的差异检验（$M \pm SD$）

项目	肢体残疾①	听力语言残疾②	视力残疾③	F	p	LSD
人际独立	3.12±0.68	3.27±0.61	3.40±2.27	1.439	0.238	
人际主动	3.15±0.80	3.07±0.69	3.11±0.86	0.342	0.711	
人际责任	3.57±0.76	3.41±0.69	3.89±0.80	11.275	<0.001	③>①②
人际灵活	3.10±0.64	2.98±0.68	3.09±0.70	1.344	0.262	

项目	肢体残疾①	听力语言残疾②	视力残疾③	F	p	LSD
人际开放	3.26±0.67	3.32±0.63	3.35±0.72	0.447	0.640	
焦虑	51.13±10.24	52.67±8.37	47.93±12.25	6.110	0.002	①>③
抑郁	24.16±9.70	23.58±7.75	22.75±9.48	0.550	0.577	

本书中残疾类型只涉及视力残疾、听力语言残疾和肢体残疾。由表 4.29 可知，青少年残疾人人际责任和焦虑在不同残疾类型上有显著差异，经事后检验发现，在人际责任上，视力残疾组得分高于听力语言残疾组和肢体残疾组得分；在焦虑上，肢体残疾组得分高于视力残疾组得分。青少年残疾人人际自立的其他四个维度以及抑郁得分在不同残疾类型上均不存在显著差异。

10. 不同残疾等级的青少年残疾人人际自立各维度、焦虑、抑郁的差异检验

对青少年残疾人人际自立各维度、焦虑和抑郁得分在不同残疾等级上的差异进行 F 检验，结果如表 4.30 所示。

表 4.30　青少年残疾人人际自立各维度、焦虑、抑郁在不同残疾等级上的差异检验（$M\pm SD$）

项目	四级	三级	二级	一级	F	p
人际独立	3.41±0.69	3.12±0.65	3.27±0.74	3.28±1.40	0.502	0.681
人际主动	3.18±0.82	3.11±0.74	2.94±0.76	3.16±0.74	1.933	0.124
人际责任	3.70±0.63	3.54±0.77	3.57±0.72	3.51±0.77	0.411	0.745
人际灵活	3.14±0.53	3.09±0.65	2.96±0.74	3.04±0.65	0.689	0.559
人际开放	3.50±0.45	3.25±0.73	3.31±0.58	3.31±0.68	0.675	0.568
焦虑	49.71±10.29	52.22±10.49	51.01±8.52	51.44±10.17	0.389	0.761
抑郁	23.41±7.28	23.13±9.28	23.66±9.10	23.75±8.32	0.096	0.962

由表 4.30 可知，青少年残疾人人际自立各维度、焦虑、抑郁得分在不同残疾等级上均无显著差异。

11. 母亲受教育程度不同的青少年残疾人人际自立各维度、焦虑、抑郁的差异检验

对青少年残疾人人际自立各维度、焦虑和抑郁得分在母亲受教育程度上的差异进行 F 检验，结果如表 4.31 所示。

表 4.31　青少年残疾人人际自立各维度、焦虑、抑郁在母亲受教育程度上的差异检验（$M\pm SD$）

项目	小学及以下①	初中②	高中或中专③	大专及以上④	F	p	LSD
人际独立	3.31±1.51	3.20±0.73	3.30±0.57	3.04±0.66	0.414	0.743	
人际主动	3.04±0.74	3.08±0.73	3.10±0.77	3.38±0.56	2.863	0.037	④>①②③

续表

项目	小学及以下①	初中②	高中或中专③	大专及以上④	F	p	LSD
人际责任	3.60±0.75	3.50±0.74	3.70±0.70	3.03±0.61	4.072	0.007	①②③>④
人际灵活	2.97±0.66	3.06±0.6	3.01±0.76	3.29±0.76	1.525	0.208	
人际开放	3.36±0.68	3.23±0.63	3.50±0.57	3.13±0.65	3.678	0.012	①>④，③>②
焦虑	51.47±9.77	51.54±10.11	50.08±8.82	52.42±10.46	0.420	0.739	
抑郁	23.70±8.97	23.71±8.90	22.44±6.75	24.30±8.59	0.374	0.772	

由表 4.31 可知，人际主动、人际责任、人际开放在母亲受教育程度上有显著差异，经事后检验发现，在人际主动上，大专及以上组得分显著高于小学及以下组、初中组和高中或中专组得分；在人际责任上，小学及以下组、初中组和高中或中专组得分高于大专及以上组得分；在人际开放上，小学及以下组得分高于大专及以上组得分；高中或中专组得分大于初中组得分。人际独立和人际灵活、焦虑、抑郁在母亲受教育程度上均不存在显著差异。

（三）青少年残疾人人际自立与焦虑、抑郁关系的相关分析

1. 分别将青少年残疾人人际自立与焦虑、抑郁进行相关分析

对青少年残疾人人际自立和焦虑、抑郁进行 Pearson 相关分析，结果如表 4.32 所示。

表 4.32　青少年残疾人人际自立与焦虑、抑郁的相关（$N=380$）

项目	焦虑	抑郁
人际自立	−0.428**	−0.209**

由表 4.32 可知，青少年残疾人人际自立与焦虑和抑郁都呈显著负相关，这与之前的研究假设相一致，即青少年残疾人人际自立水平越高，其焦虑和抑郁程度就越低。

2. 青少年残疾人人际自立各维度与焦虑的相关

为了进一步研究青少年残疾人人际自立和焦虑的关系，对青少年残疾人人际自立各维度和焦虑进行 Pearson 相关分析，如表 4.33 所示。

表 4.33　青少年残疾人人际自立各维度与焦虑的相关

项目	人际独立	人际主动	人际责任	人际灵活	人际开放
焦虑	−0.139**	−0.012	−0.392***	−0.025	−0.313***

由表 4.33 可以看出，人际独立、人际责任和人际开放三个维度与焦虑均呈不

同程度的负相关，这与研究假设相一致。人际主动和人际灵活与焦虑不存在显著相关。

3. 青少年残疾人人际自立各维度与抑郁的相关

为了进一步研究青少年残疾人人际自立和抑郁的关系，对青少年残疾人人际自立各维度和抑郁进行 Pearson 相关分析，如表 4.34 所示。

表 4.34　青少年残疾人人际自立各维度与抑郁的相关

项目	人际独立	人际主动	人际责任	人际灵活	人际开放
抑郁	0.034	0.019	−0.194**	0.118*	−0.256**

由表 4.34 可知，人际灵活与抑郁呈显著正相关，人际责任和人际开放与抑郁呈显著负相关，人际独立和人际主动与抑郁不存在显著相关。这说明青少年残疾人抑郁程度越低，其人际灵活度就越低，人际责任和人际开放水平就越高。

（四）青少年残疾人焦虑、抑郁对人际自立的回归分析

1. 青少年残疾人人际自立对焦虑的回归分析

以人际自立各维度为自变量，以焦虑为因变量，进行回归分析。在回归分析中，确定系数表示所有自变量对因变量的解释能力，考察青少年残疾人人际自立对焦虑的预测作用，结果如表 4.35 所示。

表 4.35　青少年残疾人焦虑对人际自立的多元回归分析结果

因变量	自变量	R	R^2	调整后 R^2	F	B	β	t
焦虑		0.448	0.201	0.190	18.803***			
	人际独立					−0.013	−0.030	−0.605
	人际主动					−0.056	−0.087	−1.543
	人际责任					−0.205	−0.314	−5.635***
	人际灵活					−0.102	−0.140	−2.403*
	人际开放					−0.165	−0.220	−3.671***

由表 4.35 可知，对焦虑的预测，人际自立的 5 个维度都进入了回归方程，可解释总变异的 20.1%。人际责任、人际灵活和人际开放对焦虑具有负向预测作用。

2. 青少年残疾人人际自立对抑郁回归分析

以人际自立各维度为自变量，以抑郁为因变量，进行回归分析。在回归分析中，确定系数表示所有自变量对因变量的解释能力，考察青少年残疾人人际自立对抑郁的预测作用，结果如表 4.36 所示。

表 4.36　青少年残疾人抑郁对人际自立的多元回归分析结果

因变量	自变量	R	R^2	调整后 R^2	F	B	β	t
抑郁		0.306	0.093	0.081	7.704***			
	人际独立					0.051	0.132	2.506*
	人际主动					−0.052	−0.091	−1.529
	人际责任					−0.064	−0.111	−1.871
	人际灵活					0.047	0.074	1.190
	人际开放					−0.156	−0.236	−3.696***

由表 4.36 可知，对抑郁的预测，人际自立的 5 个维度都进入了回归方程，可解释总变异的 9.3%。人际独立对抑郁有正向预测作用，人际开放对抑郁有负向预测作用。

四、分析与讨论

（一）青少年残疾人人际自立、焦虑、抑郁在性别上的差异分析

总体上看，青少年残疾人人际自立处于中等水平。人际责任在性别上存在显著差异，男性得分比女性高，表现为男性青少年残疾人比女性更加有责任感。这可能是由于社会对男性和女性存在不同的要求，会更加注意培养男生独立的性格和自立能力，女性则更多的是偏向于顺从型（张新文，戴斌荣，2002），相比于男性而言，女性会对他人更加依赖，缺乏对其责任和担当的培养。在抑郁情绪上，女性得分显著高于男性，女性比男性体验到更多的抑郁情绪。在遇到困难时，男性更多的是比较冷静地处理问题，而女性相比于男性而言更加情绪化，更容易产生内疚的心理，把问题归结到自己的身上，因此更容易产生情绪上的问题，容易产生抑郁情绪。

（二）青少年残疾人人际自立、焦虑、抑郁在年级上的差异分析

从人际自立在年级上的差异检验的结果中可以看出，人际主动维度在年级上存在显著差异，高中或中专组群体得分显著高于初中组群体。这一结果与方娟（2010）的研究结果相比存在一定的差异，她对 674 名中学生的测验结果进行分析，结果显示，初一学生的人际主动得分显著高于高二、高三学生的得分，初二学生的人际主动得分显著高于高中三个年级学生的得分。出现本书结果，可能是由于初中是一个全新的阶段，初中学生正处于青春期，大多比较叛逆，不愿意和别人交流，也没有掌握和别人交流的正确方法。相比于初中生，中专、高中的学生有

更加成熟的思维模式，也掌握了更多与别人交流的技巧，会更加积极主动地用恰当的方式和别人进行交流。

（三）青少年残疾人人际自立、焦虑、抑郁在残疾类型的差异分析

通过检验青少年残疾人人际自立在残疾类型上的差异可以看出，视力残疾青少年在人际责任上的得分显著高于听力语言残疾和肢体残疾青少年的得分，表现为视力残疾青少年有更强的责任感。视力残疾青少年对周围事物的感知主要依靠听觉和触摸觉，定向能力较差，不能很好地了解周围的环境，使得他们的情绪情感、意志力、人格等的发展会受到一定的影响（高雪珍，2015）。由于视觉上的缺陷，他们在完成某项事情时会更加依赖周围的人或者物的力量，对人际关系也会更加重视。在焦虑情绪的表现方面，肢体残疾青少年高于视力残疾青少年。肢体残疾青少年会更加直观地感受到自身与别人的不同，与别人交流时也会观察到肢体语言，而相对于肢体残疾青少年，视力残疾青少年由于视力上的缺陷，在与别人交流时可能会较少地感受到这些不同。所以相对于视力残疾青少年，肢体残疾青少年更容易产生焦虑情绪。

（四）青少年残疾人人际自立、焦虑、抑郁在母亲受教育程度上的差异分析

对人际自立在母亲受教育程度上的差异检验结果显示，人际责任、人际开放和人际灵活三个维度在母亲受教育程度上有显著差异。母亲学历为大专及以上的青少年残疾人比母亲学历为其他三种的青少年残疾人在人际交往方面更加主动，但人际责任感要弱于母亲学历为其他三种的青少年残疾人，母亲学历为小学及以下的青少年残疾人比母亲学历为大专以上的青少年残疾人在人际交往时更加开放，母亲学历为高中或中专的青少年残疾人比母亲学历为初中的青少年残疾人在人际交往时更加开放。已有研究表明，生育的主要承担者是女性，因此，她们的生理、心理状况以及教养能力等会对子女产生重要影响（庞海云等，2011）。从本书的研究结果中可以看出，虽然母亲学历越高的青少年残疾人在人际交往时会更加主动，但其人际责任意识并不高，反而是学历较低的母亲比较重视青少年残疾人的人际责任。这可能是因为学历较高的母亲更加重视对青少年残疾人学业技能等方面的培养，但对其他方面提及较少，所以其责任意识较弱。

（五）青少年残疾人人际自立和焦虑、抑郁间的相关分析讨论

相关分析结果表明，青少年残疾人人际自立水平以及其中的人际独立、人际

责任和人际开放三个维度与焦虑呈显著负相关，其他两个维度和焦虑不存在显著相关。这说明青少年残疾人人际自立水平越高，就会有越少的焦虑情绪，这与樊倩等（2011）的研究结果基本一致。从相关分析的结果中可以看出，青少年残疾人人际责任与焦虑的相关程度最高，其次是人际开放，最后是人际独立。进一步进行回归分析，结果显示，人际自立的5个因子都进入了回归方程，可解释总变异的20.1%，人际责任、人际灵活和人际开放对焦虑具有负向的预测性，尤其是人际责任和人际开放在回归方程中的预测性最大，说明对焦虑影响最大的是人际责任和人际开放。研究结果表明，人际责任、人际开放水平越低，焦虑程度越高。人际责任主要是考察个体在人际交往过程中对他人的忠诚和信任，人际开放侧重于考察个体能积极容纳他人的程度，由此可以看出，在青少年残疾人的人际交往过程中，学会互相包容、忠诚以及信任，可以有效缓解其焦虑情绪。目前也有其他对人际开放的研究，如李晓东（2012）采用自编的大学生人际交往能力调查问卷对365位大学生进行调查发现，大约有一半的同学在人际开放性方面得分较低，研究结果与本书存在一定的差异，可能是由于研究的领域和对象有所不同。总的来说，需要对青少年残疾人人际自立的各个方面进行培养，以提升其人际自立水平。

青少年残疾人人际自立水平、人际责任、人际灵活和人际开放与抑郁呈显著负相关，说明青少年残疾人人际自立水平越低，抑郁情绪水平越高。夏凌翔等（2011）的研究表明，人际自立各维度均与抑郁呈显著负相关，与本书结果相一致。进一步进行回归分析表明，人际自立的5个因子都进入了回归方程，可解释总变异的9.3%，人际开放和人际独立对抑郁有显著预测作用，其中，人际独立对抑郁具有显著正向预测作用，而人际开放对抑郁具有显著负向预测作用。研究结果表明，青少年残疾人能否调控好抑郁情绪会对其人际交往能力产生影响。

青少年残疾人人际自立与焦虑、抑郁存在不同程度的相关，焦虑和抑郁都对青少年残疾人人际自立具有负向预测作用，同时人际自立的各因子也与焦虑、抑郁呈显著相关。青少年残疾人在人际交往过程中有痛苦的体验，可能是由其没有学会接纳他人，从而使同伴关系中断造成的（夏扉，2000）。因此，应该帮助青少年残疾人减少消极情绪和痛苦体验，增强他们缓解和调控焦虑、抑郁情绪的能力，提高其人际自立水平，使他们在人际交往过程中体会到快乐与趣味，从而能够建立良好的人际关系。

第五章

残疾人心理健康量表的编制及运用

　　以往残疾人心理健康调查往往以测量是否存在心理症状为主，将 SCL-90、SAS、SDS 等作为测量工具，从有无心理症状来间接地推测残疾人的心理健康现状，这与当前积极心理学要求强调残疾人的潜能，从增能视角对残疾人进行训练，培养其积极的心理品质是不相适应的，因此，从积极心理学取向出发编制残疾人心理健康量表（Mental Health Scale for the Disabled, MHSD）作为测量工具，便显得十分必要。本书在积极心理学的视角下，以人本主义心理学为理论依据，对前期编制的积极心理学取向的残疾人心理健康量表进行修订和完善，进一步补充其信效度，并制定全国常模和进行试用研究，为后续研究和测评残疾人的心理健康提供测量工具。

第一节　残疾人心理健康量表的编制与修订

一、研究目的

当前测量心理健康的工具都以有无症状来间接推测残疾人的心理健康，这与积极心理学取向强调的积极品质和潜能并不一致。本书前期调查以人本主义心理学为理论依据，从积极心理学视角出发，编制了适合于残疾人自身的心理健康测量工具，为后续对残疾人心理健康进行调查研究及测评和诊断提供相应的工具。

二、研究对象

共有 517 名残疾人参加了正式测试，剔除明显回答不认真或有严重反应倾向的问卷 57 份，有效被试为 460 人，其中，男性有 252 人，占调查总人数的 54.8%，女性有 208 人，占 45.2%；视力残疾的有 84 人，听力残疾的有 34 人，肢体残疾的有 192 人，智力残疾的有 59 人，精神残疾的有 60 人，言语残疾的有 31 人。年龄分布在 16～79 岁。

三、研究方法

测试采用个别施测和集体测试的方式进行，个别施测由重庆师范大学发展与教育心理学的研究生完成。集体测试由残联干部和街道助残员将残疾人集中于街道和社区完成。对于文化程度比较低的残疾人，由主试代为阅读，被试自己选择。对于部分不能回答的残疾人，如智力残疾者和精神残疾者，由最了解他的监护人进行评价，也就是采用他评的方式进行。

数据采用 SPSS19.0 进行统计分析。

四、研究结果

（一）残疾人心理健康量表编制的理论依据及测量题目来源与筛选

采用人本主义心理学和积极心理学作为理论依据，从积极正面的角度来建构和思考残疾人的心理健康问题。本书认为，心理健康是指在身体、心理和社会适应上均能保持良好的状态，而不是只强调没有心理疾病或者变态的心理。具体情况具体分析，残疾人由于生理上存在缺陷，所以应着重强调残疾人在社会人际交往中体现自身的价值和成就，并能够感受到生活的乐趣和意义。

残疾人的心理健康界定如下：残疾人的心理健康是指在某一特定时间内，个体的心理活动能保持一种良好的状态，尤其是处于一种积极的状态中，能较好地完成当前所从事的学习和工作等活动，并且具有幸福感体验和良好的社会适应能力。其主要内容应包括以下几个方面：积极的自我观念，面对现实，乐于工作，对婚姻和家庭满意，具有积极的幸福感体验和良好的社会适应能力。

测量题目来自两个方面：一是根据前期的访谈和座谈会的材料，结合残疾人的心理特点，编写题目；二是从现有的问卷中挑选适合残疾人的题目。初步汇编成 76 个题目，采用李克特 5 点计分，从"完全不符合"到"完全符合"分别记为 1～5 分，得分越高表示心理健康状况越好。然后分别经过从事残疾人心理健康研究的有关专家和部分残疾人代表共 20 人对题目进行反复讨论，删除 11 个存在歧义的题目，保留了符合问卷编制要求的 65 个题目；通过临界比率法，有 6 个题目的临界比率值没有达到 0.01 以上的显著性水平，予以删除；在所剩下的 59 个题目中，通过相关法，对总相关系数小于 0.40 的题目予以删除，有 15 个题目没有达到相关要求。经过项目分析后，问卷保留了 44 个题目。根据探索性因素分析的因素负荷的取值范围，再删掉 9 个题目，最后剩余 35 个题目。

（二）残疾人心理健康量表的探索性因素分析

对保留的 35 个题目进行 KMO 样本适合性检验和巴特利特球形检验，KMO 值为 0.959，球形检验 χ^2 值为 6974.154，df=595，$p<0.001$，表明该数据适合进行探索性因素分析。采取主成分分析法和方差最大正交旋转法，抽取特征值大于 1 的项目，共抽取 5 个因素，累计方差贡献率为 61.502%。各项目均在相应因素上具有较大载荷，因素负荷的取值为 0.42～0.78。各因素的因素负荷、共同度及贡献率见表 5.1。

表 5.1　残疾人心理健康量表的因素负荷及共同度

因素	题号	题项	因素负荷	共同度
1：人际和谐与社会适应（特征值6.264，贡献率17.898%）	19	我的生活丰富多彩，非常充实	0.693	0.729
	23	我感觉到在一个新的环境中我也能很快适应	0.676	0.626
	56	每到一个新的地方，我很容易同别人接近	0.672	0.647
	18	我对人热情大方	0.649	0.590
	7	我感到大家都愿意接近我	0.612	0.605
	57	我在亲戚、朋友中还是比较有威信的	0.612	0.563

续表

因素	题号	题项	因素负荷	共同度
1：人际和谐与社会适应（特征值6.264，贡献率17.898%）	16	我能化解我与家人之间的矛盾冲突	0.576	0.616
	69	我很喜欢参加社交活动	0.552	0.591
	61	我是一个勇于承担责任的人	0.543	0.716
	48	我认为世上没有做不成的事情	0.494	0.560
	41	我总是想很快把事情做完	0.482	0.508
	37	即使对那些不理解残疾人的人，我也愿意同他们交往	0.451	0.378
	33	我能用幽默的方式化解各种尴尬	0.421	0.418
2：积极自我概念（特征值5.576，贡献率15.931%）	4	我觉得应尽量少依赖别人	0.756	0.658
	3	我总希望自己成为一个对社会有用的人	0.755	0.696
	2	我感觉到自己和其他健全人一样是一个有价值的人	0.676	0.669
	30	我总希望能够自食其力	0.667	0.666
	15	我总希望能发挥自己的潜力	0.651	0.647
	14	我感觉到我有许多好的品质	0.586	0.599
	28	我对自己持肯定的态度	0.572	0.530
	29	我觉得自己不比别人差	0.511	0.442
3：幸福感体验（特征值3.299，贡献率9.427%）	12	我对自己的生活处境感觉到比较满意	0.716	0.629
	72	现在是我一直以来最幸福的时光	0.646	0.642
	8	我觉得自己每天都很快乐	0.611	0.640
	73	我感觉到社会给我们提供了很多机遇	0.549	0.550
	49	我和其他健全人一样幸福	0.485	0.666
	34	我对事业、家庭和前途充满希望	0.451	0.630
4：爱情婚姻满意度（特征值3.233，贡献率9.238%）	53	我满意和配偶一起度过的时间	0.725	0.697
	45	在讨论某一问题时，我感觉到配偶是理解我的	0.617	0.617
	52	为了家庭的幸福，我会不懈努力	0.539	0.728
	31	和家人在一起我能感受到天伦之乐	0.532	0.444
	51	我希望自己能赢得更多的尊重	0.513	0.530
5：乐于工作（特征值3.153，贡献率9.009%）	75	我能从工作中得到我自己所需要的东西	0.781	0.788
	76	在工作中，我实现了自己的价值	0.748	0.788
	50	我能从工作中获得满足感	0.600	0.722

上述研究结果表明，因素 1 由 13 个题目构成，主要涉及人际关系和人际交往的技能及其在新环境中的适应能力，因此使用"人际和谐与社会适应"对其进行命名；因素 2 主要涉及残疾人个体的自尊、自信、自立、自强等品质，因此使用"积极自我概念"对其进行命名；因素 3 主要涉及对自己、家庭和社会的乐观看法和体验的满意度，因此使用"幸福感体验"对其进行命名；因素 4 主要涉及对家

庭和婚姻的满意度，因此使用"爱情婚姻满意度"对其进行命名；因素 5 主要涉及学习和工作方面的内容，因此使用"乐于工作"对其进行命名。

（三）问卷的信度检验

采用 α 系数进行信度检验，结果见表 5.2。

表 5.2　各维度及总量表的 α 系数

信度指标	人际和谐与社会适应	积极自我概念	幸福感体验	爱情婚姻满意度	乐于工作	总体
α 系数	0.893	0.918	0.841	0.792	0.877	0.964

表 5.2 结果表明，量表各维度的 α 系数为 0.792～0.918。各维度的 α 系数均在 0.7 以上，总量表的 α 系数达到 0.964，表明该量表的内部一致性较好，说明问卷设计合理，题项均是围绕着残疾人心理健康这一主题展开的。

（四）问卷的效度检验

残疾人心理健康量表的编制题目均来源于前期对残疾人进行的访谈和座谈等获得的资料，另外参考了目前相关的信效度较高的心理健康量表的题项。因此，可以保证该问卷具有较好的内容效度，符合残疾人心理健康的实际情况。另外，本书考察了残疾人心理健康量表的各维度之间及各维度与量表总分之间的相关情况，见表 5.3。

表 5.3　量表各维度之间以及各维度与总分之间的相关

项目	人际和谐与社会适应	积极自我概念	幸福感体验	爱情婚姻满意度	乐于工作
人际和谐与社会适应	1				
积极自我概念	0.783**	1			
幸福感体验	0.722**	0.612**	1		
爱情婚姻满意度	0.628**	0.594**	0.498**	1	
乐于工作	0.455**	0.441**	0.395**	0.554**	1
总分	0.939**	0.878**	0.805**	0.757**	0.619**

表 5.3 的结果表明，各维度与量表总分的相关系数为 0.619～0.939，说明它们有较高程度的相关；各维度之间的相关系数为 0.395～0.783，说明各维度之间既有一定的独立性，又能反映出总问卷所要测查的内容。因此，问卷的结构是合理的。

五、分析与讨论

（一）关于残疾人心理健康的结构

研究结果表明，残疾人心理健康包含 5 个维度：人际和谐与社会适应、积极自我概念、幸福感体验、爱情婚姻满意度和乐于工作。问卷的 5 个维度均来自对残疾人自身的调查，经探索性因素分析而得到，因此具有较强的针对性和实用性。本书从积极正向的角度来看待残疾人的心理健康并编制量表，而传统的测量工具，如 SCL-90、MHT 等标准参照测验只适用于测量某一人群心理障碍可能存在的比例及其程度，并不适用于判断和比较心理健康水平的差异（叶一舵，2002）。因此，在用这些测验测查残疾人心理健康时，其结果值得商榷。本书提出的 5 个维度是具有合理性的，原因如下。

第一，通过人际交往建立积极健康的人际关系是心理健康的重要标志。积极的人际关系可促进积极情绪的产生和生活满意度的提高，并抑制诸如自卑和孤独等负面情绪的产生。人际交往素质包含人际交往能力、人际自我调控、人际情绪控制能力、人际态度以及人际品质（马惠霞，沈立德，2006）。人际和谐与社会适应这一维度与 SCL-90 量表中的人际关系敏感相对应（汪向东等，1999），只不过前者是从积极正向的角度来测量残疾人的人际交往能力和对社会环境的积极应对方式等，从而反映残疾人的心理健康。

第二，残疾人在生理或心理上的缺陷导致他们在学习、生活、就业，以及恋爱、婚姻和家庭等方面会遇到比健全人更多的挫折，面临更多自身难以解决的困境，更易产生自卑心理，对自己的评价偏低，对周围的环境也心生抱怨。针对这一心理现象，本书在理论建构中包含了积极自我概念这一维度，主要指能客观地感知、认识自己，悦纳自己，并且能正确地看待周围环境，坦然、乐观地面对现实，做一个自尊、自信、自立、自强的人。

第三，幸福感体验是指残疾人对自己生活质量的总体评价，取决于个体对自己生活的看法，以及在生活中的情感体验，强调个体的自我评价。主观幸福感与自尊、自我价值感的关系非常密切（汪宏等，2006），并受到了多种因素的影响（张雯，郑日昌，2004）。幸福感是人们生活追求的目标，同时也是衡量生活质量的重要因素，因此将其作为心理健康的指标具有重要的意义。

第四，婚姻是人们幸福生活的基本需求，是人生中必不可少的一部分。从恋爱、结婚到组建幸福的家庭是人人向往的幸福生活。残疾人也有婚姻的愿望和强烈的感情需求，但是他们的婚姻状况和结婚比例却不是那么理想，有将近 40% 的残疾人没有婚姻的经历和结婚的机会，但是对爱情和婚姻的需要是心理健康的必备条件（东方蔚龙，2013）。高晖和高鹏华（2007）指出，良好的社会支持网络对残疾人运动员的心理健康有重要的影响。残疾人的社会支持主要来源于亲人、伴侣和社会，其中，亲人和伴侣的支持占到将近 90%（张雯等，2004）。因此，爱情婚姻满意度对残疾人的心理健康至关重要，将其作为残疾人心理健康的一个指标是合情合理的。

第五，在残疾人这一特殊群体中，存在着大量的失业现象，绝大多数是被动失业，还有一部分是主动失业。第二次全国残疾人抽样调查（中华人民共和国国家统计局，第二次全国残疾人抽样调查领导小组，2008）显示，残疾人的就业水平低于社会平均水平，没有工作和稳定的收入来源，从而导致残疾人的恋爱、婚姻和家庭都遭受严重影响，这是残疾人自卑心理产生的主要原因。因此，如果残疾人能够积极地参与到工作当中，就能够克服自卑感，在与工作伙伴的交流沟通中感受到他们的支持与帮助，从工作中获得成就感，实现自身的价值。所以，对于成年残疾人而言，工作对其心理健康有重要的影响，因此考虑将乐于工作作为心理健康的指标是有依据的。

（二）问卷的信度和效度

本问卷各维度的 α 系数为 0.792～0.918，各维度的 α 系数均在 0.7 以上，总量表的 α 系数达到 0.964，表明问卷具有较好的信度。选择的题目大多来自对残疾人、残疾人亲属及残联干部的访谈，另外参考了目前编制的具有较高信效度的量表，如上海市民心理健康问卷（李安民，章建成，2006；卢建梅，2007）、老年人心理问卷等（吴振云等，2002），由此保证了问卷具有较好的内容效度。

六、研究结论

残疾人心理健康量表由 5 个维度构成：人际和谐与社会适应、积极自我概念、幸福感体验、爱情婚姻满意度、乐于工作；总量表的 α 系数为 0.964；各维度与问卷总分的相关系数为 0.619～0.939，各维度之间的相关系数为 0.395～0.783，表明量表具有较好的信度和效度，符合测量学的要求。

第二节　残疾人心理健康量表的信效度的进一步检验

一、研究目的

进一步检验残疾人心理健康量表的信效度，并建立全国常模，为后续残疾人心理健康的评估和诊断提供依据。

二、研究方法

（一）研究对象

本书采用分层抽样的方法，首先根据全国地域分区确定了 7 个取样地区（如东北、华北、华南地区等），共涉及 21 个省市（包含黑龙江、北京、天津、山东、上海、江苏、浙江、安徽、甘肃、江西、河北、河南、湖北、四川、重庆、贵州、广东、福建、辽宁、陕西、海南），在全国范围内共调查了 3500 名持有残疾证的残疾人，获得有效问卷 3144 份，有效率为 89.8%。其中，男性有 1778 人（56.55%），女性有 1366 人（43.45%）；城市户籍的有 1617 人（51.43%），农村户籍的有 1527人（48.57%）。年龄为 16～70 岁，其中，20 岁以下的有 536 人（17.05%），20～30 岁的有 726 人（23.09%），31～40 岁的有 530 人（16.86%），41～50 岁的有 718人（22.84%），50 岁以上的有 634 人（20.17%）。受教育程度从无到本科以上均有覆盖，其中，从未上过学的有 385 人（12.25%），小学文化程度的有 735 人（23.38%），初中文化程度的有 1181 人（37.56%），高中（含中专）文化程度的有 595 人（18.92%），大专文化程度的有 160 人（5.09%），大学本科及以上文化程度的有 88人（2.80%）。调查共包括 5 种残疾类型，其中，视力残疾的有 750 人（23.85%），听力语言残疾的有 956 人（30.41%），智力残疾的有 34 人（1.08%），肢体残疾的有 1336 人（42.49%），精神残疾的有 68 人（2.16%）。调查包括 4 个残疾等级，其中，一级残疾的有 704 人（22.39%），二级残疾的有 880 人（27.99%），三级残疾的有 848 人（26.97%），四级残疾的有 712 人（22.65%）。

（二）研究工具

前期经探索性因素分析初步编制了残疾人心理健康量表，此量表有 5 个维度，共 35 个题目，采用李克特 5 点计分。

（三）施测程序及数据处理方法

在取样地区内按省市分配接受过统一培训的调查员，协同当地残联联络员与社区协调员对残疾人进行入户式问卷调查。根据残疾人的受教育程度由其自行填写，或使用一问一答的方式由调查员填写（智力残疾者由家人填写，精神残疾者在其正常状态下填写），时间约为 20 分钟。问卷回收后，采用平行录入法进行资料录入，使用 SPSS19.0 统计软件建库，在此基础上进行信效度的进一步检验，使用 Amos20.0 进行验证性因素分析，以验证其结构效度。

三、结果与分析

（一）残疾人心理健康量表的信度分析

α 系数测量的是题目之间的正相关程度，测试问卷的内在相关性越大，内部一致性就越高，α 系数就越大，当 α 系数大于 0.6 时，表明问卷是有效的，若数值超过 0.7，表明问卷具有良好的信度，可靠性较好。本量表中，各维度得分及总分的 α 系数结果如表 5.4 所示。

表 5.4　残疾人心理健康量表的各维度及总分的 α 系数

信度指标	F1	F2	F3	F4	F5	T
α 系数	0.899	0.879	0.835	0.798	0.795	0.957

注：F1 代表"人际和谐与社会适应"维度，F2 代表"积极自我概念"维度，F3 代表"幸福感体验"维度，F4 代表"爱情婚姻满意度"维度，F5 代表"乐于工作"维度，T 代表总量表。下同

表 5.4 的结果表明，总量表的 α 系数为 0.957，5 个维度的 α 系数分别为 0.899、0.879、0.835、0.798、0.795，另外，量表的分半信度为 0.813。以上结果表明，该量表具有很好的信度。

（二）残疾人心理健康量表的效度分析

效度主要评价量表的准确度、有效性和正确性，本书主要从结构效度和效标效度两个方面对量表效度进行评价。

结构效度指的是测验工具所测出来的测量要素内部结构的好坏程度，可以通过很多种方法来验证：一是通过因子或者维度间的相关系数来评价量表的结构效度；二是通过验证性因素分析来检验先前根据理论假设所构建的理论测量模型，评价指标就是看结构方程模型中的模型拟合指数是否达标。

1. 相关分析

由表 5.5 可知，残疾人心理健康的各维度得分与量表总分之间均呈显著正相关，各维度得分与量表总分的相关系数为 0.789～0.948，各维度之间的相关系数为 0.591～0.813。

表 5.5　各维度得分与量表总分的相关系数

项目	T	F1	F2	F3	F4	F5
T	1					
F1	0.948**	1				

续表

项目	T	F1	F2	F3	F4	F5
F2	0.864**	0.744**	1			
F3	0.869**	0.813**	0.634**	1		
F4	0.839**	0.732**	0.708**	0.638**	1	
F5	0.789**	0.700**	0.591**	0.704**	0.628**	1

2. 验证性因素分析

利用验证性因素分析检验残疾人心理健康量表的结构效度，并采用常用的拟合指标对量表的合理性进行评价，主要指标包括标准拟合指数（normed fit index，NFI）、递增拟合指数（incremental fit index，IFI）、非标准拟合指数（Tucker-Lewis index，TLI）、相对拟合指数（comparative fit index，CFI）、绝对拟合指数（goodness-of-fit index，GFI）、调整后的绝对拟合指数（adjusted goodness-of-fit index，AGFI）以及渐进残差均方根（root-mean-squre error of approximation，RMSEA）。将本书结果中的上述拟合指标与参考标准进行对比分析，见表 5.6。

表 5.6　验证性因素分析结构方程模型拟合结果与参考标准比较

指标	RMSEA	TLI	CFI	GFI	IFI	NFI	AGFI
拟合指标	0.04	0.95	0.95	0.94	0.95	0.95	0.93
参考标准	<0.05	>0.8	>0.8	>0.9	>0.9	>0.9	>0.9

从表 5.6 中我们可以看出，该模型的 RMSEA 值为 0.04，TLI、CFI、GFI、IFI、NFI 以及 AGFI 等各个指标的拟合指数均在 0.9 以上，均达到了统计要求，模型与观测数据整体拟合较好，结构较为合理。模型拟合路径图见图 5.1。

效标效度考察的是测验分数与效标之间的关系，看测验对效标的预测结果如何。因为效标效度需要有实际行为证据，所以又叫实证效度。常用的估计方法有相关法、分组法、预期表法等。目前国内对于心理健康的研究，使用最多的测量工具就是 SCL-90，该量表是由 Derogatis 于 1973 年编制的，共包含 90 个项目。1984 年，上海市精神卫生中心王征宇将其编译引入我国，该量表主要被应用于有关精神症状的研究。后来部分学者开始将 SCL-90 尝试应用于健全人群心理健康的研究，并逐步推广。如今，该量表在我国长期使用，具有良好的适用性和针对性，故本书选取了 SCL-90 作为残疾人心理健康量表的效度检验工具。将效标量表的 10 个因子和总分与残疾人心理健康量表的 5 个维度与总分做相关分析，具体结果见表 5.7。

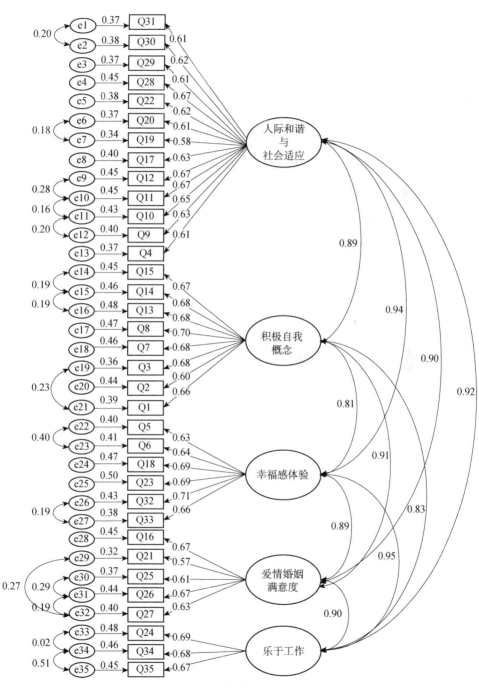

图 5.1　模型拟合路径图

表 5.7 残疾人心理健康量表各维度和总分与 SCL-90 各因子和总分的相关

项目	F1	F2	F3	F4	F5	T
躯体化	−0.126**	−0.184**	−0.125**	−0.166**	−0.129**	−0.165**
强迫症状	−0.160**	−0.148**	−0.170**	−0.141**	−0.137**	−0.175**
人际关系敏感	−0.192**	−0.194**	−0.197**	−0.168**	−0.141**	−0.209**
抑郁	−0.215**	−0.221**	−0.240**	−0.196**	−0.186**	−0.244**
焦虑	−0.175**	−0.218**	−0.168**	−0.189**	−0.148**	−0.208**
敌对	−0.169**	−0.198**	−0.157**	−0.187**	−0.132**	−0.197**
恐怖	−0.226**	−0.234**	−0.223**	−0.198**	−0.168**	−0.247**
偏执	−0.161**	−0.217**	−0.140**	−0.193**	−0.120**	−0.194**
精神病性	−0.161**	−0.240**	−0.155**	−0.202**	−0.132**	−0.206**
其他因子	−0.137**	−0.206**	−0.130**	−0.166**	−0.116**	−0.175**
SCL-90 总分	−0.190**	−0.226**	−0.191**	−0.199**	−0.159**	−0.224**

结果显示，SCL-90 的 10 个因子分和总分与残疾人心理健康量表的 5 个维度得分和总分均呈显著负相关。这说明 SCL-90 与残疾人心理健康量表测试的是两个不同的方面：前者是从有无症状来间接地推测心理健康；后者是直接测试心理健康。这与预期的假设是一致的，同时也说明了自编的残疾人心理健康量表具有较好的效标效度。

四、分析与讨论

残疾人心理健康量表设计的理论依据是从积极心理学的视角出发，以人本主义心理学中健康人格的特征为依据，问卷设计的理论依据充分。按照心理测量学的标准要求，对问卷总分以及 5 个维度结果进行了信效度检验。从该问卷的信度检验结果来看，其总量表的 α 系数为 0.957，各维度的 α 系数为 0.795～0.899，均达到了测量学的标准。关于问卷的效度检验，则从结构效度和效标效度两个方面进行验证。结构效度使用验证性因素分析和相关分析两种方法进行：使用 Amos 软件进行验证性因素分析，结果表明模型拟合良好，其中各项指标均达到了较高的水平，表明模型适配度良好；相关分析结果表明，总问卷与 5 个维度的相关系数为 0.789～0.948，5 个维度之间的相关系数为 0.591～0.813，相关分析的结果也表明残疾人心理健康量表具有良好的结构效度；为测量效标效度，使用残疾人心理健康量表的测试得分与 SCL-90 的得分求相关，结果表明，残疾人心理健康量表总分与 SCL-90 总分的相关系数为−0.224，各因子与维度间的相关系数为−0.116～−0.240，所有相关系数均显著，表明残疾人心理健康量表具有良好的效标效度。该问卷的信效度检验均符合测量学的要求，表明编制的问卷可以作为测量残疾人心理健康水平的工具使用。

五、研究结论

以上研究表明，残疾人心理健康量表的信效度较高，模型拟合程度较好，具有较高的结构效度和效标效度，量表各维度之间的设定以及它们之间的相互关系合理。由此说明该测验工具符合测量学要求，可以作为后续的测量与评估工具使用。

第三节　残疾人心理健康量表全国常模制定

一、研究目的

通过对自编的残疾人心理健康量表进行信效度检验后得出，残疾人心理健康量表具有较好的信度和效度，量表各维度的设定及它们之间多维度、多层次的相互关系合理，可以作为残疾人心理健康状况的测量与评估工具。鉴于此，本书拟对自编的残疾人心理健康量表建立全国常模，为残疾人心理健康的评估和诊断提供依据。

二、研究方法

（一）研究对象

取样见本章第二节的研究对象部分。

此次建立全国常模的被试样本覆盖全国华东、华北、华南、华中、西南、西北和东北等 7 个地区，包括 21 个省市，各省市人数分配详见表 5.8。

表 5.8　残疾人心理健康量表常模基本情况（*N*=3144）

地区	省市	人数（人）	所占比例（%）
华北地区	北京	83	2.63
	天津	107	3.39
	河北	64	2.03
东北地区	辽宁	100	3.17

续表

地区	省市	人数（人）	所占比例（%）
东北地区	黑龙江	107	3.39
华东地区	上海	93	2.95
	江苏	179	5.68
	浙江	77	2.44
	安徽	110	3.49
	福建	120	3.80
	江西	104	3.30
	山东	189	5.99
华中地区	河南	106	3.36
	湖北	190	6.02
西南地区	重庆	318	10.08
	四川	232	7.36
	贵州	251	7.96
西北地区	陕西	349	11.07
	甘肃	120	3.80
华南地区	广东	127	4.03
	海南	128	4.06

（二）研究工具

使用修订后的残疾人心理健康量表，该量表的 α 系数为 0.957，各维度与总分的相关系数为 0.789～0.948，各维度之间的相关系数为 0.591～0.813，表明该量表具有较好的信度和效度，符合心理测量学的要求。

（三）施测程序与数据处理

常模取样过程均按照预定的抽样框组织实施。首先在学校挑选施测主试，在挑选时会考虑到地域均衡的问题；其次，课题组对施测主试进行培训，包括测量态度、测试引导、突发情况应对、与残疾人的沟通方法等；最后是寻求帮助，在取样地区联系当地残联来寻找残疾人被试。取样时间从 2015 年 1 月到 2015 年 4 月，历时三个月。测验形式为纸笔测验，时间约为 20 分钟，问卷当场收回。采用平行录入法进行资料录入，使用 SPSS19.0 统计软件建库。

三、常模制定过程

常模的制定过程首先是根据测验适用的群体，确定测验全体，本书的对象为各类残疾人，因此，在全国范围内抽取了 3500 名残疾人被试，对被试进行施测，最后获取有效样本为 3144 名残疾人，最后确定为标准 10 分的常模分数转换表。本书拟确定 6 个标准 10 分的常模类型，即从性别、户籍、年龄范围、文化程度、残疾类型和残疾等级等 6 个方面进行分析。

（一）原始分的分布

本书运用残疾人心理健康量表施测常模样本后，从性别、户籍、年龄范围、文化程度、残疾类型和残疾等级等 6 个方面，分别计算了残疾人在残疾人心理健康量表各个维度和总分上的原始分的平均分和标准差（$M \pm SD$），得到全国残疾人心理健康量表的原始分分布情况，结果如表 5.9 所示。

表 5.9 残疾人心理健康量表得分的描述性分析（$M \pm SD$）

项目	人口学变量	F1	F2	F3	F4	F5	总均分
性别	男	3.12±0.69	3.31±0.75	3.12±0.77	3.35±0.80	3.16±0.91	3.20±0.66
	女	3.04±0.71	3.25±0.80	3.07±0.81	3.30±0.82	3.07±0.93	3.13±0.69
户籍	城市	3.14±0.68	3.40±0.74	3.15±0.77	3.42±0.77	3.19±0.90	3.24±0.65
	农村	3.02±0.71	3.17±0.79	3.04±0.79	3.23±0.84	3.05±0.94	3.09±0.70
年龄范围	20 岁以下	2.91±0.77	2.93±0.86	3.01±0.88	3.00±0.90	2.93±0.99	2.95±0.76
	20～30 岁	3.08±0.66	3.32±0.76	3.09±0.73	3.31±0.76	3.18±0.87	3.18±0.64
	31～40 岁	3.22±0.68	3.50±0.72	3.21±0.78	3.53±0.73	3.30±0.89	3.34±0.65
	41～50 岁	3.13±0.69	3.37±0.74	3.10±0.77	3.42±0.80	3.12±0.91	3.22±0.66
	50 岁以上	3.07±0.67	3.27±0.70	3.07±0.76	3.35±0.77	3.06±0.93	3.15±0.63
文化程度	从未上过学	2.84±0.58	3.00±0.65	2.87±0.72	3.06±0.72	2.83±0.91	2.91±0.55
	小学	3.01±0.69	3.21±0.71	2.99±0.75	3.27±0.80	3.07±0.93	3.09±0.65
	初中	3.04±0.71	3.23±0.81	3.06±0.80	3.29±0.85	3.08±0.91	3.13±0.70
	高中（中专）	3.27±0.65	3.50±0.74	3.30±0.75	3.52±0.71	3.31±0.85	3.37±0.62
	大专	3.38±0.69	3.61±0.75	3.39±0.77	3.60±0.80	3.41±0.91	3.47±0.67
	大学本科及以上	3.51±0.75	3.78±0.78	3.48±0.85	3.68±0.82	3.60±0.97	3.60±0.73
残疾等级	一级	3.07±0.77	3.12±0.87	3.12±0.88	3.23±0.89	3.12±0.99	3.12±0.76
	二级	3.03±0.66	3.25±0.72	3.04±0.73	3.28±0.77	3.08±0.88	3.12±0.62
	三级	3.06±0.67	3.30±0.75	3.04±0.75	3.33±0.79	3.10±0.90	3.15±0.65
	四级	3.19±0.69	3.47±0.72	3.20±0.78	3.49±0.77	3.20±0.92	3.30±0.65
残疾类型	视力残疾	3.13±0.67	3.40±0.73	3.12±0.71	3.39±0.78	3.25±0.87	3.24±0.63
	听力语言残疾	3.07±0.73	3.15±0.82	3.13±0.83	3.25±0.87	3.11±0.93	3.13±0.72
	智力残疾	2.85±0.76	3.05±0.80	2.93±0.80	2.97±0.81	2.83±1.06	2.93±0.72
	肢体残疾	3.13±0.67	3.39±0.73	3.11±0.77	3.43±0.76	3.13±0.91	3.23±0.64
	精神残疾	2.86±0.71	3.01±0.72	2.88±0.79	3.06±0.76	2.94±0.90	2.93±0.65
总体		3.08±0.70	3.28±0.77	3.10±0.78	3.33±0.81	3.12±0.92	3.17±0.67

（二）标准分常模的建立

为使不同群体的残疾人心理健康水平测试结果可以进行比较，本书决定使用团体内常模，采用标准 10 分进行分数的导出转换，最终形成 6 种不同类别的残疾人常模分数转换表。具体标准 10 分的转换方法如下：①首先是依据正态分布理论，假定 6 个标准差包括全体，再以此除以 10（以标准 10 分表示常模分），做到 Z 分数等距；②查正态分布表，由 Z 求 p，即查找各等级或各组在等距的情况下应有的比率；③用比率乘以本次常模取样的总人数（3144）得到各等级应该有的人数；④查看这一等级的最大值与最小值，确定得分范围，以此得到 1～10 级的各个等级的得分范围。

四、常模结果

考虑到样本量要均衡，因文化程度人口学变量下的"从未上过学"和"小学"样本人数较少，故考虑将其合并，将"高中（含中专）""大专""大学本科及以上"三个样本合并。同时考虑到样本量过少，不适合做全国取样常模的参考样本，将残疾类型人口学变量下的"智力残疾"和"精神残疾"两个残疾类型取消，不予生成常模。

（一）不同性别残疾人的心理健康量表常模

根据性别因素进行区分，分为男性和女性残疾人心理健康量表常模，具体结果见表 5.10 和表 5.11。

表 5.10　男性残疾人心理健康量表常模

因素	1	2	3	4	5	6	7	8	9	10	M	SD
F1	13~18	19~25	26~30	31~35	36~40	41~45	46~52	53~58	59~63	64~65	40.57	8.92
F2	8~11	12~15	16~20	21~23	24~26	27~30	31~34	35~38	39	40	26.46	6.00
F3	6~7	8~10	11~13	14~16	17~19	20~21	22~24	25~28	29	30	18.70	4.59
F4	5~6	7~9	10~12	13~15	16~17	18~19	20~21	22~23	24	25	16.77	4.00
F5	3	4	5~6	7~8	9	10~11	12	13	14	15	9.48	2.73
T	35~50	51~71	72~85	86~100	101~111	112~124	125~140	141~156	157~171	172~175	111.98	23.06

表 5.11　女性残疾人心理健康量表常模

因素	1	2	3	4	5	6	7	8	9	10	M	SD
F1	13~17	18~21	22~28	29~34	35~40	41~45	46~51	52~56	57~61	62~65	39.46	9.25
F2	8~11	12~13	14~18	19~23	24~26	27~30	31~33	34~37	38~30	40	26.01	6.42
F3	6	7~9	10~12	13~16	17~18	19~21	22~24	25~27	28~29	30	18.41	4.84

续表

因素	1	2	3	4	5	6	7	8	9	10	M	SD
F4	5	6~8	9~11	12~14	15~17	18~19	20~21	22~23	24	25	16.49	4.09
F5	3	4	5~6	7~8	9	10~11	12	13	14	15	9.21	2.80
T	35~44	45~61	62~80	81~96	97~110	111~125	126~138	139~153	154~166	167~175	109.58	24.26

（二）不同户籍所在地残疾人的心理健康量表常模

按照残疾人户籍所在地区分为城市和农村两种，分别编制了残疾人心理健康的城市和农村常模，如表5.12和表5.13所示。

表5.12 城市户籍残疾人心理健康量表常模

因素	1	2	3	4	5	6	7	8	9	10	M	SD
F1	13~17	18~25	26~31	32~36	37~40	41~46	47~52	53~57	58~62	63~65	40.85	8.82
F2	8~11	12~16	17~20	21~24	25~27	28~31	32~34	35~38	39	40	27.16	5.91
F3	6~7	8~10	11~13	14~16	17~19	20~22	23~24	25~28	29	30	18.87	4.64
F4	5~7	8~10	11~12	13~15	16~17	18~19	20~22	23	24	25	17.09	3.83
F5	3	4	5~6	7~8	9~10	11	12	13	14	15	9.57	2.70
T	35~53	54~72	73~88	89~101	102~113	114~127	128~140	141~155	156~168	169~175	113.54	22.58

表5.13 农村户籍残疾人心理健康量表常模

因素	1	2	3	4	5	6	7	8	9	10	M	SD
F1	13~15	16~22	23~28	29~34	35~39	40~44	45~51	52~57	58~63	64~65	39.28	9.29
F2	8~10	11~12	13~17	18~22	23~26	27~29	30~32	33~37	38~39	40	25.32	6.34
F3	6~7	8~9	10~12	13~16	17~18	19~21	22~24	25~27	28~29	30	18.26	4.75
F4	5	6~8	9~11	12~14	15~16	17~19	20~22	23	24	25	16.17	4.21
F5	3	4	5~6	7~8	9	10~11	12	13	14	15	9.15	2.82
T	35~44	45~61	62~79	80~95	96~108	109~121	122~138	139~153	154~170	171~175	108.19	24.38

（三）不同年龄范围残疾人的心理健康量表常模

按照年龄划分，我们以每10岁为一个年龄组，分别是20岁以下、20~30岁、31~40岁、41~50岁、50岁以上，一共划分为5个年龄组，具体结果如表5.14~表5.18所示。

表5.14 20岁以下年龄范围残疾人心理健康量表常模

因素	1	2	3	4	5	6	7	8	9	10	M	SD
F1	13	14~19	20~25	26~32	33~39	40~44	45~50	51~56	57~61	62~65	37.81	9.98
F2	8	9~11	12~14	15~19	20~24	25~28	29~32	33~35	36~39	40	23.44	6.86
F3	6	7~8	9~11	14~15	16~18	19~21	22~25	26~27	28~29	30	18.06	5.28

104 / 残疾人心理健康服务体系建设 /

续表

因素	1	2	3	4	5	6	7	8	9	10	M	SD
F4	5	6~7	8~10	11~12	13~15	16~18	19~21	22~23	24	25	15.00	4.49
F5	3	4	5	6~7	8~9	10~11	12	13	14	15	8.80	2.96
T	35~40	41~55	56~69	70~88	89~105	106~119	120~137	138~147	148~163	164~175	103.12	26.43

表 5.15　20~30 岁年龄范围残疾人心理健康量表常模

因素	1	2	3	4	5	6	7	8	9	10	M	SD
F1	13~19	20~24	25~30	31~36	37~40	41~44	45~51	52~56	57~62	63~65	40.02	8.60
F2	8~11	12~14	15~19	20~23	24~27	28~30	31~34	35~38	39	40	26.54	6.08
F3	6~7	8~10	11~14	15~16	17~18	19~21	22~24	25~27	28~29	30	18.56	4.39
F4	5~7	8~9	10~12	13~15	16~17	18~19	20~21	22~23	24	25	16.57	3.80
F5	3	4	5~6	7~8	9	10~11	12	13	14	15	9.54	2.62
T	35~55	56~68	69~85	86~101	102~110	111~123	124~138	139~155	156~169	170~175	111.23	22.57

表 5.16　31~40 岁年龄范围残疾人心理健康量表常模

因素	1	2	3	4	5	6	7	8	9	10	M	SD
F1	13~17	18~27	28~32	33~37	38~41	42~47	48~52	49~59	60~64	65	41.90	8.89
F2	8~12	13~17	18~21	22~25	26~28	29~32	33~35	36~38	39	40	28.02	5.74
F3	6~8	9~11	12~14	15~16	17~19	20~22	23~25	26~28	29	30	19.30	4.66
F4	5~7	8~10	11~13	14~16	17~18	19~20	22	23	24	25	17.67	3.67
F5	3	4~5	6	7~9	10	11	12	13	14	15	9.91	2.66
T	35~51	52~77	78~90	91~104	105~116	117~131	132~142	143~161	162~170	171~175	116.80	22.58

表 5.17　41~50 岁年龄范围残疾人心理健康量表常模

因素	1	2	3	4	5	6	7	8	9	10	M	SD
F1	13~16	17~24	25~30	31~36	37~40	41~46	47~52	53~57	58~61	62~65	40.67	8.96
F2	8~10	11~15	16~20	21~24	25~27	28~30	31~34	35~38	39	40	26.94	5.88
F3	6~7	8~10	11~13	14~16	17~18	19~21	22~24	25~27	28~29	30	18.56	4.64
F4	5~7	8~9	10~12	13~15	16~17	18~20	21~22	23	24	25	17.10	3.98
F5	3	4	5~6	7~8	9	10~11	12	13	14	15	9.37	2.73
T	35~48	49~71	72~86	87~100	101~111	112~126	127~142	143~154	155~168	169~175	112.65	23.10

表 5.18　50 岁以上年龄范围残疾人心理健康量表常模

因素	1	2	3	4	5	6	7	8	9	10	M	SD
F1	13~18	19~25	26~30	31~35	36~40	41~45	46~51	52~57	58~62	63~65	39.92	8.71
F2	8~11	12~16	17~20	21~23	24~26	27~29	30~32	33~37	38~39	40	26.12	5.62
F3	6	7~10	11~13	14~16	17~19	20~21	22~24	25~28	29	30	18.43	4.56
F4	5	6~9	10~12	13~15	16~17	18~19	20~21	22~23	24	25	16.75	3.87

续表

因素	1	2	3	4	5	6	7	8	9	10	M	SD
F5	3	4	5～6	7～8	9	10～11	12	13	14	15	9.17	2.78
T	35～55	56～71	72～86	87～97	98～109	110～122	123～135	136～155	156～171	172～175	110.40	21.92

（四）不同文化程度残疾人的心理健康量表常模

考虑到残疾人的文化程度实际情况，本书将其分为小学（及以下）、初中和高中（及以上）文化程度 3 个组，结果如表 5.19～表 5.21 所示。

表 5.19　小学（及以下）文化程度残疾人心理健康量表常模

因素	1	2	3	4	5	6	7	8	9	10	M	SD
F1	13～15	16～22	23～28	29～34	35～39	40～43	44～49	50～55	56～59	60～65	38.34	8.59
F2	8～10	11～14	15～19	20～22	23～25	26～28	29～32	33～35	36～38	39～40	25.11	5.57
F3	6	7～9	10～12	13～15	16～18	19～20	21～23	24～25	26～29	30	17.70	4.46
F4	5	6～9	10～11	12～14	15～16	17～18	19～21	22～23	24	25	16.00	3.87
F5	3	4	5	6～7	8～9	10～11	12	13	14	15	8.96	2.79
T	35～47	48～66	67～80	81～94	95～106	107～118	119～133	134～146	147～159	160～175	106.11	21.80

表 5.20　初中文化程度残疾人心理健康量表常模

因素	1	2	3	4	5	6	7	8	9	10	M	SD
F1	13～16	17～22	23～28	29～34	35～40	41～45	46～51	52～56	57～61	62～65	39.56	9.20
F2	8～11	12	13～17	18～23	24～26	27～30	31～33	34～37	38～39	40	25.85	6.50
F3	6～7	8～9	10～12	13～16	17～18	19～21	22～24	25～27	28～29	30	18.39	4.77
F4	5	6～8	9～11	12～14	15～17	18～19	20～21	22～23	24	25	16.46	4.26
F5	3	4	5～6	7～8	9	10～11	12	13	14	15	9.23	2.74
T	35～44	45～61	62～80	81～97	98～110	111～124	125～138	139～153	154～168	169～175	109.50	24.43

表 5.21　高中（及以上）文化程度残疾人心理健康量表常模

因素	1	2	3	4	5	6	7	8	9	10	M	SD
F1	13～21	22～28	29～33	34～38	39～42	43～48	49～54	55～61	62～64	65	43.15	8.77
F2	8～14	15～17	18～21	22～25	26～28	29～32	33～36	37～38	39	40	28.39	6.00
F3	6～9	10～12	13～15	16～17	18～20	21～23	24～26	27～28	29	30	20.00	4.59
F4	5～8	9～11	12～13	14～16	17～18	19～20	21～22	23	24	25	17.76	3.70
F5	3	4～5	6～7	8～9	10	11	12	13	14	15	10.08	2.62
T	35～65	66～80	81～94	95～106	107～117	118～132	133～148	149～164	165～174	175	119.38	22.55

（五）不同残疾等级残疾人的心理健康量表常模

根据残疾等级划分，我们区分为一级到四级共 4 个等级，不同等级的残疾人心理健康量表常模如表 5.22～表 5.25 所示。

表 5.22　一级残疾人心理健康量表常模

因素	1	2	3	4	5	6	7	8	9	10	M	SD
F1	13～14	15～21	22～27	28～35	36～40	41～46	47～52	53～57	58～63	64～65	39.92	10.07
F2	8～10	11	12～16	17～21	22～25	26～29	30～33	34～37	38～39	40	24.95	6.96
F3	6	7～8	9～12	13～16	17～19	20～22	23～25	26～28	29	30	18.71	5.25
F4	5	6～7	8～10	11～14	15～16	17～19	20～21	22～23	24	25	16.13	4.47
F5	3	4	5	6～8	9	10～11	12	13	14	15	9.35	2.98
T	35～42	43～56	57～75	76～95	96～110	111～125	126～140	141～157	158～168	169～175	109.06	26.71

表 5.23　二级残疾人心理健康量表常模

因素	1	2	3	4	5	6	7	8	9	10	M	SD
F1	13～17	18～23	24～29	30～35	36～39	40～44	45～50	51～55	56～60	61～64	39.43	8.58
F2	8～11	12～16	17～19	20～23	24～26	27～29	30～33	34～37	38～39	40	25.99	5.76
F3	6～7	8～10	11～13	14～16	17～18	19～21	22～24	25～26	27～28	29～30	18.24	4.35
F4	5～8	9	10～12	13～14	15～16	17～19	20～21	22～23	24	25	16.41	3.83
F5	3	4	5～6	7～8	9	10～11	12	13	14	15	9.25	2.64
T	35～52	53～70	71～84	85～97	98～109	110～121	122～136	137～151	152～162	163～173	109.31	21.82

表 5.24　三级残疾人心理健康量表常模

因素	1	2	3	4	5	6	7	8	9	10	M	SD
F1	13～18	19～25	26～29	30～34	35～39	40～45	46～51	52～56	57～61	62～65	39.79	8.72
F2	8～11	12～14	15～19	20～23	24～27	28～30	31～34	35～37	38～39	40	26.40	6.01
F3	6～7	8～10	11～13	14～16	17～18	19～21	22～24	25～27	28～29	30	18.26	4.52
F4	5	6～9	10～12	13～14	15～17	18～19	20～21	22～23	24	25	16.64	3.96
F5	3	4	5～6	7～8	9	10～11	12	13	14	15	9.30	2.71
T	35～51	52～67	68～84	85～98	99～110	111～123	124～138	139～155	156～166	167～175	110.38	22.84

表 5.25　四级残疾人心理健康量表常模

因素	1	2	3	4	5	6	7	8	9	10	M	SD
F1	13～17	18～25	26～31	32～37	38～41	42～46	47～52	53～58	59～64	65	41.43	8.95
F2	8～11	12～17	18～21	22～24	25～28	29～31	32～34	35～38	39	40	27.76	5.79
F3	6～8	9～11	12～13	14～16	17～19	20～22	23～25	26～28	29	30	19.23	4.68
F4	5～7	8～10	11～13	14～15	16～18	19～20	21～22	23	24	25	17.46	3.83
F5	3	4	5～6	7～8	9～10	11	12	13	14	15	9.60	2.75
T	35～54	55～74	75～90	91～103	104～113	114～129	130～142	143～163	164～174	175	115.48	22.86

（六）不同残疾类型残疾人的心理健康量表常模

由于智力残疾和精神残疾的人数偏少，我们将残疾类型划分为 3 种类型，分别是视力残疾、听力语言残疾和肢体残疾，其心理健康量表常模如表 5.26～表 5.28 所示。

表 5.26　视力残疾人心理健康量表常模

因素	1	2	3	4	5	6	7	8	9	10	M	SD
F1	13～14	15～25	26～31	32～36	37～40	41～45	46～52	53～58	59～62	63～65	40.72	8.75
F2	8～11	12～16	17～20	21～24	25～27	28～30	31～34	35～38	39	40	27.16	5.86
F3	6	7～11	12～14	15～17	18	19～21	22～24	25～28	29	30	18.71	4.28
F4	5～6	7～10	11～12	13～15	16～17	18～19	20～21	22～23	24	25	16.95	3.88
F5	3	4～5	6	7～9	10	11	12	13	14	15	9.76	2.60
T	35～43	44～75	76～89	90～101	102～113	114～124	125～140	141～158	159～168	175	113.30	21.98

表 5.27　听力语言残疾人心理健康量表常模

因素	1	2	3	4	5	6	7	8	9	10	M	SD
F1	13～17	18～21	22～28	29～35	36～40	41～46	47～51	52～57	58～62	63～65	39.91	9.51
F2	8～10	11	12～16	17～22	23～26	27～29	30～32	33～37	38～39	40	25.24	6.55
F3	6	7～9	10～12	13～16	17～19	20～22	23～25	28	29	30	18.77	4.98
F4	5	6～8	9～10	11～14	15～16	17～19	20～21	22～23	24	25	16.25	4.33
F5	3	4	5～6	7～8	9	10～11	12	13	14	15	9.34	2.80
T	35～44	45～60	61～76	77～97	98～110	111～125	126～139	140～154	155～168	169～175	109.51	25.16

表 5.28　肢体残疾人心理健康量表常模

因素	1	2	3	4	5	6	7	8	9	10	M	SD
F1	13～19	20～26	27～30	31～36	37～40	41～46	47～51	52～57	58～62	63～65	40.63	8.67
F2	8～11	12～16	17～20	21～24	25～27	28～31	32～34	35～38	39	40	27.10	5.86
F3	6～8	9～10	11～13	14～16	17～19	20～21	22～24	25～27	28～29	30	18.64	4.61
F4	5～7	8～9	10～13	14～15	16～17	18～20	21～22	23	24	25	17.15	3.80
F5	3	4	5～6	7～8	9	10～11	12	13	14	15	9.38	2.73
T	35～55	56～72	73～87	88～101	102～111	112～126	127～140	141～155	156～170	171～175	112.90	22.56

（七）总体残疾人的评分标准

总体残疾人心理健康量表常模如表 5.29 所示。

表 5.29　总体残疾人心理健康量表常模

因素	1	2	3	4	5	6	7	8	9	10	M	SD
F1	13～17	18～23	24～29	30～35	36～40	41～45	46～51	52～57	58～62	63～65	40.09	9.08
F2	8～11	12～14	15～19	20～23	24～26	27～30	31～34	35～38	39	40	26.27	6.19

续表

因素	1	2	3	4	5	6	7	8	9	10	M	SD
F3	6~7	8~10	11~13	14~16	17~19	20~21	22~24	25~27	28~29	30	18.57	4.70
F4	5~6	7~9	10~12	13~14	15~17	18~19	20~21	22~23	24	25	16.65	4.04
F5	3	4	5~6	7~8	9	10~11	12	13	14	15	9.37	2.76
T	35~48	49~66	67~83	84~98	99~110	111~124	125~139	140~154	155~168	169~175	110.94	23.62

以上常模表中，残疾人心理健康量表的标准分常模采用标准 10 分，分数范围为 1~10 分，平均数为 5.5，标准差为 1.5。结果解释如下：3 分以下（含 3 分）属于低分，8 分以上（含 8 分）属于高分，4~7 分为中间状态。

五、分析与讨论

本书假设，与残疾人心理健康发生关联而且可以作为区分标准化样组的变量有性别、户籍、年龄范围、文化程度、残疾等级和残疾类型。因此，本书在不同性别、户籍、年龄范围、文化程度、残疾等级和残疾类型上分别建立原始分常模，并用平均数和标准差表示。然后在原始分常模的标准上按照标准 10 分的计分规则将原始得分进行标准化处理，得到 20 个常模分对照表。把原始得分划分为 10 个等级，即等级 1~10，分别对应 1~10 分，其中 3 分以下（含 3 分）属于低分，8 分以上（含 8 分）属于高分，4~7 分为中间状态。有了这 20 个原始分常模对照表，被试可以在做完测试后，由施测人员区分维度，把分数相加得到总分，再对照不同类型的常模表对被试的测试结果做出解释，方便且快捷。此外，本书常模的被试来自全国各地，具有较好的代表性，对于中国残疾人的心理健康水平的测评有较好的参照作用。

第六章

残疾人心理健康量表的试用及其服务需求调查

本书在编制、修订和完善残疾人心理健康量表的基础上，以自编的积极心理学取向的残疾人心理健康量表为调查工具，了解残疾人心理健康的现状，探讨影响残疾人心理健康的因素，同时调查了解残疾人心理健康服务的需求特点及残疾人心理健康服务目前的建设和运行情况，为后续的残疾人心理健康服务体系建设提供参考依据。残疾人心理健康服务的需求调查将从残疾人对自我心理健康的评估、残疾人对心理健康服务的认识与接纳程度、残疾人心理健康服务的需求意愿、残疾人心理健康服务的目标、残疾人心理健康服务的具体内容、残疾人心理健康服务的形式和残疾人心理健康活动的开展情况等7个维度进行。

第一节　残疾人心理健康状况的现状调查

一、研究目的

使用修订后的残疾人心理健康量表及制定的常模，从积极心理学视角调查了解残疾人的心理健康现状，考察残疾人的心理健康在经过常模转化后的标准分得分在性别、户籍、年龄范围、文化程度、残疾等级和残疾类型6个人口学变量上的差异。

二、研究方法

（一）研究对象

本书采用的抽样方式为分层随机抽样，在北京、广东、甘肃、贵州等10个省市内进行取样，共选取860名残疾人为调查对象，发放860份问卷，回收问卷813份，其中有效问卷为746份，问卷有效率为91.8%。其中男性有421人（56.4%），女性有325人（43.6%）；城市户籍的有299人（40.1%），农村户籍的有447人（59.9%）。年龄为16～70岁，其中，20岁以下的有76人（10.2%），20～30岁的有209人（28.0%），31～40岁的有118人（15.8%），41～50岁的有196人（26.3%），50岁以上的有147人（19.7%）。受教育程度从无到大学本科及以上均有覆盖，其中，从未上过学的有119人（16.0%），小学文化程度的有186人（24.9%），初中文化程度的有264人（35.4%），高中（含中专）文化程度的有105人（14.1%），大专文化程度的有52人（7.0%），大学本科及以上文化程度的有20人（2.7%）。调查包括5种残疾类型，其中，肢体残疾的有388人（52.01%），视力残疾的有112人（15.01%），听力语言残疾的有164人（21.98%），智力残疾的有（由家人填写）35人（4.69%），精神残疾（在正常状态下填写）的有47人（6.30%）。调查包括4个残疾等级，其中，一级残疾的有126人（16.89%），二级残疾的有203人（27.21%），三级残疾的有228人（30.56%），四级残疾的有189人（25.34%）。由比例可见，取样大体均衡。

（二）研究工具

采用前期研究中修订的残疾人心理健康量表，该量表的 α 系数为0.957，各维度与总分的相关系数为 0.789～0.948，各维度之间的相关系数为 0.591～0.813，具有较好的信度和效度，符合心理测量学的要求。

（三）数据处理与统计方法

根据制定的全国常模，本书将残疾人的原始量表得分在 SPSS 中转换为标准 10 分的标准分数据，然后使用标准 10 分运算所得的均值和标准差来做现状分析和差异比较，以保证各维度及总分具有相同的单位，从而更具有可比性。统计工具使用 SPSS19.0。

三、研究结果

（一）残疾人心理健康现状分析

首先从整体上对残疾人心理健康数据进行描述性统计分析，结果见表 6.1。

表 6.1　残疾人心理健康量表总得分及各维度标准分的描述性统计结果

项目	F1	F2	F3	F4	F5	总分
M	5.30	5.27	5.20	5.21	5.19	5.35
SD	1.55	1.59	1.62	1.73	1.86	1.55

根据标准 10 分的划分标准，标准分≤3 分，则划分为低分；标准分≥8 分，则划分为高分。对照总体残疾人心理健康量表常模来看，仅有 69 名调查对象的心理健康程度为"低三"水平，占总体的 9.2%；有 56 名调查对象的心理健康水平达到了"高八"水平，占总体的 7.5%。746 名残疾人的各维度得分和总分的均值均处于中间水平，即对应总体常模参照表中的 5 分水平。这说明残疾人的心理健康水平处于低端的人数多于处于高端的人数。

（二）不同人口学变量的标准分差异检验

本书以性别、户籍、年龄范围、文化程度、残疾等级和残疾类型为自变量，对不同类别残疾人进行差异检验。对不同性别和户籍的残疾人使用 t 检验进行差异比较分析，对不同年龄范围、文化程度、残疾等级和残疾类型的残疾人采用 F 检验进行差异比较分析，再逐对进行多重比较。

1. 不同性别残疾人的心理健康程度差异检验

对不同性别的残疾人在心理健康各维度均分和总均分上的差异进行 t 检验，结果如表 6.2 所示。

表 6.2 残疾人心理健康量表总均分和各维度均分在性别上的差异检验

项目	男	女	t	p
人际和谐与社会适应	5.36±1.62	5.22±1.46	1.17	0.242
积极自我概念	5.27±1.56	5.28±1.62	−0.05	0.958
幸福感体验	5.25±1.65	5.14±1.58	0.90	0.367
爱情婚姻满意度	5.20±1.76	5.23±1.69	−0.26	0.792
乐于工作	5.28±1.87	5.08±1.85	1.48	0.140
总均分	5.38±1.60	5.30±1.49	0.73	0.464

表 6.2 的结果表明，不同性别残疾人在各维度均分和总均分上的差异均不显著。

2. 不同户籍残疾人的心理健康程度差异检验

对不同户籍的残疾人在心理健康各维度均分和总均分上的差异进行 t 检验，结果如表 6.3 所示。

表 6.3 残疾人心理健康量表总均分与各维度均分在户籍上的差异检验

项目	城市	农村	t	p
人际和谐与社会适应	5.47±1.50	5.19±1.57	2.43	0.015
积极自我概念	5.39±1.60	5.19±1.58	1.71	0.088
幸福感体验	5.50±1.52	5.01±1.65	4.08	<0.001
爱情婚姻满意度	5.26±1.73	5.18±1.73	0.68	0.499
乐于工作	5.51±1.75	4.98±1.91	3.83	<0.001
总均分	5.52±1.51	5.23±1.57	2.54	0.011

表 6.3 结果表明，除积极自我概念和爱情婚姻满意度之外，城市残疾人各维度均分及总均分均显著高于农村残疾人，表明城市户籍比农村户籍残疾人的人际更加和谐，幸福感更高，更加乐于工作，总体的心理健康水平更高。

3. 不同年龄范围残疾人的心理健康程度差异检验

对不同年龄范围的残疾人在心理健康各维度均分和总均分上的差异进行 F 检验，结果如表 6.4 所示。

表 6.4 残疾人心理健康量表总均分与各维度均分在年龄上的差异检验

项目	年龄范围	$M±SD$	F	p	LSD
人际和谐与 社会适应	20 岁以下①	4.82±1.54	4.2	0.002	③>②④⑤>①
	20~30 岁②	5.21±1.26			

续表

项目	年龄范围	$M \pm SD$	F	p	LSD
人际和谐与 社会适应	31～40 岁③	5.71±1.86	4.2	0.002	③>②④⑤>①
	41～50 岁④	5.32±1.62			
	50 岁以上⑤	5.32±1.50			
积极自我 概念	20 岁以下①	4.53±1.69	8.564	<0.001	③>①②④⑤ ②④⑤>① ④>⑤
	20～30 岁②	5.32±1.45			
	31～40 岁③	5.82±1.70			
	41～50 岁④	5.32±1.58			
	50 岁以上⑤	5.10±1.47			
幸福感体验	20 岁以下①	4.88±1.74	2.809	0.025	③>①②④⑤
	20～30 岁②	5.11±1.25			
	31～40 岁③	5.61±1.80			
	41～50 岁④	5.18±1.74			
	50 岁以上⑤	5.20±1.62			
爱情婚姻 满意度	20 岁以下①	4.29±1.76	11.899	<0.001	③>①②④⑤ ②④⑤>① ④>②
	20～30 岁②	5.10±1.36			
	31～40 岁③	5.96±1.97			
	41～50 岁④	5.28±1.78			
	50 岁以上⑤	5.16±1.66			
乐于工作	20 岁以下①	4.51±2.10	7.204	<0.001	③>①②④⑤ ②④⑤>① ②>⑤
	20～30 岁②	5.37±1.55			
	31～40 岁③	5.77±2.11			
	41～50 岁④	5.15±1.89			
	50 岁以上⑤	4.87±1.75			
总均分	20 岁以下①	4.71±1.58	7.125	<0.001	③>①②④⑤ ②④⑤>①
	20～30 岁②	5.34±1.27			
	31～40 岁③	5.89±1.78			
	41～50 岁④	5.33±1.61			
	50 岁以上⑤	5.27±1.50			

　　表 6.4 结果表明，不同年龄范围残疾人的得分差异均显著。经多重比较可知，31～40 岁年龄范围的残疾人的得分均显著高于其他年龄范围的得分；20 岁以下年龄范围的残疾人的得分均显著低于其他年龄范围的得分；41～50 岁年龄范围的残疾人的得分在"积极自我概念"上的得分显著高于 50 岁以上年龄范围的得分，且在"爱情婚姻满意度"上的得分显著高于 20～30 岁年龄范围的得分；20～30 岁年龄范围的残疾人在"乐于工作"上的得分显著高于 50 岁以上年龄范围的得分。

4. 不同文化程度残疾人的心理健康程度差异检验

对不同文化程度残疾人在心理健康各维度均分和总均分上的差异进行 F 检验，结果如表 6.5 所示。

表 6.5 残疾人心理健康量表总均分与各维度均分在不同文化程度上的差异检验

项目	文化程度	$M \pm SD$	F	p	LSD
人际和谐与 社会适应	从未上过学①	4.89±1.23	10.547	<0.001	⑥>①②③④ ⑤>①②③ ④>①②③ ②③>①
	小学②	5.15±1.59			
	初中③	5.29±1.46			
	高中（含中专）④	5.42±1.49			
	大专⑤	5.81±1.67			
	大学本科及以上⑥	7.30±2.13			
积极自我概念	从未上过学①	4.71±1.31	8.461	<0.001	⑥>①②③④ ⑤>①②③ ④>①②③ ②③>①
	小学②	5.23±1.45			
	初中③	5.29±1.61			
	高中（含中专）④	5.36±1.56			
	大专⑤	5.88±1.76			
	大学本科及以上⑥	6.75±2.17			
幸福感体验	从未上过学①	4.86±1.50	8.428	<0.001	⑥>①②③④ ⑤>①②③ ④>①②③ ②③>① ③>②
	小学②	4.94±1.65			
	初中③	5.26±1.54			
	高中（含中专）④	5.48±1.57			
	大专⑤	5.75±1.58			
	大学本科及以上⑥	7.05±1.90			
爱情婚姻 满意度	从未上过学①	4.59±1.46	7.106	<0.001	⑥>①②③ ⑤>①②③ ④>①②③ ②③>①
	小学②	5.27±1.69			
	初中③	5.21±1.76			
	高中（含中专）④	5.27±1.46			
	大专⑤	5.77±1.95			
	大学本科及以上⑥	6.60±2.46			
乐于工作	从未上过学①	4.56±1.66	12.255	<0.001	⑥>①②③④ ⑤>①②③ ④>①②③ ②③>①
	小学②	5.09±1.92			
	初中③	5.15±1.73			
	高中（含中专）④	5.39±1.72			
	大专⑤	5.87±2.05			
	大学本科及以上⑥	7.65±2.03			

续表

项目	文化程度	$M \pm SD$	F	p	LSD
总均分	从未上过学①	4.85±1.22	10.161	<0.001	⑥>①②③④ ⑤>①②③ ④>①②③ ②③>①
	小学②	5.22±1.58			
	初中③	5.35±1.49			
	高中（含中专）④	5.46±1.54			
	大专⑤	6.02±1.67			
	大学本科及以上⑥	7.05±1.99			

表 6.5 结果表明，不同文化程度的残疾人在各维度均分和总均分上均具有显著差异。经多重比较可知，从未上过学的残疾人的得分均显著低于其他文化程度的得分；除"爱情婚姻满意度"维度外，大学本科及以上文化程度的残疾人在其余维度上的得分均显著高于从未上过学、小学、初中和高中（含中专）文化程度的得分；高中（含中专）和大专文化程度的残疾人的得分均显著高于从未上过学、小学、初中文化程度的得分；小学和初中文化程度的残疾人的得分均显著高于从未上过学的得分；初中文化程度的残疾人在"幸福感体验"上的得分显著高于小学文化程度的得分。

5. 不同残疾等级残疾人的心理健康程度比较

对不同残疾等级的残疾人在心理健康各维度均分和总均分上的差异进行 F 检验，结果如表6.6所示。

表 6.6 残疾人心理健康量表总均分与各维度均分在残疾等级上的差异检验

项目	残疾等级	$M \pm SD$	F	p	LSD
人际和谐与社会适应	一级①	5.37±1.72	8.938	<0.001	④>①②③
	二级②	5.04±1.44			
	三级③	5.11±1.40			
	四级④	5.76±1.62			
积极自我概念	一级①	4.99±1.53	13.736	<0.001	④>①②③ ③>①②
	二级②	4.99±1.49			
	三级③	5.18±1.48			
	四级④	5.88±1.70			
幸福感体验	一级①	4.96±1.55	9.61	<0.001	④>①②③
	二级②	4.99±1.39			
	三级③	5.23±1.68			
	四级④	5.71±1.78			

续表

项目	残疾等级	$M\pm SD$	F	p	LSD
爱情婚姻满意度	一级①	4.95±1.52	10.448	<0.001	④>①②③ ③>①
	二级②	5.04±1.64			
	三级③	5.06±1.83			
	四级④	5.80±1.85			
乐于工作	一级①	4.95±1.78	2.37	0.069	
	二级②	5.03±1.63			
	三级③	5.03±2.03			
	四级④	5.77±1.97			
总均分	一级①	5.11±1.39	11.15	<0.001	④>①②③
	二级②	5.16±1.46			
	三级③	5.24±1.60			
	四级④	5.89±1.66			

表 6.6 结果表明，不同残疾等级的残疾人除在"乐于工作"维度上的得分差异不显著外，在其余维度上的得分均具有显著差异。经多重比较可知，残疾等级为四级的残疾人的得分均显著高于其他等级的残疾人的得分；残疾等级为三级的残疾人在"积极自我概念"上的得分显著高于残疾等级为一级和二级的残疾人的得分；残疾等级为三级的残疾人在"爱情婚姻满意度"上的得分显著高于残疾等级为一级的残疾人的得分。

6. 不同残疾类型的残疾人的心理健康程度比较

对不同残疾类型的残疾人在心理健康各维度均分和总均分上的差异进行 F 检验，结果如表 6.7 所示。

表 6.7　残疾人心理健康量表总均分与各维度均分在残疾类型上的差异检验

项目	残疾类型	$M\pm SD$	F	p	LSD
人际和谐与社会适应	视力残疾①	5.21±1.61	3.725	0.005	①②④>③ ①②④>⑤ ④>①
	听力语言残疾②	5.37±1.58			
	智力残疾③	4.69±1.66			
	肢体残疾④	5.42±1.47			
	精神残疾⑤	4.74±1.65			
积极自我概念	视力残疾①	5.23±1.70	3.692	0.006	①>②③⑤ ④>②③⑤ ②>⑤
	听力语言残疾②	5.18±1.54			
	智力残疾③	4.97±1.52			
	肢体残疾④	5.44±1.58			
	精神残疾⑤	4.60±1.36			

续表

项目	残疾类型	$M \pm SD$	F	p	LSD
幸福感体验	视力残疾①	5.06±1.47	3.365	0.010	①②④>③ ①④>⑤
	听力语言残疾②	5.27±1.63			
	智力残疾③	4.60±1.67			
	肢体残疾④	5.33±1.63			
	精神残疾⑤	4.68±1.63			
爱情婚姻满意度	视力残疾①	4.93±1.81	6.819	<0.001	①②④>③ ①②④>⑤ ④>②
	听力语言残疾②	5.20±1.84			
	智力残疾③	4.26±1.52			
	肢体残疾④	5.45±1.64			
	精神残疾⑤	4.64±1.54			
乐于工作	视力残疾①	5.34±1.78	4.508	0.001	①>②③④⑤ ②④>③ ②④>⑤
	听力语言残疾②	5.12±2.03			
	智力残疾③	4.03±1.96			
	肢体残疾④	5.32±1.77			
	精神残疾⑤	4.89±1.84			
总均分	视力残疾①	5.27±1.57	4.28	0.002	①②④>③ ①②④>⑤ ④>②
	听力语言残疾②	5.35±1.55			
	智力残疾③	4.74±1.69			
	肢体残疾④	5.50±1.51			
	精神残疾⑤	4.72±1.54			

表 6.7 结果表明，不同文化程度的残疾人的得分均具有显著差异。经多重比较可知，视力、听力语言和肢体残疾类型的残疾人在总均分和"人际和谐与社会适应""幸福感体验""爱情婚姻满意度"上的得分均显著高于智力和精神残疾类型的残疾人的得分；视力和肢体残疾类型的残疾人在"积极自我概念"上的得分显著高于听力语言、智力和精神残疾类型的残疾人的得分；视力残疾类型的残疾人在"人际和谐与社会适应"上的得分显著低于肢体残疾类型的残疾人的得分；听力语言残疾类型的残疾人在"积极自我概念"上的得分显著高于精神残疾类型的残疾人的得分；听力语言残疾类型和肢体残疾类型的残疾人在"乐于工作"上的得分显著高于智力和精神残疾类型的残疾人的得分。

四、分析与讨论

研究采用修订后的残疾人心理健康量表对全国 746 名残疾人进行调查，结果显示，全国残疾人心理健康的总均分为 109.03 分。为试用常模效用，将量表原始分转换为标准分进行比较。研究结果表明，与总体残疾人心理健康量表常模相比，我国目前残疾人的心理健康水平属于中等水平。各维度的平均得分与残疾人心理健康量表常模相比也处于中间水平。可见，从积极角度探讨残疾人的心理健康状况所得到的结果和以往研究有所不同，残疾人群体的心理健康和心理健康环境也是需要得到肯定的。

研究结果表明，残疾人的心理健康水平在户籍、年龄范围、文化程度、残疾等级、残疾类型方面的差异显著，但是在性别方面的差异不显著，这与闫洪丰等（2013）的研究结果一致。但男性得分还是略高于女性，说明男性的心理健康水平略微高于女性，这一结果与王秀和何裕民（2012）对普通人群的研究结果大致相符。可见，社会大环境更容易对女性施加压力，在对压力调节不当时，就容易对其心理健康产生不利影响。李欢等（2012）的研究表明，农村残疾人的心理症状较城市残疾人更明显，而本书结果显示，农村户籍残疾人的心理健康得分显著低于城市户籍残疾人群体，正好印证了前人的研究结果。除此之外，也有研究佐证过，户籍确实是一个客观存在而且会显著影响心理健康水平的因素（郭振友等，2014）。在对不同年龄范围的残疾人的心理健康进行分析后得出，20 岁以下年龄范围的残疾人心理健康得分低于其余年龄范围的残疾人，这是由于 20 岁以下（含16 岁及以上）正处于人格塑造与发展的时期，最容易产生同一性混乱的危机，如果不能有效地解决危机，其就会没有归属感，为人冷漠，缺少关爱意识，加上残疾这一客观因素，难免会产生不合理认知，从而影响心理健康。但教育可以提高心理健康水平，尤其是特殊群体的心理健康与文化程度是呈正相关的（牟生调，2016）。也就是说，受教育程度越高，个体的心理健康状况越好，这与本书研究结果相一致。本书中，肢体残疾者的调查人数是 5 种残疾类型中所占比例最大的一种，他们的心理健康水平也比其他类型的高。最后，二级残疾者相对于一级残疾者来说有一定的生活自理能力，能负担一部分生活压力，但却不如三级、四级残疾者那样有更高的工作与生活能力，所以在社会与家庭中会相对遭受更多的困难与挫折，导致其心理健康状况最差。本书结论也进一步验证了李楠柯等（2015）的研究结果。

第二节　残疾人领悟社会支持与心理健康的关系

一、研究目的

本书拟使用修订后的残疾人心理健康量表和领悟社会支持量表（Perceived Social Support Scale，PSSS），从积极心理学视角探讨残疾人的心理健康现状与领悟社会支持之间的关系，以便进一步地了解影响残疾人心理健康的因素。

二、研究方法

（一）研究对象

采用整群分层抽样的方法在贵州、重庆、山东、河北、广东、河南以及陕西等省市发放问卷，共收回有效问卷431份。其中，男性有256人（59.4%），女性有175人（40.6%）；城市居民151人（35.0%），农村居民有280人（65.0%）；先天残疾的有205人（47.6%），后天残疾的有226人（52.4%）；视力残疾的有61人（14.2%），听力语言残疾的有236人（54.8%），智力残疾的有19人（4.4%），肢体残疾的有98人（22.7%），精神残疾的有17人（3.9%）；一级残疾的有176人（40.8%），二级残疾的有126人（29.2%），三级残疾的有88人（20.4%），四级残疾的有41人（9.5%）；未婚的有274人（63.6%），已婚有配偶的有116人（26.9%），离婚的有22人（5.1%），丧偶的有19人（4.4%）。

（二）研究工具

姜乾金（2001）根据Zimet等编制的领悟社会支持量表的修订版。它由家庭支持、朋友支持以及重要他人支持3个分量表组成，每个量表各有4个条目，共包含12个条目，采用李克特7点计分，1表示"极不同意"，7表示"极同意"。得分越高，表明社会支持度越高。本书中，3个分量表的α系数为0.724～0.817（朋友支持0.724、家庭支持0.806、重要他人支持0.817）。

李祚山（2011）编制的残疾人心理健康量表。该量表由人际和谐与社会适应、积极自我概念、幸福感体验、爱情婚姻满意度以及乐于工作5个维度组成，分别有13、8、6、5、3个条目，共35个条目，采用李克特5点计分，1表示"完全不符合"，5表示"完全符合"。得分越高，表明心理健康水平越高。本书中，5个维度的α系数为0.751～0.864（乐于工作0.751、爱情婚姻满意度0.776、幸福感体验0.802、积极自我概念0.816、人际和谐与社会适应0.864）。

（三）施测程序和数据处理

将两个量表装订为成套问卷，采用纸笔施测，由专业人员指导完成该问卷，问卷填写均无时间限制，采用无记名方式，要求被试做出独立的、不受任何影响的自我评定，测试结束后统一回收问卷。采用SPSS19.0对样本数据进行统计分析与处理。

三、研究结果

（一）残疾人心理健康与领悟社会支持的描述性分析

对残疾人心理健康各维度和领悟社会支持总分及各维度分从整体上进行描述性统计分析，结果见表 6.8。

表 6.8　残疾人心理健康与领悟社会支持的描述性分析

因子	M	SD
人际和谐与社会适应	3.19	0.65
积极自我概念	3.22	0.67
幸福感体验	3.28	0.79
爱情婚姻满意度	3.36	0.78
乐于工作	3.22	0.91
心理健康总均分	3.24	0.62
家庭支持	4.69	1.18
朋友支持	4.50	1.07
重要他人支持	4.46	1.16
领悟社会支持总均分	4.55	1.02

表 6.8 结果表明，在心理健康得分上，残疾人的总均分为 3.24，标准差为 0.62，其中各因子的均分为 3.19～3.36，标准差为 0.65～0.91。在领悟社会支持得分上，残疾人的总均分为 4.55，标准差为 1.02，其中各因子的均分为 4.46～4.69，标准差为 1.07～1.18。结果表明，残疾人在心理健康与领悟社会支持及其各维度上的得分均处于中等水平。

（二）心理健康与领悟社会支持各因子的相关分析

将残疾人的心理健康总分与领悟社会支持总分及其各维度得分进行 Pearson 相关分析，结果如表 6.9 所示。

表 6.9　心理健康与领悟社会支持各因子的相关分析

项目	家庭支持	朋友支持	重要他人支持	领悟社会支持总分
人际和谐与社会适应	0.488**	0.499**	0.537**	0.566**
积极自我概念	0.462**	0.382**	0.439**	0.478**
幸福感体验	0.471**	0.512**	0.560**	0.573**
爱情婚姻满意度	0.502**	0.422**	0.457**	0.514**
乐于工作	0.379**	0.412**	0.401**	0.442**
心理健康总分	0.544**	0.527**	0.571**	0.611**

表 6.9 的结果表明，心理健康总分及其各因子得分与领悟社会支持总分及其各因子得分均呈显著正相关，相关系数为 0.379～0.611。其中，领悟社会支持总分与心理健康总分的相关系数最高，心理健康中的乐于工作与领悟社会支持中的家庭支持的相关系数相对最低。

（三）领悟社会支持对心理健康的回归分析

本书采用逐步法进行回归分析，以领悟社会支持中的家庭支持、朋友支持以及重要他人支持为自变量，以心理健康为因变量，结果如表 6.10 所示。

表 6.10 领悟社会支持对心理健康的逐步回归分析

进入因子	B	R	R^2	ΔR^2	t
重要他人支持	1.438	0.571	0.327	0.327	5.103***
朋友支持	0.957	0.602	0.362	0.036	3.290***
家庭支持	0.852	0.613	0.375	0.013	2.996**

表 6.10 的结果表明，3 个预测变量可解释心理健康总体状况 37.5%的变异量，其中，重要他人支持对心理健康状况的预测力最大，其解释量为 32.7%，其余依次为朋友支持、家庭支持。

四、分析与讨论

残疾人的领悟社会支持与心理健康各维度均处于中等水平。在领悟社会支持方面，从均值上来看，家庭支持的得分是最高的，说明目前家庭支持在社会支持中占据主导地位。在心理健康方面，从积极心理学角度探讨残疾人的心理健康状况所得到的结果较之前的研究而言要好得多，残疾人展现出积极乐观的一面来应对生活中的困扰，所以残疾人群体的心理健康环境也是需要得到肯定的。

本书相关分析的结果表明，心理健康及其各维度与领悟社会支持及其各维度存在显著正相关，这与已有研究结果一致（冯永强，2011）。领悟社会支持与心理健康维度中的人际和谐与自我适应、幸福感体验、爱情婚姻满意度的相关性相对较高，与乐于工作的相关性相对较低，这可能是因为领悟社会支持是来自家庭、朋友、重要他人的支持，这些支持都能够有效地帮助个体更好地适应环境，拥有良好的人际关系，个体的幸福感也会随之上升。家庭支持不仅仅指原生家庭的支持，也包括自身组建的核心家庭的支持，伴侣的支持会提高个体的爱情婚姻满意度。领悟社会支持给予残疾人的帮助在很大程度上都是与生活息息相关的，而给予其工作上的支持较少，残疾人在工作中需要更为专业的建议与职业心理的支持。

很多残疾人由于自身生理上的缺陷，对周围的环境比较敏感，不愿意走向工作岗位，选择在家待业，这一部分残疾人无法从工作中获得成就感与满足感。

回归分析结果表明，领悟社会支持能够减少残疾人的焦虑、抑郁等不良情绪，提高其心理健康水平（刘媛等，2009），但领悟社会支持各维度与心理健康水平的相关程度不同。重要他人支持对心理健康具有显著的预测作用，家庭支持与朋友支持的预测作用相对较低。领悟社会支持本质上即主观社会支持，残疾人对主观支持的评价是基于该支持是否能够真正走进其内心深处来进行的，重要他人会受到残疾人的尊重、理解、信任，也就是说，只有当外界的社会支持可以作为心理现实走入残疾人的主观世界，其才能真正发挥维护作用（吴捷等，2017）。虽然家庭与朋友是残疾人最亲密的陪伴者，但如果残疾人对其家人、朋友不认可，他们的支持作用就会变得微乎其微。

第三节　残疾人应对方式、一般自我效能感与心理健康的关系

一、研究目的

本书拟对残疾人心理健康常模进行初步试用，主要使用常模转换后的标准分探讨残疾人的心理健康现状与一般自我效能感和应对方式这两个变量间的相关关系和中介模型。

二、研究方法

（一）研究被试

取样见本章第一节的研究对象部分。

（二）研究工具

采用修订后的残疾人心理健康量表，其总体的 α 系数为 0.957，各维度与总分的相关系数为 0.789～0.948，各维度之间的相关系数为 0.591～0.813，说明该量表具有较好的信度和效度，符合心理测量学的要求。

采用简易应对方式量表（Simplified Coping Style Questionnaire，SCSQ），该量

表被用来评估个体采用什么样的态度或方法来应对困难情境，目前已在我国得到广泛应用。该量表共 20 个条目，分为积极应对与消极应对两个维度，积极应对维度有 12 个条目，消极应对维度有 8 个条目。采用李克特 4 点计分，被试根据自己的实际情况回答，"不采取"记 0 分，"偶尔采取"记 1 分，"有时采取"记 2 分，"经常采取"记 3 分。得分越高，表明被试的应对方式越好。本书中，该量表总的 α 系数为 0.862。

采用一般自我效能感量表（General Self-efficacy Scale，GSES），该量表有一个维度，由 10 个项目组成，采用李克特 4 点计分，"1"表示"完全不正确"，"4"表示"完全正确"，10 个项目的得分相加即量表总分，得分越高，表明被试的一般自我效能感越高。王才康等于 2001 年对该量表进行了翻译和修订，形成中文版，经检验发现其有良好的信效度，其 α 系数为 0.87，重测信度为 0.83，分半信度为 0.82。

（三）数据处理

本书将残疾人的原始量表各维度得分及总分通过制定的常模转换为标准 10 分数据，使用标准 10 分运算所得的均值和标准差来做现状分析和差异比较。采用 SPSS19.0 进行数据的统计和处理。

三、研究结果

（一）残疾人心理健康与应对方式现状分析

746 名调查对象的积极应对方式的平均分为 1.59 分（SD=0.55），低于常模（1.78±0.78）并具有统计学意义（t=-9.33，p<0.001）；消极应对方式平均分为 1.45 分（SD=0.57），同样低于常模（1.59±0.59）并具有统计学意义（t=-6.27，p<0.001）。

（二）残疾人应对方式与心理健康的相关分析

将残疾人的应对方式与心理健康及其各维度得分进行 Pearson 相关分析，结果如表 6.11 所示。

表 6.11　简易应对方式与残疾人心理健康相关分析（N=746）

项目	积极应对	消极应对	F1	F2	F3	F4	F5	总分
积极应对	1							
消极应对	-0.43**	1						

续表

项目	积极应对	消极应对	F1	F2	F3	F4	F5	总分
F1	0.50**	−0.13**	1					
F2	0.45**	−0.07*	0.71**	1				
F3	0.47**	−0.13**	0.80**	0.63**	1			
F4	0.39**	−0.08*	0.69**	0.70**	0.56**	1		
F5	0.41**	−0.10**	0.64**	0.57**	0.64**	0.58**	1	
总分	0.53**	−0.12**	0.94**	0.86**	0.86**	0.82**	0.75**	1

由表 6.11 结果可知，残疾人心理健康总分及各维度得分与应对方式得分均呈显著相关，与消极应对方式均呈负相关，并且与积极应对方式均呈正相关，即应对方式越积极，残疾人的心理健康水平也就越高；应对方式越消极，残疾人的心理健康水平也就越低。

（三）残疾人心理健康与一般自我效能感的相关分析

将残疾人的一般自我效能感与心理健康总分及其各维度得分进行 Pearson 相关分析，结果如表 6.12 所示。

表 6.12　一般自我效能感与残疾人心理健康相关分析（N=746）

项目	一般自我效能感	F1	F2	F3	F4	F5	总分
一般自我效能感	1						
F1	0.54**	1					
F2	0.39**	0.71**	1				
F3	0.56**	0.80**	0.63**	1			
F4	0.34**	0.69**	0.70**	0.56**	1		
F5	0.43**	0.64**	0.57**	0.64**	0.58**	1	
总分	0.53**	0.94**	0.86**	0.86**	0.82**	0.75**	1

由表 6.12 结果可见，一般自我效能感得分与残疾人心理健康总分及各维度得分均呈显著正相关，表明残疾人的一般自我效能感越高，其心理健康水平也就越高。

（四）残疾人心理健康水平的回归分析

为了探讨各因素与残疾人心理健康之间的关系，以残疾人的心理健康量表总分为因变量，以性别、户籍、年龄范围、文化程度、残疾等级、残疾类型、应对方式（积极应对、消极应对）和一般自我效能感为自变量进行多元线性回归分析，结果见表 6.13。

表 6.13　残疾人心理健康量表总得分的多元线性回归分析（N=746）

自变量	偏回归系数			标准化回归系数
	B	SE	t	
文化程度	1.77	0.51	3.46***	0.10
残疾等级	2.44	0.60	4.07***	0.12
积极应对方式	1.21	0.12	10.34***	0.37
消极应对方式	−0.63	0.15	−4.16***	−0.13
一般自我效能感	1.29	0.12	10.97***	0.37

注：调整后的 R^2=0.416。在变量赋值方法上，应对方式按实测值；文化程度按：从未上过学=0，小学=1，初中=2，高中（含大专）=3，大专=4，大学本科及以上=5；残疾等级按：一级=0，二级=1，三级=2，四级=3

表 6.13 结果表明，文化程度、残疾等级、应对方式（积极应对、消极应对）和一般自我效能感 5 个自变量进入最终的回归方程，其中，文化程度、残疾等级、积极应对方式和一般自我效能感得分对残疾人心理健康总分有正向预测作用，即残疾人的文化程度和一般自我效能感越高，心理健康水平越好，且越倾向于采取积极应对方式的残疾人的心理健康水平越高，残疾等级的表现形式为一级到四级，心理健康水平随着残疾严重程度的增加依次递减；而消极应对方式对残疾人心理健康总得分有负向预测作用，也就是说，越倾向于采用消极应对方式的残疾人的心理健康水平越低。调整后的 R^2=0.416，表明这 5 个自变量能解释心理症状总变异的 41.6%（即这 5 个自变量对残疾人心理症状预测正确的概率达 41.6%）。

（五）一般自我效能感在积极应对方式与心理健康之间的中介效应检验

为进一步探讨一般自我效能感、应对方式与残疾人心理健康之间的关系，本书将采用一元线性回归的方法，把积极应对方式（X）作为自变量，把一般自我效能感（M）和残疾人心理健康（Y）作为因变量进行回归分析；然后采用二元回归，把一般自我效能感（M）作为自变量，与应对方式（X）同时进入回归方程，观察 β 值的变化，结果如表 6.14 所示。

表 6.14　积极应对方式、一般自我效能感与残疾人心理健康的回归分析

步骤	预测变量	因变量	SE	β	t	R^2
第一步	积极应对方式	残疾人心理健康	0.10	0.53	16.99***	0.28
第二步	积极应对方式	一般自我效能感	0.03	0.53	16.98***	0.28
第三步	积极应对方式	残疾人心理健康	0.11	0.34	9.97***	0.37
	一般自我效能感		0.12	0.36	10.29***	

表 6.14 结果发现，积极应对方式和一般自我效能得分能够显著预测残疾人心理健康的得分。加入一般自我效能感之后，模型调整后的 R^2 由 28% 提高到 37%。中介效应为 0.19，积极应对方式预测残疾人心理健康的回归系数为 0.53，即总效应为 0.53。中介效应与总效应的比值为 0.36，说明中介效应占总效应的 36%（温忠麟等，2004）。由于第三步中积极应对方式对残疾人心理健康的回归系数仍显著，说明一般自我效能感在积极应对方式与残疾人心理健康中间起到部分中介作用，中介模型见图 6.1。

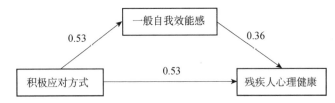

图 6.1　残疾人心理健康、积极应对方式和一般自我效能感的中介模型

（六）一般自我效能感在消极应对方式与残疾人心理健康之间的中介效应检验

进一步探讨一般自我效能感、应对方式与残疾人心理健康之间的中介效应，本书将采用一元线性回归的方法，把消极应对方式（X）作为自变量，把一般自我效能感（M）和残疾人心理健康（Y）作为因变量进行回归分析；然后采用二元回归，把一般自我效能感（M）作为自变量，与消极应对方式（X）同时进入回归方程，观察 β 值的变化，结果如表 6.15 所示。

表 6.15　一般自我效能感在消极应对方式与残疾人心理健康之间的中介效应检验

步骤	预测变量	因变量	SE	β	t	R^2
第一步	消极应对方式	残疾人心理健康	0.17	−0.12	−3.32**	0.013
第二步	消极应对方式	一般自我效能感	0.05	−0.31	−8.90***	0.095
第三步	消极应对方式	残疾人心理健康	0.15	0.49	1.52	0.29
	一般自我效能感		0.12	0.55	16.86***	

表 6.15 结果发现，消极应对方式和一般自我效能得分能够显著预测残疾人心理健康的得分。加入一般自我效能感之后，一般自我效能感得分对残疾人心理健康的回归系数显著，但消极应对方式对残疾人心理健康的回归系数不再显著，说明一般自我效能感在消极应对方式与残疾人心理健康中间起到完全中介作用，模型调整后的 R^2 由 1.3% 提高到 29%，中介模型见图 6.2。

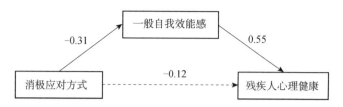

图 6.2　残疾人心理健康、消极应对方式和一般自我效能感的中介模型

四、分析与讨论

本书采用简易应对方式问卷和一般自我效能感问卷来探讨残疾人应对方式和一般自我效能感与心理健康的关系。结果显示，残疾人的心理健康水平与其使用的应对方式呈显著相关，其中，残疾人的心理健康水平与积极应对方式呈极其显著正相关，而与消极应对方式呈极其显著负相关，说明越是采取积极应对方式的残疾人，心理健康水平越高，反之则越低。一般自我效能感与残疾人心理健康呈显著正相关，即一般自我效能感越高，心理健康水平越高。

回归分析表明，残疾人的应对方式、一般自我效能感得分对残疾人的心理健康得分有较好的预测作用。其中，积极应对方式和一般自我效能感得分能正向预测心理健康得分，消极应对方式得分能负向预测心理健康得分。此外，残疾人的文化程度与残疾等级也能正向预测残疾人的心理健康水平，即文化程度越高，残疾人的心理健康水平越高；残疾等级越低，残疾人的心理健康水平越高（赋值方式与残疾等级相反）。但从回归系数上可以看出，对残疾人心理健康预测作用较大的为应对方式与一般自我效能感，可见应对方式与一般自我效能感是影响残疾人心理健康的核心变量。

本书发现，应对方式与残疾人心理健康之间有紧密联系，因此考虑将残疾人心理健康作为自变量，将应对方式（包括积极应对和消极应对）作为因变量，将一般自我效能感作为中介变量，建构一般自我效能感在应对方式与残疾人心理健康之间的中介作用模型。中介效应分析结果表明，一般自我效能感在心理健康与应对方式之间的中介效应显著，与王才康（2002）的研究结果一致。其中，一般自我效能感在积极应对方式与残疾人心理健康中间起到部分中介作用，在消极应对方式与残疾人心理健康中间起到完全中介作用。研究结果表明，消极应对方式主要通过影响一般自我效能感来影响残疾人的心理健康水平，而积极应对方式只是部分地通过一般自我效能感影响残疾人的心理健康水平。也就是说，消极应对方式首先会降低残疾人的一般自我效能感水平，从而降低其心理健康水平；而积极应对方式不仅能通过提升残疾人的一般自我效能感来提升其心理健康水平，也可以直接提升残疾人的心理健康水平。

第四节　残疾人心理健康服务需求状况调查

一、研究目的

拟对残疾人心理健康需求进行调查，全面了解残疾人心理健康服务方面的需求现状及其特点，为建立健全残疾人心理健康服务体系，开展有针对性的心理健康服务提供依据。

二、研究方法

（一）研究对象

本书采用方便取样的原则，选取四川、重庆、江苏、陕西 4 个省市的残疾人为调查对象，共发放问卷 1000 份，收回问卷 1000 份，回收率为 100%，其中有效问卷为 864 份，有效率为 86.4%。其中，重庆 155 人，占 17.9%；四川 178 人，占 20.6%；江苏 152 人，占 17.6%；陕西 379 人，占 43.9%。男性有 449 人，占 52%，女性有 415 人，占 48%。在全国残疾人口中，男性为 4277 万人，占 51.55%；女性为 4019 万人，占 48.45%（第二次全国残疾人抽样调查领导小组，中华人民共和国国家统计局，2006）。本次调查中，视力残疾的有 144 人，占 16.7%；听力语言残疾的有 244 人，占 28.2%；智力残疾的有 21 人，占 2.4%；肢体残疾的有 396 人，占 45.8%；精神残疾的有 59 人，占 6.8%。除肢体残疾类型外，其余均与全国残疾人口比例相接近，表明研究取样合理。

（二）研究工具

采用自编的残疾人心理健康服务需求调查表进行调查。该调查表共包括 28 个封闭式问题，由残疾人对自我心理健康程度的评估、残疾人对心理健康服务的认识与接纳程度、残疾人对心理健康服务的需求意愿、残疾人心理健康服务的目标、残疾人心理健康服务的具体内容、残疾人心理健康服务的形式和残疾人心理健康活动的开展情况等 7 个维度构成。

（三）施测程序和数据处理

本次调查由经过统一培训的调查员在各地残联联络员或社区联络员的陪同下

进行，由专业的调查员辅助残疾人作答，最后当场回收问卷。数据处理采用
SPSS19.0 进行分析。

三、结果与分析

（一）残疾人对自我心理健康程度的评估

该维度通过 5 个问题来调查了解残疾人对未来的希望、自卑与孤独等感受，
以及自我认可程度和残疾人视角下对社会的看法。结果表明，39.7%的残疾人对未
来充满忧虑；在自卑感上，有 31%的残疾人在绝大部分时间里都有过自卑的体验，
只有 24.9%的残疾人从未感到自卑；在孤独感上，26%的残疾人在相当多时间里
会感到孤独；在自我认可程度上，22.7%的残疾人在绝大部分时间里认为残疾对其
自身而言是一种耻辱；在社会看法上，29.1%的残疾人感觉到社会对残疾人存在不
公平对待的现象。从总体上看，1/3 左右的残疾人对自身心理健康状况的认知态度
较为悲观。

（二）残疾人对心理健康服务的认识与接纳程度

在认识程度方面，通过调查残疾人对心理健康重要性的认识与心理健康服务
对于促进他们融入和适应社会以及提升生活质量的作用来进行评估。结果表明，
68.4%的残疾人认为心理健康在生活中占据重要地位。39.3%的残疾人认为心理健
康对残疾人融入并适应社会有一定作用，其中有 22.9%的残疾人认为心理健康有
重要作用。在提升生活质量方面，47.2%的残疾人认为开展心理健康服务活动在提
升生活质量方面有一定作用，其中有 24.3%的残疾人认为有重要作用。也就是说，
残疾人对心理健康服务是有一定认识的，调查表明，超过一半的残疾人意识到了
心理健康服务的重要性。

在接纳程度方面，通过调查残疾人对心理健康服务的必要性和心理健康服务
的专业性的态度来进行评估。结果表明，90.2%的残疾人认为接受心理健康服务是
必要的，在关于是否接受专业的心理咨询方面，其中 80.8%的残疾人认为有必要
接受专业的心理咨询。也就是说，绝大多数残疾人对心理健康服务的接纳程度是
很高的，心理健康服务能够有效改善残疾人的生活态度。

（三）残疾人对心理健康服务的需求意愿

对残疾人需求意愿调查的数据表明，57.2%的残疾人表示有可能会主动寻求心
理健康服务，其中 23.4%的残疾人表达了肯定会去的意愿，33.8%的残疾人选择了
很可能去，只有 4.4%的残疾人表示对此没有相关需求意愿。

（四）残疾人心理健康服务的目标

残疾人心理健康服务的目标由总体目标和具体服务目标构成。在总体目标方面，75.3%的残疾人认为心理健康服务可以帮助残疾人了解或知晓心理健康相关知识，75.6%的残疾人认为心理健康服务可以帮助残疾人减少因自身残疾而引起的自卑感或耻辱感，82.2%的残疾人认为心理健康服务可以帮助残疾人掌握一定的心理调适方法，增强残疾人的自信。

在具体目标方面，希望家庭生活幸福的残疾人占 24.5%；希望获得良好的社会适应的残疾人占 21.2%；希望达到人际和谐目标的残疾人占 19.7%；希望获得乐观心态的残疾人占 14.4%；希望预防心理疾病的残疾人占 8.4%；希望切实解决困惑的残疾人占 7.2%；希望提升康复信心的残疾人占 4.6%。由此表明，残疾人对心理健康服务的目标需求还是很明确的。

（五）残疾人心理健康服务的具体内容

由于残疾人生理和心理问题的特殊性，参考相关专家意见，本书共调查了 10 项具体内容，分别从残疾人家庭生活、社会交往、职业生涯、心理健康知识普及等多个角度入手，具体情况见表 6.16。

表 6.16　残疾人心理健康服务内容调查具体情况

序号	心理健康服务内容	人数（人）	百分比（%）
1	家庭婚姻问题辅导	386	44.7
2	心理保健知识普及	343	39.7
3	子女教育问题辅导	328	38.0
4	工作生活压力缓解	309	35.8
5	情绪调控	287	33.2
6	人际关系冲突处理	215	24.9
7	社会偏见的心理调适	186	21.5
8	求职的心理准备	140	16.2
9	致残心理康复	131	15.2
10	养成良好的品行	123	14.2

表 6.16 结果表明，在"最希望获得的心理健康服务内容"的调查中，接近一半的残疾人选择家庭婚姻问题辅导这个内容，占残疾人总数的 44.7%。此外，心理保健知识普及、子女教育问题辅导、工作生活压力缓解、情绪调控也是受访者较为需要的心理健康服务内容，选择比例均在 30% 以上。选择养成良好的品行的人数最少，仅占 14.2%。

（六）残疾人心理健康服务的形式

残疾人心理健康服务形式的调查主要包含三个部分的内容：一是残疾人自身如何应对心理困扰的现状；二是残疾人更易接受的心理健康服务形式；三是残疾人愿意选择怎样的机构（即为其提供心理健康服务的场所）。

对心理困扰应对方式的调查表明，在遇到心理困扰时，有 39.9%的残疾人倾向于选择求助兼职或专业的心理医生，有 28.8%的残疾人选择从朋友、家人那里寻求支持，而剩余 31.4%的残疾人选择了什么也不做或自己解决。此外，将近半数的残疾人表示并没有从电视、报刊上获得有关残疾人心理健康的知识。通过询问残疾人是否寻求过心理帮助，发现只有 23.1%的残疾人有过寻求心理帮助的经历，占不到总人数的 1/4，此外，25.2%的残疾人表示考虑过但没有找到相关服务机构，这表明当前残疾人心理健康服务工作还存在一定欠缺，导致残疾人无法寻求合适的渠道来解决自身心理问题。

关于残疾人更易选择的心理健康服务形式的调查，其中心理健康服务形式主要有网络心理服务、社区心理服务以及专业的心理服务等方面，具体情况见表 6.17。

表 6.17　残疾人心理健康服务形式具体情况

序号	心理健康服务形式	人数（人）	百分比（%）
1	心理热线	358	41.4
2	专业心理咨询	330	38.2
3	网络心理服务	298	34.5
4	社区组织集体活动	260	30.1
5	心理专题讲座	234	27.1
6	心理黑板报/专栏	224	25.9
7	志愿者服务活动	217	25.1
8	心理宣传手册/资料	147	17.0
9	心理危机干预	83	9.6
10	其他	61	7.1

表 6.17 结果表明，41.4%的残疾人选择了心理热线，38.2%的残疾人选择了专业心理咨询。此外，网络心理服务和社区组织集体活动也是残疾人较为接受的心理服务形式，选择比例均在 30%以上。

调查残疾人期望为其提供心理健康服务的机构，具体结果如表 6.18 所示。结果表明，25.5%的残疾人选择了社区卫生服务站，25.3%的残疾人选择了社区专业心理咨询机构，两者人数趋于相同。该结果表明，以社区为载体的心理健康服务机构是残疾人的首要选择，可见社区在残疾人心理健康服务工作中有着不容小觑的地域优势，即服务的易获得性、便捷性。其余具体情况见表 6.18。

表 6.18　残疾人心理健康服务机构选择调查具体情况

序号	心理健康服务机构	人数（人）	百分比（%）
1	社区卫生服务站	220	25.5
2	社区专业心理咨询机构	219	25.3
3	综合医院	115	13.3
4	精神专科医院	23	2.7
5	私人心理诊所	104	12.0
6	康复中心	139	16.1
7	其他	44	5.1

另外，在回答"您希望设立专门的残疾人心理服务机构吗"这个问题时，75.1%的残疾人持肯定态度，即他们希望设置专门的残疾人心理服务机构。由此可见，残疾人心理健康服务的易获得性和专业性是残疾人较为关注的两个方面。

（七）残疾人心理健康活动的开展情况

在调查残疾人所属社区或相关机构通常多长时间开展一次有关残疾人的心理健康活动时，42.1%的残疾人选择了从未有过，仅有 14.6%的残疾人选择了一个月一次，选择了三个月一次的残疾人占 16.3%，选择了半年一次的残疾人占 12.4%，选择了一年一次的残疾人占 14.7%。在了解开展残疾人心理健康服务的制约因素的调查中，27.9%的残疾人认为没有资金，22.2%的残疾人认为没有专家支持，19.4%的残疾人认为领导重视不够，13.7%的残疾人认为没有相应的政策支持，8.8%残疾人认为相关机构没有设置相应的工作岗位，5%的残疾人认为服务缺乏相应的基础设施。由此可见，目前针对残疾人心理健康而展开的具体行动的力度并不够。

四、残疾人心理健康服务的建议与对策

调查结果表明，残疾人的心理健康现状令人担忧，1/3 左右的残疾人自我评价偏低，对自身心理健康认识不够清晰，可见残疾人在不同程度上可能存在心理健康隐患。近六成残疾人可能会主动寻求心理健康服务，他们对心理健康服务的需求较高，表明残疾人的心理健康服务需求意愿较高。家庭问题是残疾人十分重视的心理健康问题之一，其中家庭婚姻问题尤为突出。

调查结果显示，我国残疾人自身应对心理困扰的方式较为局限，主要方式是

求助兼职或专业的心理医生。此外，我国残疾人心理健康服务的宣传力度不够，近半数的残疾人并没有及时获得有关残疾人心理健康的知识，因此，残疾人只能通过家人、朋友或者居委会、残联、政府等部门寻求帮助，但各部门并不能有针对性地解决他们的心理问题。目前看来，残疾人心理健康服务的覆盖面相对较为狭窄，残疾人心理健康服务工作的开展不够深入与广泛。

根据我国残疾人心理健康的现状及应对心理困扰的方式可以看出，我国残疾人心理健康服务的形式较为严峻。为了更好地开展残疾人心理健康服务工作，进一步建立健全残疾人心理健康服务体系，现提出以下建议。

第一，残疾人心理健康服务的内容和形式可以多样化。不同年龄阶段、不同家庭环境、不同文化程度等的残疾人由于身体和心理的发展程度不同，对服务内容和形式的选择也不尽相同。所以，作为提供心理健康服务的机构，应当根据不同人群的具体需要来开展相应的心理健康服务活动。对于青少年，应以较为新颖的服务方式为主，如心理热线或网络心理服务等；中老年人则偏好较为传统的心理服务形式，如社区集体活动、志愿者服务活动、心理黑板报或者心理知识专栏等。同时，也可以将新形式和传统形式结合起来开展残疾人心理健康服务，比如，以网络或者手机等自媒体为载体开辟新的服务渠道，通过残疾人心理健康专栏或者微信公众号等便捷形式宣传和普及残疾人心理健康知识。

第二，依托社区开展残疾人心理健康服务。社区作为为残疾人提供心理健康的场所，具有无可比拟的地理位置优势。所以在接下来的工作中，建议政府部门以地方残联为中心，向周围社区辐射式地开展心理健康工作。可先培训各区县残疾人心理工作人员，再由各区县残疾人心理工作人员向各居委会培训和发展残疾人心理工作人员，定期组织各区县的心理工作人员学习相关理论和技能知识，以便形成层层嵌套的心理工作人员的立体化网络。在培训和发展的过程中，我们应该立足于现有的基层资源，在此层面上丰富和发展更加专业的心理健康服务人员，以便更好地为残疾人提供服务。

第三，克服各项制约因素，积极开展残疾人心理健康服务，增强残疾人心理健康服务的易获得性和专业性。政府及相关部门应当更加重视残疾人心理健康的相关工作，建立健全相关政策，依托地方残联设立专门的残疾人心理服务机构，引进专业人才，同时需要相关职能部门多渠道、多方面地筹措资金。在实践方面，要用科研成果来不断地丰富实践方法，将政策和资金作为社区开展残疾人心理健康服务的保障，更好地满足残疾人的心理健康服务需求。此外，还应当通过网络媒体等途径加大残疾人心理健康宣传力度，增强残疾人的心理健康意识，让更多的人关注残疾人的心理健康，最终提高残疾人的心理健康水平。

第四，积极开展心理健康相关活动，增强残疾人寻求心理健康服务的意识，增强其信心，让残疾人乐观面对未来生活。社区心理健康服务机构应该积极主动、及时有效地开展心理健康活动，让残疾人尽可能地多参加活动，在活动中对自身所处的状况有更为清晰的认识，减少焦虑、抑郁等负性情绪，提升生活信心。此外，残疾人的家人和朋友也应该了解并掌握有关残疾人心理健康的相关知识，在生活中能够及时地帮助残疾人解决心理困扰，提升其心理健康水平。

第七章

残疾人心理健康服务体系建构

我国心理健康服务体系的模式有医疗、教育、社会三种。医疗模式起步最早，服务对象以临床上的心理障碍和身心疾病患者为主，常常使用药物治疗等方式，带有较为浓厚的临床色彩（徐大真，2007）。教育模式从20世纪80年代开始出现，首先是在高校，后来从高校蔓延到中小学。社会模式相对来说起步较晚，但发展迅速，不过也存在良莠不齐的状况。到目前为止，这三种模式是独立的，还没有合并成一个有机的整体。但是，残疾人与健全人不管是在生理还是心理等方面均存在较大的差异，因此结合残疾人自身实际的身心特点和需求情况，建立健全适合残疾人自身的心理健康服务体系便势在必行（李祚山，2010）。在建立健全残疾人心理健康服务体系时，可以在已有的三种模式的基础上，结合残疾人的身心特点进行建构，以便使残疾人心理健康服务工作更具针对性、可操作性和有效性。

残疾人心理健康服务体系的建构是一项系统工程，具体应包括目标体系、内容体系、方法体系和保障体系四个部分。

第一节　残疾人心理健康服务的目标体系建构

一、残疾人心理健康目标体系的含义

残疾人心理健康服务的目标体系是对残疾人心理健康服务工作将来要达到的预期目标和状态做出一个系统的、整体的规划，也是对整个服务体系的实施做出的引导。建构目标体系时，始终要以残疾人为核心，结合残疾人社会工作领域相关理论、残疾人心理健康服务需求的调查以及相关的精神卫生法律法规，从宏观总体目标的构想到具体的细化目标的实施，一步一步地进行完善，建构的目标体系应尽可能适应我国的经济和社会发展水平，同时能够和残疾人的实际需求相契合。

二、残疾人心理健康目标体系的理论构想

（一）目标体系建构的依据及其设想

本书将正常化理论和生态环境理论作为建构残疾人心理健康服务目标体系的理论依据。正常化理论认为，通过为残疾人提供心理健康服务，使其与健全人融合，回归主流的社区生活，而不是与社区隔离。生态环境理论认为，残疾人并非孤立存在的，他们自身的心理健康发展水平会受到家庭、他人、社会和多层次环境相互作用的影响。因此，在残疾人心理健康服务目标体系的建构过程中，除了应对残疾人这一目标群体进行研究外，对与目标群体相关联的社会生态环境也应进行研究。无论按哪种理论来建构目标体系，残疾人心理健康服务的目标体系都应将残疾人这一服务主体作为核心，最终应该达到的效果是残疾人心理健康水平的提高。而残疾人的心理健康水平是否能够达到预期的效果，则更多地在于残疾人自身所处的环境，即生态环境理论中提到的微系统、外系统等能否满足残疾人心理健康水平提高的条件。因此，在建构残疾人心理健康服务目标体系时，应该在残疾人心理健康服务体系总目标的指引下，从残疾人预期达到的心理健康目标和与残疾人心理健康有关的环境目标这两个维度进行建构，具体设想见图7.1。

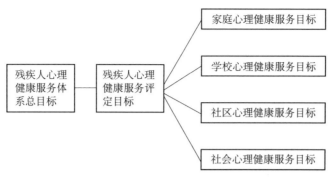

图 7.1 残疾人心理健康服务目标初步设想

(二) 残疾人心理健康服务目标体系建构的原则

残疾人心理健康服务目标体系的建构，应遵循以下三个原则。

一是目标的可行性原则，即目标在我国现阶段能否推行、目标层次能否满足各个部分的需求、目标是否与现行的相关规则兼容等。

二是目标的公平性原则，根据健康平等的标准，心理健康服务的公平性指的是，个体无论是什么种族或人种、性别、性取向、年龄、宗教信仰，以及有无病史或治疗史，都能根据他实际上存在的心理问题得到相同种类和相同水平的对应治疗（Daniels & Sabin，1998），即不管他是不是残疾人，他的残疾是何种类型，是先天的还是后天的，是农村的还是城镇的，都应该得到相同层次的心理健康服务，达到同样的目标层次。

三是目标的可评价性原则，即实际建构出来的目标体系应该包含对残疾人心理健康服务工作质量和效果的评估指标，以及相应的实施成本要求，以此作为指导残疾人心理健康服务工作进一步顺利开展的参考和标准。

(三) 残疾人心理健康服务目标体系的层次及内容

残疾人心理健康服务目标体系层次是以残疾人心理健康服务体系总目标为指导，以残疾人心理健康服务评定目标为一级目标，以家庭、学校、社区和社会这四个层面的心理健康服务目标为二级目标，由此形成的多维度、多层次的目标体系。

残疾人的心理健康受到多种环境因素的影响，因此在构建模型时，需要考虑残疾人生活发展的领域以及不同环境能给残疾人心理健康服务提供什么样的支持。在二级目标的建构过程中，家庭心理健康服务目标应包括家人、朋友以及家庭氛围等能为残疾人提供何种心理帮助；学校心理健康服务目标应包括教师、课程制度、学校风气和学校规则等能为残疾人提供何种心理帮助；社区心理健康服务目标应包括社区服务、社区工作人员和社区环境等能为残疾人提供何种心理帮助；社会心理健康服务目标则应包括法律政策、社会团体以及社会风气等能为残疾人提供何种心理帮助。

一级目标：残疾人心理健康服务评定目标，即以残疾人为中心，评估残疾人接受心理健康服务后所应该达到的标准或者状态。

残疾人心理健康服务一级目标的评定标准有：残疾人心理健康服务的可获得性；服务过程中，残疾人的合法权益和人格尊严是否得到保障和受到尊重；残疾人在接受心理健康服务后所达到的效果；心理疾病的治愈率；是否关注残疾人心理健康的发展性问题。

二级目标：按照残疾人所处的不同环境层次，可将其具体划分为家庭心理健康服务目标、学校心理健康服务目标、社区心理健康服务目标和社会心理健康服务目标，其含义是家庭、学校、社区和社会为残疾人提供心理健康服务时所应该具备的条件和达到的标准。

家庭心理健康服务目标：创造平等和谐的家庭氛围，提高对残疾成员的接纳程度；关注残疾成员的心理健康；积极协助参与残疾成员的心理健康服务；为残疾成员提供必要的物质和精神支持。

学校心理健康服务目标：为残疾学生提供学习、生活、社交等方面的心理健康服务，建立健全学校的心理健康教育体系；健全心理健康的预警系统，提供消除学生心理障碍的有效措施；加强与家庭、社区、社会心理健康服务机构的联系。

社区心理健康服务目标：建立能够满足残疾人心理健康服务需求的基础医疗设施，招募专业的心理健康工作人员，建立心理健康档案并提供基础的心理健康服务工作；加强与其他社区、残联、社会团体等组织的合作，开展残疾人心理健康服务活动。

社会心理健康服务目标：对残疾人心理健康服务的相关法律进行修改和完善；监管心理健康服务的运营；建立专门的残疾人心理健康服务机构并为其提供心理健康服务；培养和输出专业的心理健康服务人员；提供先进、科学的心理咨询和心理障碍治疗手段；引导社会团体和社会企业加入残疾人心理健康服务；宣传和普及心理健康的重要作用。

（四）目标体系各维度间的关系

通过目标的设立可以看出，整个目标体系的服务对象从始至终都是围绕残疾人来进行的，如果说总目标是对整个残疾人心理健康服务体系的开展提出要求和指导，那么残疾人心理健康服务评定目标则是对残疾人在获取心理健康服务、接受心理健康服务和完成心理健康服务这一过程中应该获得什么样的体验来做出要求的。之所以将这一目标单独作为一级目标提出，一方面是为了突出残疾人的服务主体地位，使整个目标体系的针对性更强；另一方面是因为个体实现某个目标的过程通常与其动机是密不可分的，而动机可以分为内部动机和外部动机，如果把残疾人所处的环境因素看作外部动机，那么残疾人本身的心理健康发展便是拥有更大驱动力的内部动机。在一级目标下分别设立了家庭、学校、社区和社会四个心理健康服务目标，这四个目标的实现是为残疾人心理健康服务评定目标服务的，它们相互影响并且共同作用于残疾人心理健康服务评定目标。

三、残疾人心理健康服务目标的内容分析

（一）研究目的

在残疾人心理健康服务目标体系的初步构想上，通过对访谈、开放式问卷调查的结果进行内容分析，采取自下而上的方式为建构残疾人心理健康服务目标体系寻找依据。

（二）研究方法

1. 被试

被试被分为两部分：一部分接受个别访谈；另一部分接受开放式问卷调查。其中，接受个别访谈的被试来自重庆市残疾人某社区工作人员、残联工作人员和特殊学校老师各2人，共6人；接受开放式问卷调查的被试来自重庆市残联工作人员、社区工作人员、残疾人家属、社区心理医生等与残疾人心理健康服务相关的人员共30人，发放30份问卷，回收27份。

2. 研究程序

对6名被试进行个别访谈并录音，访谈时间平均为30分钟。结束后对访谈内容进行整理与分析。将访谈文本的内容划分为特定的类别，描述其明显的内容特征。分析结果时，从三类不同的调查对象的访谈结果中分别取出1份，共得到3份访谈文本，由两个研究人员独立进行编码，编码时以出现心理状况、心理健康服务、社会法律及相关词汇为依据，然后进行讨论以使编码趋于一致，作为其余访谈结果的一个依据。

开放式问卷利用主题分析法，采用词频统计法来对问卷进行整理与分析。对回收的问卷进行关键词整理，从中剔除不相关和无意义的词，并对出现的同义词进行统计后合并，将问卷中出现的词频大于等于回收问卷总数的50%（即不少于14次）的词设为高频词。

（三）研究结果

对访谈结果进行内容分析，其主题词的编码如表 7.1 所示。

表 7.1　基于访谈的内容编码

残疾人心理健康服务评定目标	家庭心理健康服务目标	学校心理健康服务目标	社区心理健康服务目标	社会心理健康服务目标
心理（精神）疾病、情绪表达、公平性、自食其力、乐观、情绪控制、心理学知识	家庭课程、精神支持、情感支持、尊重、不嫌弃不放弃、鼓励、家庭氛围、家庭负担	学科（课程）渗透、主题班会、课外活动、家庭介入、定期课程、提前宣讲、心理预防、集中辅导、青春期、校园环境	社区医院、心理讲座、心理辅导、聊天沟通、社区环境、技能培训、真诚、传单宣传、不歧视、社区支持、心理建档、专业人员、娱乐活动、上门服务	媒体宣传、社会支持、政府政策、法律援助、企业就业、高校支持、心理咨询室、残联

基于开放式问卷调查的频次统计结果如表 7.2 所示。

表 7.2　基于开放式问卷的频次统计

残疾人心理健康服务评定目标	次数（次）	家庭心理健康服务目标	次数（次）	学校心理健康服务目标	次数（次）	社区心理健康服务目标	次数（次）	社会心理健康服务目标	次数（次）
心理疏导	22	尊重	26	专业	20	社区活动	27	政策	27
乐观积极	19	关怀	25	心理课程	18	宣传	25	社会保障	25
心理调节	16	理解	20	合作沟通	14	社区关怀	20	媒体宣传	23
情绪控制	14	鼓励	20	平等教育	14	心理疏导	16	合法权益	15
融入社会	14	沟通	15			心理建档	14		
		家庭氛围	14						

将访谈和开放式问卷整理完后，再次将所得的主题词和高频词进行概括，确定其类属名作为二级目标下的三级目标。在家庭心理健康服务目标中，尊重、关怀、理解、鼓励、沟通等可以归为家庭氛围目标；精神支持、感情支持等可以归为家庭心理关注目标。在学校心理健康服务目标中，学科（课程）渗透、主题班会、课外活动、集中辅导、心理课程等可以归为心理课程设置目标；心理预防、校园环境、家庭介入等可以归为学生心理干预目标。在社区心理健康服务目标中，心理讲座、心理辅导、心理疏导、技能培训等可以归为心理健康活动目标；专业人员、社区医院、心理建档等可以归为心理健康服务设施目标。在社会心理健康服务目标中，政府政策、法律援助等可以归为法律支持目标；媒体宣传、企业就业、高校支持、残联等可以归为社会支持目标，心理咨询室等可以归为心理健康服务保障目标。由此将三级目标初步整理如下。

1）家庭心理健康服务目标：家庭氛围目标，家庭心理关注目标。

2）学校心理健康服务目标：心理课程设置目标，学生心理干预目标。

3）社区心理健康服务目标：心理健康活动目标，心理健康服务设施目标。

4）社会心理健康服务目标：法律支持目标，社会支持目标，心理健康服务保障目标。

根据调查结果对三级目标进行概括总结，并对其含义做出以下探讨。

1）家庭氛围目标：残疾人家庭能够对残疾人抱以尊重、平等的态度，接纳残疾人进入家庭生活，为残疾人创造和谐的家庭生活环境。

2）家庭心理关注目标：具备一定的心理健康知识，关注残疾人的心理健康，积极配合心理健康服务，帮助残疾人提高心理健康水平。

3）心理课程设置目标：开设心理健康相关课程，定期举行心理健康活动，宣传心理健康知识。

4）学生心理干预目标：对学生心理状况进行建档，学校配备心理健康咨询室和专业的心理健康老师，为心理障碍学生提供帮助，创造积极、和谐的校园环境。

5）心理健康活动目标：宣传心理健康服务，举行心理健康活动，落实相关心理健康服务政策，建设对残疾人友好的社区环境。

6）心理健康服务设施目标：社区应该关注本社区的残疾人群体的心理健康情况，可以通过对其进行心理健康测试来建立心理档案；社区应该拥有社区医院或者社区心理健康服务站，以满足残疾人基本的心理健康服务需求。

7）法律支持目标：修订现有的《中华人民共和国精神卫生法》，制定地方性法律法规，安排未来的心理健康服务工作计划，制定针对残疾人的法律法规。

8）社会支持目标：加强政府和各个社会团体的合作，积极宣传心理健康服务，加快针对残疾人心理障碍的各项治疗手段的研发，提高大众对残疾人心理健康服务的参与度。

9）心理健康服务保障目标：建立残疾人心理健康服务监督小组，建立专业人员培训机构，规范心理健康服务市场，保障相关资金的落实到位。

（四）残疾人心理健康服务目标体系的修订与完善

1. 研究目的

为了使目标体系模型更加符合我国发展进程和残疾人的实际需求，拟采用自上而下的方法，对初步建构的目标体系征求专家意见，对模型的三级目标部分进行修订与完善。

2. 研究方法

选取 5 名心理健康方面的专家学者，以及 5 名长期从事残疾人工作的人员进行调查，采用自编的专家咨询问卷，以电子邮件的方式发放，回收有效问卷 9 份。

3. 研究结果

采用等级评定法，专家等级评定结果如表 7.3 所示。

表 7.3　专家等级评定结果

等级	第一题	第二题	第三题	第四题	第五题	第六题	第七题	第八题	第九题
A	5	5	4	4	2	4	4	3	3
B	5	4	5	3	3	3	5	2	2
C	4	4	4	3	3	4	4	3	4
D	3	3	4	2	1	3	3	2	2
E	5	4	4	4	3	4	3	3	3
F	4	3	5	5	3	5	5	4	4
G	4	5	5	4	2	3	5	3	3
H	3	4	4	3	3	3	4	2	2
J	5	3	4	3	2	3	3	3	2

将所得结果采用肯德尔 W 系数进行统计，这一方法又被称为肯德尔和谐系数法，适用于两列以上的等级相关，通常可以用作不同评价者对 N 个事物或项目的一致性评价标准，该系数的取值为 0~1，若评价者的意见完全一致，则 $W=1$；若评价者的意见完全不一致，则 $W=0$。计算公式如下

$$W = \frac{12S}{K^2(N^3-N)-K\sum_{i=1}^{K}T_i} \qquad (7.1)$$

$$T_i = \sum_{i=1}^{m}(n_{ij}^3-n_{ij})/_{12} \qquad (7.2)$$

根据公式计算得出 $W=0.764$，由于 $n>7$，则使用 $df=n-1$ 时的 χ^2 统计量来进行计算，若 $\chi^2 > \chi_{1-\alpha}^2(N-1)$，则拒绝 H_0 假设，认为评分者的意见一致。若 $\chi^2 \leqslant \chi_{1-\alpha}^2(N-1)$，则接受 H_0 假设，认为评分者的意见不一致。计算公式如下

$$\chi^2 = k(N-1)W^{H_0} - \chi^2(N-1) \qquad (7.3)$$

给定 $\alpha=0.05$，查 χ^2 分布表为 15.5，将计算出的 W 系数带入上面的公式，得出的结果为 $\chi^2=55.01>15.5$，因此认为评分者的意见显著一致。

根据专家提出的修改建议，我们对目标体系进行了调整，具体情况如下。

家庭心理健康服务目标下的维度基本适当，但是学校心理健康服务目标、社区心理健康目标和社会心理健康服务目标下的三级目标存在一些问题，经过

和专家的交流后，我们对下面一些内容进行了修改。在学校心理健康服务目标中，专家认为"心理课程设置目标"的内容略为狭窄，不够全面，因此我们将其改为"心理健康普及目标"，包括心理课程设置、学科渗透、活动讲座等和心理健康相关的内容；同时，为了保障残疾学生的心理健康，学校应该具有心理健康预防机制和后续的治疗保障机制，拥有较为完善的心理健康服务体系，因此将"学生心理干预目标"的内涵扩大到学生心理建档、心理健康预防、心理健康疏导、家庭干预、后续辅导等内容。在社区心理健康服务目标中，"心理健康活动目标"只强调了活动开展这方面，忽略了日常的心理健康维护，因此将这一部分改为"心理健康服务开展目标"，主要包括日常的服务工作以及心理健康活动的开展；同时，为了扩大目标维度的范围，将"心理健康服务设施目标"改为"心理健康服务基础建设目标"，包括心理健康服务设置、心理健康服务人员、心理健康宣传等。在社会心理健康服务目标中，由于包含了较多的内容，在设立维度时存在维度重复、定义不明确的问题，因此将原本的社会心理健康目标维度重新划分为"法律政策目标""社会组织目标""服务管理监督目标"三个维度，其中，"法律政策目标"包括相关立法的制定、责任的划分、相关政策等；"社会组织目标"主要是指社会各方力量在残疾人心理健康上所能提供的服务，包括残联的帮扶、志愿者活动、医院的临床研究、人才培养等；"服务管理监督目标"是指在整个残疾人服务体系运行过程中所采取的监督措施以及对紧急情况的处理等。

修改后的残疾人心理健康服务目标如图 7.2 所示。

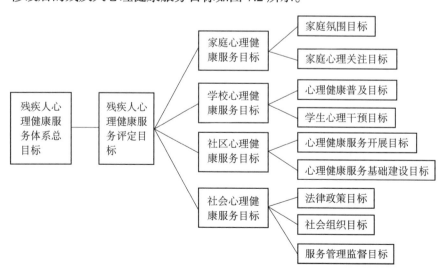

图 7.2　修改后的残疾人心理健康服务目标

四、残疾人心理健康服务目标体系的正式建构

(一) 残疾人心理健康服务目标体系的验证

根据前期研究，对提出的残疾人心理健康服务目标体系模型进行验证，以保证研究模型的科学性和完整性。

1. 研究对象

选取重庆市残联工作人员、各社区街道工作人员、心理咨询从业者、残疾人心理健康志愿者以及社会学、心理学教师等，发放问卷 440 份，回收问卷 422 份，回收率为 95.9%，其中有效问卷 402 份，有效率为 95.3%。

2. 研究工具

采用自编的残疾人心理健康服务体系的目标工作调查，该调查表是根据前期构建的目标体系模型和开放式问卷所得到的，共有 21 题，其中，1～3 题为被试基本信息，4～5 题为残疾人心理健康服务评定目标维度，6～8 题为社区心理健康服务目标维度，9～12 题为家庭心理健康服务目标维度，13～16 题为学校心理健康服务目标维度，17～21 题为社会心理健康服务目标维度。被试选"有"记 3 分，选"不清楚"记 2 分，选"无"记 1 分。

3. 研究结果

由于研究已有假定的理论模型，本书对模型的验证采用结构方程模型方法。在进行效度检验时，参考了因素负荷量，如果因素负荷量大于 0.4，则表明问卷具有良好的结构效度。在进行信度检验时，参考了组合信度值，组合信度是结构方程模型中用以检验潜在变量（因素构想）的信度质量的指标，如果潜在变量的组合信度为 0.6～0.7，则表明模型的构想信度良好；若在 0.7 以上，则表明模型的构想信度较佳。在验证模型时，最常用的方法有最大似然法、最小二乘法、渐进分布自由法等。结构方程模型有多种拟合优度指数，在绝对拟合指数的选择中，最常用的是 χ^2 绝对拟合指数，这一指数在分析多个模型时非常有用，但是因其易受样本量的影响，容易拒绝拟合度很好的模型，所以通常会使用 χ^2/df 作为替代指数，如果模型的 $\chi^2/df \leq 3$，表明模型整体拟合度较好。另一个较常使用的绝对拟合指数为 GFI，该指数在最大似然法和最小二乘法中比较稳定，并且当参数估计值比较低时，也更容易接受模型，当 GIF ≥ 0.9 时，表示模型可以接受。RMSEA 是基于总体差距的指数，对于模型反应比较敏感，也是一个较为常用的绝对拟合指数，通常，如果 RMSEA < 0.05，表示模型拟合度良好；如果 RMSEA < 0.08，表示模型可以接受。在相对拟合指数的选择中，CFI、NFI、TLI 和 IFI 较为常用。CFI 不容易

受到样本量的影响，可被应用于不同的模型估计方法中，是比较稳定的；NFI 不适用于小样本量，容易对模型产生低估；TLI 在用最大似然法估计时有较好的稳定性，能准确区分不同的模型，但是其估计值变化较大，有时会超出 0~1；IFI 在样本量小时容易对模型产生低估。一般在评价模型拟合度时，会使用多个拟合优度指数进行判定。本书采用最大似然法，绝对拟合指数使用 χ^2/df、GFI 和 RMSEA，相对拟合指数使用 CFI、TLI、IFI，具体数据如表 7.4 和表 7.5 所示。

表 7.4　问卷信效度检验

因素构念	测量指标	因素负荷量	组合信度
家庭心理健康服务目标	X6	0.735	
	X7	0.788	0.94
	X8	0.735	
社区心理健康服务目标	X9	0.879	
	X10	0.783	
	X11	0.726	0.89
	X12	0.853	
学校心理健康服务目标	X13	0.800	
	X14	0.709	
	X15	0.869	0.86
	X16	0.768	
社会心理健康服务目标	X17	0.802	
	X18	0.755	
	X19	0.763	0.88
	X20	0.757	
	X21	0.782	

表 7.5　残疾人心理健康服务目标体系拟合度检验

拟合指数	χ^2/df	CFI	GFI	RMSEA	IFI	TLI	NFI
标准	≤3	≥0.9	≥0.9	<0.08	≥0.9	≥0.9	≥0.9
输出值	2.73	0.91	0.92	0.06	0.91	0.90	0.87

如表 7.4 所示，各因素负荷量均在 0.7 以上，表明各题项与目标因素之间存在强相关，该问卷具有较好的结构效度。在结构方程模型中，组合信度均在 0.8 以上，表明该模型具有较高的构想信度。

如表 7.5 所示，该目标体系的拟合度检验采用最大似然法，χ^2/df≤3，GFI≥0.9，RMSEA≤0.08，CFI≥0.9，TLI≥0.9，IFI≥0.9，NFI≥0.9（本书研究中，该值虽小于 0.9，但在可接受范围内），表明该模型整体拟合度较好，可以接受。该模型拟合路径图如图 7.3 所示。

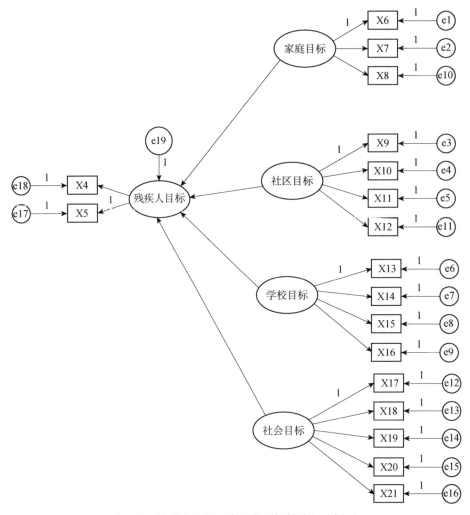

图 7.3　残疾人心理健康服务目标的路径分析图

（二）残疾人心理健康服务目标体系的确立

对于残疾人心理健康服务目标体系的确立，首先，通过文献分析和对相关理论的探讨，初步建构出残疾人心理健康服务的一级和二级目标；其次，结合对残疾人进行的心理健康服务需求调查和访谈，以及对开放式问卷的内容分析等，对该目标体系建构的三级目标进行补充和完善；最后，在上述研究的基础上，结合相关法律法规及国际公约等对目标细则进行补充，形成残疾人心理健康服务目标体系，具体如下。

1. 总目标

建立、完善与残疾人心理发展水平相适应的心理健康服务体系及其保障体系，协调整合家庭、社区、社会等各种资源，满足残疾人对心理健康的需求，帮助残疾人更好地提高心理健康水平，预防心理疾病，促进心理发展，为残疾人心理健康提供更好的服务。

具体标准如下。

1-1：基本建立起适用于残疾人的心理健康服务体系，形成以政府为主导、各级行政机构执行、地方基层落实的服务体系。

1-2：建立专业的心理健康服务机构，能够为残疾人提供有针对性的心理健康服务；加大对专业心理健康服务人员的培养和考察力度，为残疾人提供专业的心理健康服务；完善心理健康方面的法律法规和政策，积极保障残疾人的各项权利。

1-3：减少社会对残疾人的偏见，创造尊重、接纳的社会环境；加强对心理健康的宣传，提高残疾人对心理健康的认识；对于残疾人容易出现的心理问题，应做到重点关注，提高残疾人的心理健康水平和调适能力，增加残疾人的主观幸福感。

1-4：加强与其他国家的学术交流，积极发展应对残疾人心理障碍的预防、诊断、治疗、康复的科学技术，鼓励和支持与心理健康相关的心理学、社会学、精神病学等学科的科学研究，为残疾人心理健康服务提供技术支持。

1-5：规范和监督残疾人心理健康服务体系的建立与实施，提供专项的资金支持，建立心理健康预警机制和应急服务，对于因自然灾害或事故致残的人群，提供专门的心理疏导和心理重建。

2. 残疾人接受心理健康服务的目标

2-6：确保残疾人的合法权益和人格尊严受到尊重，不得歧视、侮辱残疾人，不得非法限制患有心理或精神障碍的残疾人的人身自由。

2-7：确保残疾人在心理咨询、心理治疗过程中的隐私权，凡是涉及个人隐私的测验资料、谈话记录、家庭住址等，均应该受到严格的保密。

2-8：尊重残疾人的知情权，确保残疾人能够了解到自身的病情、治疗方案、诊断结果等；在不影响公共安全的情况下，残疾人有权选择是否继续接受治疗。

2-9：增强残疾人心理健康服务的可得性和便捷性，可通过定期的信息发布、上门服务等方式，使残疾人获得更多的心理健康信息。

2-10：对于残疾人心理健康服务，应提供更加专业的心理健康服务人员，对于残疾人容易出现的心理健康问题，应提供有针对性的治疗方案。

2-11：提高残疾人对心理健康服务的认识，减少残疾人进行心理治疗的抵触感和羞耻感。

3. 家庭氛围目标

3-12：残疾人家庭愿意接受残疾家庭成员的生理状况，不歧视、侮辱残疾人；

愿意帮助残疾家庭成员完成日常生活和康复治疗。

3-13：平等看待残疾家庭成员，既不过分迁就也不漠视其需求；尊重残疾人的意愿，愿意倾听他们的想法，态度真诚。

3-14：创造尊重、平等、民主的家庭氛围，能让残疾成员参与家庭事务，共同经营家庭生活。

4. 家庭心理关注目标

4-15：关注残疾家庭成员的心理状况，能为残疾人提供情感和精神支持；发现心理问题时，能够帮助残疾人寻找专业的心理援助。

4-16：对心理健康有一定认识，愿意学习相关知识；鼓励残疾成员自助自立，能够帮助他们适应生活、融入社会。

4-17：愿意和残疾人一起参加心理健康服务，进行一些家庭活动，加强残疾人对家庭的归属感，鼓励残疾人承担家庭责任。

4-18：配合社区等机构的心理建档、心理健康宣传等工作，给残疾家庭成员普及心理健康知识，帮助他们正确认识心理健康。

5. 心理健康普及目标

5-19：将心理健康课程纳入课程体系，学校根据实际情况，开设心理健康课程，应达到每周1～2课时，由专业的心理学老师进行课程讲解，可针对残疾学生容易出现的心理健康问题，如自卑、抑郁等方面进行专门的辅导。

5-20：设立生活辅导老师，可通过将班级的学生分成多个小组，每个小组由一名具备心理健康知识的老师帮助残疾学生适应各种社会生活规范，如情绪控制、理解表达等方面的培养。

5-21：开设心理咨询小课堂，主要是针对残疾学生可能会面临的社会偏见、工作就业、人际交往、恋爱婚姻等内容进行相关的辅导，帮助残疾学生掌握一定的心理调适能力，可通过情景表演、团体辅导等方式进行。

5-22：搭建残疾学生交流平台，学校可以通过组织社会志愿者、大学生志愿者等人群与残疾学生定期进行学习、生活方面的交流，拓展其人际网络，提高其人际交往能力，增强其自信心。

5-23：对于就读于普通学校的残疾学生，可以让其和其他同学结成小组，用小组互助的形式融入集体，共同完成学习生活，有利于培养残疾学生的倾听、理解能力和团队合作能力。

6. 学校心理干预目标

6-24：学校领导对心理健康问题应予以重视，及时接收、执行相关政策，自上而下建立起学校的心理健康系统，制订针对残疾学生的心理健康服务计划。

6-25：对每一个残疾学生都进行心理建档，便于掌握残疾学生的心理健康状况，并且定期对残疾学生进行相关的心理测试，对可能出现心理健康问题的学生进行关注。

6-26：建立学校心理咨询室，让有专业资质的心理咨询人员为学生提供咨询服务，充分考虑残疾学生的特殊性，应针对不同残疾类型的学生准备心理健康咨询室。

6-27：建立学生内部互助小组，通过让一部分心理健康水平较高的残疾学生掌握一定的心理健康知识来帮助其他残疾学生，发挥自身潜能，在助人自助中增强自信心，提升自我价值感。

6-28：定期对学校任职的老师进行心理健康相关培训并进行考核，班主任老师应掌握一定的心理健康知识，协助心理健康老师和生活老师解决学生的一般心理需求问题。

6-29：建立心理健康干预机制，对于出现心理问题的学生，及时转接专业的心理治疗人员，联系学生家长共同参加治疗，还可以通过残联、志愿者等社会力量获得支援。

6-30：建立良好的校园风气，对于特殊学校，应该创造积极正面的校园氛围，塑造学生乐观向上的心态；对于普通学校，应该做到尊重、理解残疾学生，消除残疾学生的不适感，帮助他们融入校园生活。

7. 心理健康服务开展目标

7-31：社区应配合国家政策，积极宣传心理健康内容，可通过信息栏、宣传册等不同方式，宣传到户，服务到人。

7-32：社区应对残疾人进行心理建档，详细记录残疾人的心理健康状况、是否接受过心理治疗等内容，以便随时查询。

7-33：加强社区与其他社会组织在心理健康服务上的合作，可以通过共同开展心理健康活动等方式向残疾人宣传普及心理健康知识。

7-34：对于社区的重度残疾人、老年残疾人或其他特殊情况的残疾人，有专业心理健康人员提供上门服务。

7-35：建立心理健康反馈制度，对接受过心理健康服务的残疾人进行定期回访，了解残疾人心理现状，观测其恢复情况。

8. 心理健康服务基础建设目标

8-36：建立社区医院或者社区心理咨询室，承担社区的心理健康知识普及、心理健康服务开展和残疾人心理健康咨询等工作。

8-37：加强和社会团体的交流合作，可以借助私人心理咨询室、残联等社会力量，对社区的残疾人提供心理健康服务。

8-38：对社区工作人员进行心理健康培训，提高他们的心理健康知识水平，加强对残疾人进行心理健康宣传，减少残疾人对心理咨询的抵触感。

8-39：社区应有专门的工作人员对残疾人心理健康服务负责，包括服务的准备工作、服务的开展情况、资金的使用情况、社区残疾人的心理健康状况等内容，确保残疾人心理健康服务工作的顺利开展。

9. 法律政策目标

9-40：对现行的《中华人民共和国精神卫生法》进行修订，减少强制性内容，提倡保护病人的隐私权及自主权。

9-41：参考联合国《残疾人权利公约》及其他国家与残疾人相关的法律政策，结合我国实际，制定全国性的残疾人心理健康保障法等专业性法律文件。

9-42：各省（自治区、直辖市）可根据本地区残疾人数量、比例等实际情况，制定地方性的残疾人心理健康条例。

9-43：针对残疾儿童、未成年残疾人、残疾学生这类人群，可以和特殊学校、治疗中心等进行合作，制定相关规章制度以保护其权益。

9-44：针对网络心理咨询、电话心理咨询等间接的心理咨询方式，应建立相关法律制度，规范服务市场。

9-45：在全国残疾人精神卫生工作的指导下，各省（自治区、直辖市）应制定相应的工作计划，有步骤、有重点地落实相关法律文件。

9-46：规范心理咨询行业，对心理咨询师的考核、审核、注册等都应有具体规定；对于已经从业的心理咨询师，应详细审核其从业资质，保证心理咨询队伍的专业性和合格性。

9-47：制定针对心理咨询师的相关法律，配合心理行业协会，对心理咨询、治疗等服务领域做出明确划分，对于违法经营的咨询室，应采取吊销营业执照等处罚手段；对于表现突出的机构，应给予相应的表彰。

10. 社会组织目标

10-48：政府应和各区县残联进行沟通，了解地方残疾人的状况，由政府牵头，残联协助，下属机关单位实施和执行残疾人心理健康服务工作。

10-49：鼓励新闻媒体参与对心理健康服务的宣传，可通过网络、电视、报刊等媒介普及心理健康知识，宣传正面榜样。

10-50：高校、研究院等建立针对残疾人心理健康的研究机构，对残疾人容易出现的心理健康问题、治疗方法、后续恢复等方面进行专题研究，加强学术交流，提高残疾人心理健康及其服务的科研水平。

10-51：政府可以联合和鼓励企业出资建立专业的心理健康人员培训机构，输出专业的心理健康服务人员，解决心理健康服务人员缺口大、服务不专业等问题。

10-52：企业可以为残疾人提供一定的就业岗位，国家给予相应的政策支持，帮助残疾人更好地进入社会，体现自我价值。

10-53：联合残联等社会团体，组织针对残疾人的各项公益活动，可采取志愿者服务的形式，让大众参与残疾人心理健康服务。

11. 服务管理监督目标

11-54：各省（自治区、直辖市）应成立专门负责残疾人心理健康服务的小组，对残疾人心理健康问题进行统筹研究，制订相关的服务方案，对心理健康服务的实施进行监督和管理。

11-55：政府每年拨发用于建立残疾人心理健康服务体系的专项资金，保障心理健康服务的运营，除政府出资外，还可通过企业众筹、爱心捐赠等方式获得资金。

11-56：对因地震、洪水、车祸等自然灾害或意外事故致残的残疾人，应该有专门的心理应激创伤治疗小组，有针对性地进行康复治疗。

11-57：加强对各级卫生部门机构的监督，可采用公开化、透明化的检查制度，以及负责人员问责制度等，保障政策的落实、心理健康服务的开展、资金的使用等工作能实施到位。

11-58：成立专家团或智者库，每年对各省（自治区、直辖市）的心理健康服务开展效果进行评估，总结心理健康服务的得失，重新制订合乎实际的实施计划。

第二节　残疾人心理健康服务的内容体系建构

一、残疾人心理健康服务内容体系的含义

残疾人心理健康服务的内容体系是对残疾人心理健康服务工作的内容进行系统、整体的规划和梳理，是整个服务体系的重要组成部分，可以为残疾人心理健康服务工作的开展提供切实、有效的指导。在充分借鉴现有的针对各级各类人群的心理健康服务内容，结合对我国残疾人心理健康服务需求的调查的基础上，按照健全人格理论，以及考虑到我国经济和社会发展水平，结合残疾人的实际需求，残疾人心理健康服务的内容体系包括预防服务、咨询服务、干预服务、强化服务

这四个相互衔接、相互促进、紧密联系的内容层次。

二、残疾人心理健康预防服务

作为残疾人心理健康服务内容体系的第一个层次，残疾人心理健康预防服务主要是针对全社会的残疾人，通过创设一个关爱的社会环境，普及心理健康知识，帮助残疾人掌握解决心理问题的一般技巧，从而预防其心理问题的产生。按照生态环境理论，残疾人并非孤立存在的，其心理健康发展水平受到外界环境的影响。因此，可以从家庭、学校、社区、社会四个方面进行预防。

在家庭方面，为残疾人创造一个和谐、平等的家庭氛围，促使家庭成员密切关注残疾个体的心理健康，注意发生在残疾个体身上的负性生活事件，积极配合心理健康服务，以预防残疾人心理问题的产生。在学校方面，开设心理健康课程，通过各种形式，如定期举办心理健康活动讲座等来普及心理健康知识，提高残疾学生对心理及心理健康的认知。此外，学校可建立相应的心理健康预防机制来应对残疾学生可能出现的心理健康问题，如心理建档、心理咨询室的设立等。在社区方面，依托政府、其他社会组织等后备力量，通过建立社区心理服务站、开设心理健康教育宣传栏、举办心理健康教育的相关讲座、丰富和完善网络心理健康服务等，提高残疾人及其亲属关注心理健康的意识，帮助其掌握解决心理问题的一般技巧。此外，定期进行心理健康普查，建立心理健康档案，尤其是对于残疾人的心理健康档案，应进行专门的分类和管理。在社会方面，加强针对残疾人心理健康的知识普及、法律政策的出台以及法律援助等，加强相关社会团体组织的建设，如志愿者服务、专业人员的培训等，加强对残疾人心理健康服务管理的监督以及服务效果的评估等。

残疾人心理健康预防服务中的一个重要内容便是残疾人心理健康知识的科学普及和宣传，可以考虑从以下一些具体内容入手，如心理健康的概念、标准以及残疾人心理健康的概念和标准等。关于残疾人心理健康的标准，任能君和李祚山（2009）认为，残疾人心理健康的标准由以下几个方面组成：①勇于正视残疾现实，能接纳自己。残疾对于残疾人来说是一个残酷的现实，是无法选择、不能回避的现实。心理健康的人勇于接受残疾现实，正视残疾的现实，对生活中因残疾而带来的各种困难泰然处之，善于接纳自己，对自己充满自信。②保持积极乐观的情绪状态。心理健康的残疾人不会悲悲戚戚、凄凄惨惨地暗自垂泪或唉声叹气，不会一筹莫展、怨天怨地、怨命运不济、自暴自弃，也不会像阿Q那般用自欺欺人的"精神胜利法"麻醉自我，而是总是对未来充满期待，对未来持有积极、肯定的态度，积极克服残疾带来的困难和障碍。③有自强、自立的信心。心理健康的残疾人不会过度依赖他人，而是尽力做一个独立自主的人，对未来充满信心，能够不断地学习新东西，力求获得一技之长，以便在生活和工作中能运用自如，从而达到自强、自立，尽可能做一个对社会有贡献的人。④具有良好、和谐的人际关系。心理健康的残疾人坚信只要自己看得起自己，不卑不亢，不活在别人的眼里，与人相处时总是客观地了解和评价他人，积极、真诚地与他人沟通，往往能够得到别人的理解和认同，能建立起融洽、和谐的人际关系。⑤能设定可行性目标。心理健康的残疾人能够正面、客观地了解自我、体验自我和控制自我，对现实中的环境有着正确的感知，能够平衡自我与现实、理想与现实之间的关系，并能够根据自身的实际情况设定可行性目标。⑥能主动参与社会生活。心理健康的残疾人能积极参与外界的各种活动，充分体现自身价值，增强自信，同时也能丰富自己的精神生活，及时调整自己的行为，以便更好地适应生活环境。

除掌握残疾人心理健康的标准外，还应掌握残疾人心理健康的诊断与评估的方法，如按照统计常模确定法、社会准则法、生活适应标准法和主观感受法等诊断与评估的方法。另外，还应掌握各类残疾人的身心发展特点，如残疾人的认知、情绪、人格以及人际交往等特点；残疾带来的心理影响，包括对家庭成员的影响，如家庭成员应如何调适情绪，以便能更好地接纳家庭残疾成员，并帮助其积极进行心理康复等。通过开展残疾人心理健康知识讲座等形式，引导人们关注并正确认识残疾人群体，充分了解残疾人在生理以及心理上的问题和缺陷，在了解的基础上去理解，在理解的基础上去尊重（万书玉，2007）。这样不仅能促进残疾人对自己的认识，正视残疾给自己带来的病痛和烦恼；还能促进残疾人之间的正确认识，打破自我封闭的壁垒，促进人际交往，加深社会支持；更能促进健全人和残疾人之间的正确认识，帮助他们消除隔阂，从而实现相互沟通和理解。

对于残疾人心理健康服务，心理健康科普知识的宣传，也是为了预防残疾人出现心理问题，因此，应格外注重预防性的心理健康服务内容。在残疾人心理预防服务中，促进残疾人形成积极的自我认知是首要内容，只有真正接纳自身的残疾，其才能鼓起勇气去积极面对生活中的各种困难。因此，在残疾人心理问题的预防服务中，促进残疾人的自我认同具有十分重要的作用。

三、残疾人心理健康咨询服务

作为残疾人心理健康服务内容体系的第二个层次，残疾人心理健康咨询服务主要是针对有心理问题倾向的残疾人，为他们提供必要的免费心理咨询服务。残疾人由于生理上的缺陷，在心理上很难正确认识自己的残疾，因此容易出现非理性认识、情绪不稳定、依赖、执拗、偏激、敏感多疑、自卑孤独等心理特点（任能君，李祚山，2009），反映在人际交往、家庭生活、就业等方面则更容易遭遇挫折，从而更容易产生心理问题。

由于残疾，残疾人在各种适应方面均会出现一定的困惑或者心理矛盾，帮助残疾人掌握一些在面临具体困惑或者问题时能够进行自我调适的技巧，有利于促进其适应能力的提升，进而形成健全人格。残疾人心理健康咨询服务的具体内容包括以下一些方面。

（一）来自家庭方面的心理咨询服务内容

1. 家庭成员问题咨询与服务

当家庭中有人出现残疾时，家庭成员通常会经历拒绝、否认，接着悲观、失望，再产生自责，最后到求助这样一个心理状态的转变过程。如果家庭成员不能很好地调整自己的心理状态，要么因自责而对残疾人提供过分保护，要么悲观失望，导致残疾人产生严重的自暴自弃或者依赖心理，这都不利于残疾人心态的调整和康复，也不利于培养其自尊、自信、自立、自强的良好品质。

首先，家庭成员一旦得知有人因各种原因导致残疾，一定要冷静，接受现实，即要弄清楚事情已经发生，即使再悲痛、绝望也无法改变残疾的事实。家庭成员在接受现实后，应积极调整心态，以积极的方式去面对遇到的困难和问题，给予残疾者适当的关心，帮助残疾者走出痛苦的阴影，使其树立自尊、自信、自立、自强的决心。

如果对家庭成员的残疾存在自责，必然导致对残疾成员进行过度保护的现象，如将他们封闭在家里，避免他们受到外界的伤害等。但残疾人从某种程度上来说比健全人更渴望与人沟通，这种一味的"保护"，只会让他们更加自卑、孤独，甚至使他们养成孤僻的性格。此外，过多的保护还容易使一部分残疾人产生过度依赖的心理，不求上进。家庭成员一旦持有悲观、失望的心理状态，必然会严重影响残疾人的心理康复。

针对这些情况，在进行心理健康服务时，首先要帮助残疾人家属调整自己的心态，家属应鼓励、支持残疾人主动与人交往，并以一种乐观、积极的态度去帮助和照顾他们。残疾人家属在遇到不良的外界压力或社会舆论时，可以运用合理化方法对自己的心理进行自我调适。合理化即当个体遭受到挫折时，通过找到一些合乎自己内心需要的理由来为自己辩解和开脱，以此消除心中的痛苦和困扰，使内心获得平衡。

另外，当面对来自社会舆论、情感、经济等客观上的压力时，残疾人家属也可以采取适当的心理调适方法，如行为疗法中的呼吸放松训练、想象放松训练或自我暗示放松训练等。不过最重要的还是转变自己的消极认知方式，以积极的认知方式去面对遇到的困难，将压力转变为动力，而不是一蹶不振或畏缩不前。

2. 婚恋问题咨询与服务

首先，由于残疾人行动不便，且散居于各处，参与社会交往和活动的机会相对较少，残疾人在工作和学习中认识异性的概率不高，即使偶尔参加一些社会活动，也是由于其所在协会和组织按类所设，活动大多分类进行，交往圈子狭窄，这是其择偶困难的原因之一。其次，残疾人由于自身条件所限，大多在收入水平、社会地位等方面较健全人要低，这也会影响其择偶；最后，恋爱时的求全心态，也会制约残疾人择偶，残疾人大多不愿意与残疾人成家，因为以后的生活能得到照顾是他们首先想到的成家因素。在考虑婚姻问题的时候，他们一般都想找一位健全人或者在某些方面比自己好一些的人为伴侣，而这种要求又常常难以得到满足，由此造成残疾人择偶困难及成功率较低。另外，残疾人在恋爱中还存在着害怕遭拒绝而不愿意尝试的现象。

为了预防残疾人在恋爱或者婚姻方面出现的问题，残疾人在面对爱情时应该勇于去尝试，敢于表达自己的爱，不惧怕失败；克服交流障碍，相互支持与鼓励，共同面对困难；认识到社会舆论的短暂性与阶段性，理性对待；理解健全伴侣家庭的顾虑，努力争取得到双方家庭的支持和认可；谨慎对待婚姻，端正结婚的动机，明白只有因爱而结合的婚姻才是最幸福和长久的。另外，残疾人的婚姻较健全人而言会面临更多的困难和压力，因此双方必须得有更多的尊重和信任、更深的理解和包容、更好的沟通和理解以及更强的责任心，这样才能获得持久而幸福的婚姻。

3. 性的问题咨询与服务

社会大众普遍认为，对于残疾人来说，衣着自理、能自行走路或能操纵轮椅等生活方面的自理是最重要的，而残疾人的性生活则不被提及。虽然残疾人在生理方面受到一定的限制，但其对感情方面却有着较大的需求，尤其是残疾人的性问题与婚姻的和谐、家庭的稳定和社会的和谐有着重要的关系。因此，残疾人的性问题及其预防可以减少其心理疾病的产生，有利于维护其心理健康。

残疾人在性方面普遍存在的问题有：一是对性知识了解太少，残疾人得到的性知识远比非残疾人少，部分原因是残疾人的自卑心理使他们的社交圈子小，另一个重要原因是一部分残疾人无法通过正常的信息渠道，如阅读书报、收听广播等获得性知识。这在感觉残疾和心智残疾病人身上表现得尤为明显。二是在性方面缺乏自信，大多数残疾人在某些方面都或多或少地存在着缺乏自信的心理特点，尤其是在性方面。究其原因，主要是因为他们对性知识了解得太少，缺乏必要的性知识，而在生活中遇到性方面的问题又不好意思询问他人。

在为残疾人提供性方面心理健康服务的内容时，要帮助残疾人纠正错误的性观念。错误观念一是：认为残疾人没有性。其实，残疾人与健全人一样，同样有正常的性需求，但是由其身体残疾所导致的生理和心理上的变化，使得他们在性方面存在着诸多困难，且这些困难与健全人相比更为复杂和突出。错误观念二是：把与慢性疾病并存的性功能障碍归咎于残疾，认为是器质性问题。这种推测是不合理的，残疾人可能面临着更多的性问题，虽然这些问题可能与残疾状况有关，但性功能障碍往往是由更多的其他因素造成的，比如，对性能力的焦虑、对性解剖和性生理知识存在错误的概念、担心达不到男性化或女性化的理想标准、难以与伴侣就性问题进行探讨等，这些问题在健全人群中同样存在。

针对性知识缺乏的问题，残疾人可以通过积极地参加社会活动，在和他人的互动中获得一些社会常识和相关的性知识，从而提高自身的性适应能力。例如，对于聋哑人，可以运用一些图像资料，或采用其他适当可行的性教育方法，来纠正他们可能存在的性无知，从而使他们的性心理更加健全。这里需要特别指出的是，获得性知识的途径一定要遵循科学合理的原则。残疾人在性方面的不自信主要是由他们对性知识的缺乏和对自身的错误认识导致的，因此，要培养残疾人在性方面的自信，首先就是要获得必要的性知识；其次就是要对自身有一个正确的认识，即大多数残疾人的性生理发育和心理发育都是正常的，并不是身体残疾，其性功能就会跟着衰退。

此外，由于残疾的类型不同，出现的性问题方面的情况也会存在差异，即不同类型的残疾人出现的性问题也会不同，如盲人出现的视觉快感缺失、聋哑人出现的听觉快感缺失等，可以考虑采取有针对性的辅导措施，首先要正视和接纳这些缺失，不要退缩和逃避；其次要增加与伴侣的沟通和交流，通过发挥自己其他感官的优势，来改善性唤起和获得满意的性生活。

（二）社会适应问题咨询与服务内容

1. 对残疾人的歧视问题

尽管社会上极力提倡"关爱残疾人、消除歧视"，但仍有不少人对残疾人持歧视、误解和漠视的态度，使残疾人感到孤立无援，从而产生自卑、意志消沉、失去生活的信心。在调查残疾人就业过程中的被歧视经历时，超过70%的残疾人感觉曾经受到过歧视，其中32%的残疾人表示经常受到歧视（张垠，2009）。残疾人感觉到被歧视，不仅会对其生活、就业产生不利影响，同时也会对其婚姻、人际关系的处理和心态的调节产生不良影响。在面对歧视时，首先要帮助残疾人调整好心态，学会积极地看待问题，尽管残疾给他们带来了不便，但也会给他们带来一定的机会，人们常常说："上帝给我们关上了一扇门，必然会给我们打开另外一扇窗。"这实际上就是要求残疾人要转变认知，学会积极地看待问题。另外，学会自我安慰，也有利于残疾人调节自己的心态。

2. 人际交往问题

任何人都不可能与世隔绝，人与人之间只有保持交往和联系，才能健康地生活下去。残疾人在人际交往中往往表现出以下一些特点：一是人际交往需求的迫切性与交往行为的被动性。由于生理上的一些局限，残疾人的生活圈子变得狭小，很难像平常人一样可以广泛地走入社交圈子。但残疾人的内心比一般人更加迫切地渴望与人交往，更需要友谊以及被别人理解，他们希望参与各种社会活动，与他人建立温馨、和谐的人际关系，通过人际交往去获得友谊、认识世界，满足自己的物质需求和精神需求。在实际交往中，又有种种原因使许多残疾人显得比较被动，如语言障碍、社会人群的歧视、残疾人本身体验到人际关系的挫折感较强等，这些原因使得残疾人把这种交往的欲望深深地埋在心底，长期的积郁导致其人际适应力下降，在交往中变得被动而不积极。二是交往对象的局限性和范围的狭窄性。许多残疾人常常只与自己的家庭成员或是其他残疾人来往，一些行动不便的残疾人甚至很少从家里走出去，导致其与社会接触较少，把自己局限在封闭的人际关系中，不利于建立和发展正常的人际关系。还有一部分残疾人由于缺乏社交机会、社交激情、社交技能等，很难建立和维持友谊、爱情。三是交往对象的同类性。很多残疾朋友倾向于在同类的残疾人群体中进行交往，如盲人与盲人之间、肢体残疾者与肢体残疾者之间进行交往。这是因为同类残疾人往往有着相似的生活习惯，比较容易沟通，但若是聋人和盲人进行交流，或者聋人与健全人进行交流，则存在很多实际的困难。然而，从情感角度来说，由于残疾朋友不同程度地受到人们的歧视，他们相互之间容易理解，在情感上也更容易产生共鸣。从价值观的角度来说，他们在同类群体中往往能够享受到平等感和尊严感，而这些是在其他人群中无法享受到的。但是，这种交往对象同类性的特点也给残疾人的生活带来了一定的负面影响，即他们把自己封闭在同类残疾人群体中，而不与其他群体交往，实际上这是画地为牢，把自己局限在一个封闭的生活圈子里。除此以外，社会上还存在着一种残疾人"抱团"现象，"抱团"就是具有相同特点的成员为了共同的利益而形成一种利益结盟，共同行动，亲密团结，关键时刻互相帮助。但如果团结过度，一味只和团内成员相处，势必会忽略整个社会环境，孤立于社会人群之外，与其他类型残疾人和健全人产生隔离甚至对立，不利于残疾人融入社会、实现自我的发展以及平等参与共享的目标，还容易形成一些不良的小团体意识。

由于残疾人在人际交往中存在上述一些特点，其在人际交往的过程中容易出现以下一些问题，如自卑、孤独、猜疑等心理，从而引起人际关系紧张。

残疾人自卑问题的形成往往有以下原因：一是残疾人自身生理上的缺陷是导致自卑感产生的主要原因。残疾人对自己的外表不满意，担心并认为这些不满意的外表会影响别人对自己的看法。二是家庭经济条件的问题。有些残疾人的家庭贫寒，他们容易感到卑微，认为自己社会地位低下等。三是对自我的认识不足，过度贬低自己。我们每个人在对自己做出评价的时候，通常会以周围的人为参照。例如，有的肢体残疾人可能会与一些四肢健全的人比较体力活动，与健全人相比，他们在婚姻、恋爱、事业上可能更不顺心等，这样的比较和自我评价容易使他们发现自己的不足，忽视自己的一些长处，从而加重自卑感。四是消极的自我暗示等。

关于调适自卑感的方法，可以从以下几个方面着手：①正确认识生理上的缺陷以及家庭经济条件。既然我们不能像健全人那样自如地驾御生活，那么只能立足当前，用最适合现实状况的方法使自己的处境逐渐得到改善，如通过自身努力与奋斗，不断提高自己的谋生能力，改变家庭经济条件，提高自己的社会地位，从而获得别人的认同和肯定，减轻生理缺陷的负面影响。②恰当地评价自己。要善于发现自己的优点，生理上的缺陷并不代表自己在其他方面与健全人存在差距。应改变自我形象，积极投入社会活动中。③善于进行积极的自我暗示。当自己处于难关时，要不断地鼓励自己克服难关，暗示自己"我一定能成功的！"

残疾人孤独问题产生的原因是多种多样的，既有主观原因，也有客观原因，也可能是由综合因素导致的。在主观原因方面：首先，残疾人在生理上的某种缺陷，如聋哑人的言语障碍、肢体残疾人和盲人的行动不便等，导致其活动的场所太少，交流范围有限，久而久之就会产生孤独感，且随着时间的推移，孤独感的体验会越来越强烈。其次，性格上的原因，比如，有些残疾人的性格较为内向、孤僻等，这种性格的人喜欢独处，不喜欢主动与人交往，他们会将自己的内心世界封闭起来，拒绝其他人对自己的关爱和友谊，这是心理歪曲的一种反映。由于不愿与人交往，他们长期独处一隅，这极容易导致孤独感。还有的残疾人依赖心理比较重，认为由于自己在生理上是不健全的，那么周围的人就有责任和义务给予自己无微不至的关怀和照顾，如果得不到自己所满意的帮助与支持，他们就会很自然地产生一种被遗弃的孤独感。在客观原因方面：残疾人由于自身生理条件的限制，其所处的生活环境和工作环境常常局限在很小的范围内，且很难对身边的环境施加影响。特别是视力残疾者和肢体残疾者，很少有能力与外面的世界沟通，因缺少必要的人际交流、文化生活、社会活动的乐趣而备感孤独。社会上仍存在对残疾人的接受度不高的现象，因此部分残疾人会尽量逃避社会活动，特别是健全人圈子内的活动，提醒自己不要参加，否则无异于自讨没趣。

关于调适孤独感的方法，可以从以下几个方面着手：①改变不平等的认知。无论生理上健全与否、经济条件的好与坏等，人与人在人格、精神上是平等的。在交往中要看到对方的优点，不能以不喜欢对方的某一点就遮蔽了其所有的优点，取长补短才能互相进步。要主动融入，展现自己的优势，展现自己引人注目的一面。要学会欣赏别人，赞美别人。②逐渐改变孤僻的性格。要认识到孤僻会给自己带来巨大的痛苦，之后下定决心逐渐去改变。多与周围的人交往，进行有效沟通，参加一些社区活动，交往的对象不要局限在残疾朋友中，要充分感受社会和周围人对残疾人的温暖。③培养广泛的兴趣和爱好。利用兴趣、爱好与和自己志同道合的人进行有效的交流，增进彼此了解，陶冶情操，使生活变得丰富多彩。④善于自我反省。当别人孤立自己时，要反省自己，看是不是由自己的原因导致的。如果错在于自己的话，那么就要认识到自己的不足，并改正过来，打开心扉，俗话说"物以类聚，人以群分"；如果不是自己的原因，那么可以去重新寻找一个更适合自己的群体，从新的人际群体中获得快乐，而不需要持续地去忍受被孤立的感觉。

总之，对于残疾人人际交往的问题，可以运用认知疗法帮助残疾人找到自己的错误认知或思维方式，以合理的认知或思维方式来替代，从而调整他们的心理状态。此外，残疾人在人际交往过程中应该克服自己个性的弱点，摒弃自己的成见，不要一味地认为别人对自己有偏见和歧视，更不要以为自己是残疾人便一定要处处受到优待。以己度人，要求别人尊重、体谅自己的时候，也要首先做到尊重、体谅别人。

（三）就业心理服务内容

就业是残疾人能否适应社会的重要标志，但残疾人往往由于自身的生理局限、部分用人单位的歧视、社会就业竞争激烈以及就业信息不通畅，在社会上找到适合的工作往往存在着一定的困难。尽管政府为促进残疾人就业出台了相关政策，如在福利企业中发展残疾人集中就业、在单位中规定残疾人按比例就业以及鼓励残疾个体就业和创业等，但在实际的操作过程中，仍出现了一些不合理的现象，如残疾人在企业挂名而不上岗等，导致残疾人并没能实现真正的就业，或者在求职、就业时存在一些心理障碍等。残疾人在就业过程中，除了可能因为受到社会中有意或无意的轻视和伤害而引发个人情绪问题以外，更可能因为无法通过工作提升家庭的经济水平或无法实现其社会价值而产生一系列的心理问题或关系问题。

　　关于残疾人在就业方面的心理调适，有以下一些建议：①如果就业的相关扶持政策没有得到很好的落实，不应对政府失去信心，抱着一种"破罐子破摔"的念头。一方面，可以采用法律的手段维护自己的合法权益；另一方面，应学会使用一定的心理调适方法对自己的心态进行自我调适，如采用合理化疗法、进行换位思考等，虽然有些政策未落实下来，但政府已经为残疾人就业做了很多工作，政策落实的过程中难免会遇到这样或者那样的一些问题，这是可以理解的。对于有些问题，自己可以采用法律的手段维护自己的合法权益。②找工作屡遭拒绝时，任何人都会产生自卑、灰心丧气，残疾人则更可能产生强烈的自卑感。建议可以采用自我暗示疗法或松弛疗法进行自我调适。自我暗示疗法是求治者通过调整自己的认知、言语、思维等心理活动过程，来改变自己身心状态的心理治疗方法。比如，自己可以对自己说一些话，"我相信自己是有能力的，通过不断的努力和坚定的信念，我一定能取得成功""我相信工夫不负有心人，只要自己不放弃，机会总会降临到我身上的""上帝为我们关上一扇门，必定会打开一扇窗"等。③与健全人相比，残疾人在自主创业的过程中，肯定会遇到更多的困难。遇到困难时不要被困难打倒，应勇敢地面对它、克服它。残疾人不妨采用心理升华法进行自我调适。升华指的是在个体的意识层面不能被接受或容忍的，或者与社会道德甚至法律法规相违背的观点、欲望或本能，不能直接表现或发泄出来，只能通过变换方式，以一种社会允许和接受的方式表现出来。换句话说，通过净化那些不能为社会所容忍的本能冲动，将其变成某种高尚的追求，来维持内心的安静和平衡，这就是升华。比如，可以自己对自己说"失败乃成功之母"，我可以"化悲痛为力量"，即从失败中认识到其中蕴涵着的积极因素，并以此作为自己奋起图强、取得成功的动力和契机。

四、残疾人心理健康干预服务

　　残疾人心理健康干预服务是残疾人心理健康服务内容体系的第三个层次，主要是针对已经产生心理问题的残疾人，为他们提供及时、必要的咨询治疗及解决措施。对于存在着心理问题、需要接受心理咨询与治疗服务的残疾人，由专业心理咨询人员对其进行及时的沟通、诊断、治疗与干预。对于残疾程度较重的，提供及时的上门服务，保证其心理健康问题得到及时、有效的解决，同时，加强残疾人在特殊时期的创伤心理援助，如后天致残、求职受挫、婚姻失败等，对其提供及时、恰当的心理健康干预服务。对于心理健康问题严重的残疾人，如出现幻视、幻听、精神分裂现象等，则要与相关医院进行横向合作，联合精神科医生对其进行相应的心理治疗。

在这一层次，应注意三个方面的内容：一是社会组织之间应加强紧密合作，如社区心理服务机构、相关的就业指导中心、医院等相互之间进行合作，为残疾人提供心理服务。二是加强对心理咨询人员的专业素养的培养和提升，保证残疾人的心理问题得到有效的解决。三是结合残疾人的特点，采用适合残疾人的心理咨询方法和治疗手段。

五、残疾人心理健康强化服务

残疾人心理健康强化服务是残疾人心理健康服务内容体系的最后一个层次，其主要目的是转换理念，不仅注重对存在的心理问题进行咨询和矫正，还应更多地强调其优势潜能，注重对残疾人积极心理品质的培养和训练。在残疾人心理康复的过程中，以往过多地强调以问题为核心，将关注的焦点放在残疾人本身的劣势和不足上，从而制订出一套帮助和改变残疾人的服务计划。但是这种视角无疑会使社会公众，甚至专业的社会工作者对残疾人产生消极的看法，从而导致残疾人对自身的悲观失望，并对社会大众和社会工作者产生抵触和排斥（谢建社，隆惠清，2017）。因此，在此层次中，应将以问题为核心的视角转换为积极心理学视角，关注残疾人内心积极的品质，充分挖掘其固有的、潜在的、积极向上的力量。心理健康服务的强化功能要求从只重视对残疾人缺陷的弥补、伤害的修复，转移到对社会系统自身存在的诸多潜能和积极品质的训练和运用上来。

在这一层次，结合积极心理学在残疾人社会工作中的运用模式，应注意三方面的内容：一是通过心理辅导个案工作的方法激发残疾人的主观体验；二是通过开展能力培养提升残疾人的潜能与特质；三是通过小组与社区工作建立残疾人积极的社会支持网络。

总之，建立健全残疾人心理健康服务内容体系，还需要在具体的心理健康服务工作开展和实施过程中不断地进行调整和补充，使之贴近残疾人的实际，满足残疾人心理问题的内在需求，由此才能真正促进残疾人心理素质的全面、健康发展。

第三节　残疾人心理健康服务的方法体系建构

一、残疾人心理健康服务方法体系的含义

残疾人心理健康服务方法体系是指心理健康服务从业者在对残疾人群体提供

服务时，在各种心理健康理论的指导下，所采用的促进和保持残疾人心理健康的途径、策略或手段，也是残疾人心理健康服务体系的重要组成部分。

在建立残疾人心理健康服务方法体系时，应更多地根据其服务的目的来进行选择，适合的就是最好的方法，不能笼统地认为某种方法优于另外一种方法。根据残疾人心理健康服务的目的，可以从残疾人心理健康的预防服务、咨询与治疗服务、强化服务三个方面建构残疾人心理健康服务方法。

二、残疾人心理健康预防服务方法

残疾人心理健康的预防服务，目的是促进残疾人形成积极的自我认知，接纳现实，勇于面对困难，正视残疾给自己带来的病痛和烦恼；增强残疾人心理健康的意识，帮助残疾人掌握心理调适方法，提升其自我调适能力。具体方法主要是采取宣传教育和心理训练的方式。

1）宣传教育法。首先，政府要积极倡导并扶持广播、电视、网络、杂志等媒体，在重要时段或者重要版面开设专门的普及心理学知识的栏目，加强心理健康知识的宣传力度和宣传广度，提高残疾人对心理健康服务的认识和接受程度，加深普通群众对残疾人群体存在的问题的认识和理解。其次，在学校、医院、社区、企业、心理保健机构等不同组织中，邀请心理学专家以及精神医学专家为其开展免费的讲座和培训等，以此达到为残疾人普及心理健康知识，从而预防心理问题产生的目的。最后，全面建立残疾人心理健康档案。选择符合我国国情的、科学的残疾人心理健康调查量表，以社区为单位，定期进行普测，筛选出有问题倾向的人员，对其重点关注并提供相应的心理咨询服务。

2）心理训练法。残疾人心理健康预防服务可参照我国心理健康预防服务的形式，既可采用团体辅导训练，也可采用个体辅导训练（吴波，2012）。可以通过开展各种主题训练，如自信心训练、压力缓解训练、人际关系提升训练等，全面提升残疾人的心理健康水平，预防残疾人心理问题的产生；也可以采用个体训练的方式，围绕残疾人群体的自我认知开展大量活动，从而使残疾人对自我有一个清晰、正确的认识，并以积极的态度接纳自己。

三、残疾人心理健康咨询与治疗服务方法

对于有心理问题倾向的残疾人，当通过心理热线、网络心理辅导、社区团体心理辅导等形式还无法解决问题时，就需要考虑一些专业的心理咨询或者心理治疗的方法。常见的心理咨询与治疗方法如下。

（一）行为疗法

行为疗法是根据学习原理对个体进行反复训练，以此达到纠正问题行为的一种心理治疗方法。行为疗法认为，不管是良好行为或者是问题行为，都是通过学习获得的，因此也可以通过学习来矫正。行为疗法中具有代表性的方法有系统脱敏法、松弛疗法、冲击疗法等。

1. 系统脱敏法

系统脱敏法主要是针对那些有改变决心，但不知如何真正摆脱症状的人所使用的一种方法，既可适用于典型的患有恐怖症的残疾人，如社交恐怖症、异性恐怖症等；也可适用于治疗强迫症、口吃、某些性问题等行为障碍。一般情况下，针对上述问题，如果能够确定引起焦虑的诱导因素，而这种焦虑又引起了适应不良行为，这时就可以采取系统脱敏疗法。

系统脱敏法，又称交互抑制法，其基本原理是通过诱导求助者缓慢暴露于导致神经症焦虑的情境，并用放松的心理状态来对抗这种焦虑情绪，从而达到消除神经症焦虑习惯的目的。

系统脱敏疗法的基本过程如下：首先进行放松训练。放松可以使求助者产生与焦虑不同的生理反应，如呼吸平缓、心率放慢等。一般让求助者按照固定的顺序进行肌肉训练（由紧张到放松）。先从头部开始，逐步放松。每天进行 1～2 次，每次进行半小时，总共练习的次数以 6～10 次为宜，当全身肌肉可以迅速进入松弛状态时，则视为合格。其次是建立焦虑或恐怖的等级层次。在此阶段，有两项内容：一是根据求助者的主观叙述，寻找并列出所有让其感到焦虑或恐怖的事件，并要求求助者主观报告每一事件的焦虑或恐怖程度，这种焦虑或恐怖程度可以用主观上的感觉尺度来测量，如以 0～100 分来打分，分为 10 个等级，单位为 sub。二是将求助者报告出来的所有焦虑或恐怖事件按等级大小进行排序。这两项内容可以让求助者自己去做，但是当再次治疗时，治疗者一定要认真地检查。再次是进行脱敏训练。此阶段需要在求助者处于放松的状态下进行，因此这一阶段必须包含两个过程：①放松。放松的具体方法和技术参见下面的"松弛疗法"。②想象脱敏训练。让求助者在深度放松的状态下，形象、逼真地想象自己身临等级表上的场景，每一场景的想象可能需要重复多次才能使焦虑降到下一等级，求助者对现在给予的场景只有很轻微的焦虑时才能考虑进入下一个场景。在这期间，不允许求助者有任何回避或者停止的行为。若求助者在这期间出现强烈的恐惧，完全不能忍耐时，则需要使用松弛疗法进行对抗，直到求助者在想象最高级别的焦虑或恐怖场景时也感到平静或者是只有轻微反应为止。在一次想象训练中，不宜超过 4 个等级，若求助者在某一个等级训练中有较为强烈的焦虑或恐怖情绪，则需要降到前一个等级重新进行训练。最后是进行实地适应训练。这是治疗的最后一步，也是最为关键的一步，同想象脱敏训练一样，这一步的训练也是从最低级到最高级，逐级进行训练，以达到心理适应。每一级一般会重复多次，直到求助者的焦虑或恐怖情绪反应完全消除，方可进入下一个等级的训练。实地训练以每周1～2次，每次半小时为宜。比如，对于一个十分惧怕猫的成年人，在治疗的过程中，先给他呈现猫的图片，再与他谈论猫的事情；当他习惯了表示不再害怕的时候，就让他接触形象生动的玩偶猫，然后鼓励他慢慢靠近笼子里的猫，试着伸手去摸，最后去抱猫，直到不再害怕猫。

2. 松弛疗法

松弛疗法就是通过放松全身上下的肌肉，来缓解情绪上的紧张，从而消除疲劳和疾病，促进身体健康。

松弛疗法的理论假设是，一个人在遇到心情波动起伏的时候，不仅会产生情绪反应，还会产生躯体反应。若改变人们的躯体反应，其情绪反应也会发生相应的变化。而人们的躯体反应的来源包括以下两个方面：一是人体的自主神经系统控制的内分泌系统反应，不能被随意操纵和控制；二是随意神经系统所控制的随意肌肉反应，可以通过人的主观意识进行操纵。换句话说，人们可以通过主观意识来控制自己的肌肉，从而间接地让自己放松下来。

基于这一原理，松弛疗法就是通过放松全身的肌肉来缓解紧张的情绪，消除疲劳和疾病，从而促进身体健康。这种方法既可用于消除残疾人的紧张情绪，也可用于治疗残疾人的多种心身疾病（心理生理疾病）与神经症。临床实践表明，松弛疗法效果显著，求助者会在练习后明显感觉自身进入高度放松状态，从而消除不安、紧张的情绪。

松弛训练的基本过程：进行松弛训练要求求助者首先学会体验肌肉紧张和肌肉放松的感觉，从而达到自己能主动掌握放松的过程，然后进一步让求助者体验到松弛的状态，直到其能够流畅自如地放松全身的肌肉。具体过程如下。

1）找一间安静、整洁、光线柔和的房间。让求助者坐在一张舒适、高低合适的椅子上，两脚平放，两眼微合。

2）用鼻子呼吸，使自己能将意识集中在呼吸上。呼气时默数数字"1"，吸气时默数数字"2"。

3）把注意力集中在脸部，想象脸部和眼睛的紧张感，或是握紧拳头，随着每一次的呼气，慢慢地把拳头分开。

4）体验脸部和眼睛放松后舒适的感觉，就像一股气流涌遍全身。

5）闭紧双眼，脸部紧绷，牙关紧咬，然后慢慢地让它们全部放松下来，让这种舒适轻松的感觉流向全身。

6）用上述方法对身体各部位（颔部、颈部、肩部、背部、双臂、双手、胸部、腿部、双脚、脚趾……）进行训练。在练习时，每个部位的训练都要配合想象，紧绷，放松，再紧绷，再放松，如此反复循环，直到全身的肌肉都放松下来。

7）在全身肌肉都感到完全放松的时候，在这种舒适安静的状态下静坐 2～5 分钟。

8）最后慢慢睁开双眼，回到现实。

使用这种技术，每天以 1～2 次为宜，不宜在饭后 2 小时内进行，因为人体消化的过程可能会干扰到身体上的预期变化。

3. 冲击疗法

冲击疗法又叫"满灌疗法"，它是鼓励求助者直接面对会让他产生焦虑或恐怖的较强的刺激情境，坚持忍耐，直到紧张情绪完全消失的一种见效快速的行为疗法。此疗法适用于残疾人容易出现的焦虑症和恐怖症，运用时必须在专业的心理咨询师的监督下进行，但需要注意的是，要向求助者说明在冲击疗法的治疗过程中不允许有回避行为。在具体的实施过程中，应考虑残疾人的身体情况、文化程度、受暗示程度等。对于一些体虚，或者有心脏病、高血压和承受力差的残疾人，不宜使用这种方法。在运用这种疗法时，一开始通过使用录像、幻灯片放映等形式，让求助者想象自己置身于自己最恐惧的情境中，不允许逃避，通过反复刺激，直至焦虑反应消退，最后把求助者带入实际场景进行体验。

冲击疗法的基本过程包括：找出求助者焦虑或恐怖的人、事物或场景，确定目标；向求助者讲明这种治疗方法的意义、目的、功效、操作方法以及注意事项，要求其鼓起勇气并高度配合，不允许中途回避；在治疗期间通过布置"家庭作业"，不断地强化训练的效果；在必要时，治疗师也可以通过示范法，与求助者共同进行训练；学会肌肉放松等松弛训练法，在做好充分的思想准备时，为求助者进行冲击治疗。

（二）认知疗法

认知，是指一个人对自己、别人、周围环境等的认识和看法。由于种种原因，不同的人对同一件事物会存在不同的认知，从而产生不同的情绪反应，出现不同的行为。例如，同样是视力残疾人，有的人认为自己是什么也看不见的瞎子，整个世界对于自己来说似乎不复存在，把自己看成是什么也不能做的"废物"，这种想法让他们陷入无止境的自卑和绝望中，自暴自弃。而有的人却认为自己虽然视力丧失，但四肢健全，仍然可以做力所能及的事，这种正确的认知能让他们积极乐观地对待生活，最后仍然有所作为。所以，关键不在于是否患有残疾这一客观事实，而是在于自己对残疾的认知理念。

由于生理的缺陷，残疾人对自己、他人以及外界事物存在悲观、消极、非理性甚至扭曲的认识和看法，从而出现一些情绪或行为问题。认知疗法就是通过改变人的认知，达到改变情绪和行为的目的。使用认知疗法，可以帮助残疾人重新评价自己，重建对生活的信心，改变那些不合理的认知，用健康、积极的心态去迎接新的生活。

在实践中，认知疗法被广泛应用于残疾人心理咨询与治疗中，且有着良好的效果。常用的认知疗法有合理情绪疗法、贝克认知转变疗法和认知领悟疗法。

1. 合理情绪疗法

合理情绪疗法是由美国心理学家艾利斯于 1955 年创立的。艾利斯认为，情绪是伴随着人的思维而产生的，我们的情绪或心理上的困扰是由不合逻辑、非理性的思维造成的，而不是由实际所发生的事件本身引起的。合理情绪疗法的主要理论是 ABC 理论，A 指的是人们在生活中所遇到的诱发事件；B 指的是人们在诱发事件出现之后所产生的对这件事的看法、解释或评价；C 指的是在特定的情境下人们的情绪以及行为的结果。例如，老师责罚了某个学生（A），这个学生认为老师是看自己不顺眼，故意惩罚自己（B），因此愤愤不平，于是跟老师吵了起来（C）。该理论认为，引起人们情绪或行为反应的直接原因不是诱发事件，而是人们对诱发事件的看法、解释或评价。

合理情绪疗法的基本过程包括：治疗者收集求助者的相关信息，找出其关注的问题，将这些问题按性质分类，并从最迫切需要解决的问题入手；帮助求助者找出他们产生情绪障碍的原因，并解释 ABC 理论，帮助其辨别"非理性信念"；采用辩论的方式改变求助者的非理性思维方式，帮助他们放弃非理性信念，用理性信念替代；让求助者学习在面临问题时优先选择理性思维方式，逐渐养成与非理性信念进行辩论的习惯，从而建立新的健康思维，拥有良好的情绪体验。

2. 贝克认知转变疗法

贝克认知转变疗法是由美国心理学家贝克创立的，其原理与合理情绪疗法相似，但此疗法更加强调改变深层的认知结构，采用语言交谈和行为矫正相结合的技术，更加重视解决当前的问题。贝克认为，心理障碍常常是由消极的自动性思维，即反复出现的对自己、周围、未来世界三方面的消极评价而产生的，表现为一遇到问题就会自动产生消极的想法。自动性思维包括过度概括化、自我中心思维、极端化思维等。自动性思维会导致情绪上的抑郁和焦虑，以及行为上的障碍，通过认知、情绪、行为的相互影响而形成一种恶性循环，导致问题越来越严重。

因此，此疗法认为改变自动性思维、改变人们的消极认知结构是解决心理障碍的最好方式。

贝克认知转变疗法的基本过程包括：建立良好的咨询关系，收集资料，列出关键问题；由易到难地分析求助者的歪曲认知，启发其寻找不良认知，暴露其认知曲解或逻辑错误，共同讨论合理化思维方式；布置家庭作业，让求助者列出自己的自动思维、歪曲的认知评定、合理认知；针对求助者的不同情况，设计"日常活动计划表"，遵循"循序渐进，先易后难"的原则。

3. 认知领悟疗法

认知领悟疗法是由我国本土心理学家钟友彬先生首创的。该疗法是依据心理分析的原理，结合中国实情以及人们的生活习惯而设计的，是一种通过解释使得求助者改变自己的认识，得到领悟，从而减轻症状或使症状消失的心理治疗方法。该疗法是将求助者的无意识的心理活动转变为有意识的心理活动，使求助者真正地认识到症状发生的原因，得到领悟，症状便会消失。该疗法对于残疾人容易出现的强迫症、恐怖症，以及某些类型的性变态，如异装癖等，有着良好的治疗效果。

（三）精神分析疗法

精神分析疗法是由奥地利心理学家弗洛伊德在 19 世纪末创立的，是弗洛伊德通过对大量的精神病患者、神经症患者的观察以及对他自己内心世界的分析，从而提出的理论。精神分析理论认为，很多心理疾病，尤其是神经症都与患者经历的矛盾、冲突、情感、挫折在潜意识中的反应有关，或者是由这些转化而来的。精神分析是通过把压抑在潜意识中的矛盾挖掘出来，带回到意识层面，帮助病人对症状和被压抑的冲突之间的关系产生一种顿悟，从而解决心理问题。其具体的操作方法包括以下四种。

1. 自由联想法

自由联想法是治疗者指引求助者将头脑中的一切事情讲出来，不管这些事情有多么零乱、没有逻辑或不堪。治疗者可以结合求助者的症状，通过这些语句、事件和想象推论其中的联系，将压抑的动机提到意识层面，使求助者了解症状产生的原因，从而达到治愈的目的。整个过程需要在一个安静、舒适的环境中进行。求助者在对以往的经历、情感进行回想时，可能会出现阻抗，这时需要用移情的方式进行克服。

2. 释梦

弗洛伊德认为梦有两种：一种是显梦；另一种是隐梦。显梦是指由梦所呈现出来的表面内容，隐梦是指由显梦所反映出来的内在本质和愿望。弗洛伊德认为，通过对梦的分析，可以知道一个人的内心动机和愿望。但有时这种愿望会与社会道德相违背，所以常常会在潜意识里进行多种方式的加工，然后透过梦的形式表露出来。梦主要有三种加工方式：一是凝缩，就是将多种动机融合在一起，然后透过梦中的某个情节表现出来；二是象征，就是在梦中把不能被社会接纳的事物或行为，以另外一种能够被社会所允许的形式表达出来；三是润饰，就是在梦里对人的动机和行为进行加工、修饰。在进行治疗和分析时，治疗者常常会使用反问和推导的方式，由显梦推导隐梦，将个体潜意识的动机和愿望提到意识层面来。

3. 移情

移情是指在心理治疗的过程中，求助者把治疗者看成自己过去某一重要人物的再现或化身，将用于原型的情感和反应转移到治疗者身上。移情有正移情和负移情两种：正移情是求助者对治疗者表现出来的积极、热情、喜爱的态度，表现为求助者为了得到治疗者的赞扬和喜爱，会做到他平时做不到的事情，从而消除症状；负移情是求助者对治疗者表现出来的敌对、反抗、厌倦的态度，表现为求助者在以前治疗中的进步转瞬间就消失了。对待移情，治疗者应该注意，不要使求助者对自己的爱或恨达到极端。

4. 解释

解释是一种常用的精神分析技术。治疗者需要把隐藏在求助者症状背后的无意识动机揭示出来，使求助者用不同的方式看待自己的思想、行为、情感以及欲望，正视自己回避的东西。在治疗的过程中，治疗者不断地向求助者指出其隐藏在行为、思想和情感背后的动机和本质意义。治疗者应注意要在求助者有接受解释准备的时候进行解释，对求助者的评论或描述不宜过多，适当即可。

20 世纪 90 年代，朱建军等在精神分析和心理动力学理论的基础上创立并发展起来了一种新的心理治疗技术——意向对话技术。这一技术创造性地吸取了释梦的心理分析技术、催眠技术，以及人本心理学和东方文化中的心理学思想等。其特点在于治疗者通过使用一些不经解释的象征性意象与求助者进行心理上的沟通和交流，从而了解求助者潜意识里存在的心理冲突，并通过诱导新的意象进行解决。

（四）森田疗法

森田疗法是由日本森田正马所创立的，是一种治疗神经衰弱和强迫观念的精神疗法。森田疗法的理论内容非常简单易懂，没有特殊的学术用语，可以使大多数没有受到良好教育的残疾人能很好地理解。此外，在治疗时，除了绝对卧床期以外，只要求求助者做一些日常生活的实践即可。"顺其自然，为所当为"是森田疗法的精髓。

顺其自然不是"任其自然",它是指人本身存在一定的自然规律,是不能人为控制的,有一个从发生到消失的过程;此外,一些古怪、可怕、肮脏、无聊的念头也是必然会出现的,这些杂念也有一个从发生到消失的过程,我们应该去接受它们的存在。在顺其自然的过程中,也要注意到客观现实,该在什么时间做什么事就去做。虽然在刚开始的时候,还是会出现某些杂念和复杂的情绪,会让求助者感觉到难受,但是只要相信它们总有一天会消失,自己只要努力做好现实中应该做的事情,那些杂念便会在认真做事的同时自然而然地消失。

(五)支持性心理疗法

支持性心理疗法起源于 20 世纪,比起精神分析,其治疗目标更为局限,是一种应用语言作为治疗的手段。当心理咨询师或医生用通俗易懂的语言向求助者说明其产生心理紧张的前因后果,或解释其疾病的来龙去脉、治疗方法等时,这往往能够平复他们内心的紧张感。当用语言表示理解、支持他们心里存在的正常的欲望、想法和要求时,这也能够帮助他们克服那些错误或是有害的心理和行为,从而使他们树立起正确的态度和治愈的信心。在临床上,对于遭受挫折或灾难、长期存在矛盾和消极观念,以及患有躯体疾病或心理疾病、各类神经症和各种顽症、绝症的残疾人,此疗法能帮助其减轻心情紧张、焦虑不安的情况。支持性心理疗法常常会使用一些治疗技巧,如倾听、解释、鼓励、暗示等。运用这些技巧,可以帮助求助者面对现实、接受事实,并进行自我调适,最终克服或度过危机。

(六)来访者中心疗法

来访者中心疗法是 20 世纪 60 年代兴起的,由罗杰斯倡导的一种心理咨询方法。这种方法认为任何人都有着积极向上、自我成长和自我肯定的无限潜力,当人们的自我体验的途径被切断,或者被压制时,人的潜力便会被削弱或阻碍,从而出现病态心理或者适应困难的现象。对于残疾人来说,治疗者可以运用此疗法,通过创造一个良好的家庭、社区环境,让残疾人能够与其他人进行正常的人际交往,充分发挥他们的潜力,减少社会适应不良的行为。来访者中心疗法的主要技术包括无条件积极关注、用言语或非言语交流设身处地地理解对方、与对方坦诚交流等。

以上列举了一些国内外常用的心理咨询与治疗的方法,在具体的实践过程中,它们并不单独存在,可以融合使用。若将其引入残疾人的心理治疗中,则要注意根据残疾人特殊的生理和心理特征进行适当的改进。

四、残疾人心理健康强化服务方法

残疾人心理健康强化服务主要是针对处于康复阶段的残疾人，要求其不但要注重生理方面的康复，还要强化心理康复的重要性，从而使其更好地融入社会。

（一）接纳与承诺疗法

接纳与承诺疗法（acceptance and commitment therapy，ACT）是在 20 世纪 90 年代由美国内华达大学心理学教授海斯博士和其同事一起创立的一种疗法。它是在人类的语言、认知关系框架理论、功能性语境主义哲学的基础上发展起来的一种经验性行为心理治疗方法。在操作时，主要是通过一系列的改变过程来提高人们的心理灵活性，如认知解离、正念、接纳、观察自我以及价值、承诺行为等。

研究者通过临床实践发现，接纳与承诺疗法在治疗抑郁症、强迫症、物质滥用等心理问题上有着较为良好的治疗效果（祝卓宏，2013）。例如，在抑郁症的治疗上，接纳与承诺疗法就比认知治疗更为有效，而在社交焦虑问题上，接纳与承诺疗法也比团体治疗的效果更明显。此外，使用接纳与承诺疗法的治疗师在临床上有着较为高效、敏捷的处理能力以及较低的转诊率。从残疾人的角度来看，抑郁和社交焦虑等心理问题或心理障碍在残疾人身上较为常见，因此，该疗法的出现能为残疾人的心理康复治疗提供一个崭新的方向。

（二）社会工作的方法

目前，社会工作是国内残疾人心理健康服务中普遍使用的一种方法。社会工作秉承利他主义的价值观，利用科学方法来为他人提供服务。其宗旨在于帮助社会上的困难人群，预防或解决他们出现的一些社会问题，如由家庭经济困难、不良生活方式等引起的社会问题。社会工作主要包含三种方法：一是个案社会工作方法；二是小组社会工作方法；三是社区社会工作方法。这三种方法在残疾人心理健康服务中被广泛使用，且有着良好的效果，如施元玲（2016）、赵华（2015）、李锦熠（2015）、俞丽娜（2009）等以个案社会工作方法介入残疾人的家庭或其自身的心理康复服务中，在一定程度上帮助其克服心理障碍，促进其个人成长。薛莹莹（2017）以社区残疾人为对象，将小组工作方法运用在残疾人社会融入中，帮助其在社区工作中找到自我价值感，从而更好地适应社会。在残疾人的心理健康服务过程中，并非仅使用某种单一的社会工作方法，可以将个案、小组、社区等方法结合起来，发挥每种方法的优势，对资源进行整合，可更大程度地实现残疾人的心理康复。

（三）大数据及"互联网+"的方法

在新时代的残疾人心理健康服务中，大数据以及"互联网+"的方法逐渐开始发挥作用。随着2016年中国残疾人联合会等发布的《关于做好全国残疾人基本服务状况和需求信息数据动态更新工作的意见》以及国务院残疾人工作委员会办公室印发的《全国残疾人基本服务状况和需求信息数据动态更新工作实施方案》，全国范围内开始建立残疾人信息动态数据库（国务院残工委，2016）。各个地区利用数据分析，精准服务残疾人，在教育、就业、康复等各个方面为残疾人提供服务，帮助实现其美好生活的愿望。当前，残疾人事业正逐渐步入全球化经济发展的大框架中，人工智能和互联网的发展，使得视力、听力、认知、学习、行动障碍和心理健康状况受到影响的人们在就业、现代生活和人际关系方面得到改善，如微软推出的"AI for Accessibility"计划，将通过全新技术来改善残障人群的生活质量。此外，互联网凭借其传播速度快、时效性强、匿名性等特点，在残疾人心理健康信息的传播、心理健康网络平台的建设以及网络心理咨询与治疗的开展等方面具有很大的优势。借助人工智能，相关人员也可设计和开发帮助残疾人自我心理调适的应用程序（application，APP），包括心理测量与评估、心理自我调适等，帮助残疾人管理自我情绪，改变不良思维模式（庄文旭，2018）。

第四节　残疾人心理健康服务的保障体系建构

一、残疾人心理健康服务保障体系的含义

残疾人心理健康服务保证体系是指为了保障残疾人心理健康服务的顺利实施，在法律与政策、组织机构的建设、经费的筹措与投入等方面提供的保障，具体内容包括法律与政策保障体系、组织保障体系、经费的筹措与投入保障体系三个方面。

二、法律与政策保障体系

法律与政策保障体系要求加强立法建设，为残疾人心理健康服务提供政策保障。残疾人心理健康服务体系是全民健康工程的重要环节，要想能够有效地发挥其在健康工程中的作用，必须得到政府的重视以及相关政策的支持。Davidson曾

指出，引起肢体残疾的意外事故主要是交通事故和工伤，因此政府可以考虑对其创伤心理进行及时救助，并将残疾人的心理健康服务纳入医疗保障体系中（Davidson et al.，1994）。在欧美等国家，由于心理学发展较早，市民的心理健康服务已被纳入社会健康保障体系中。我国残疾人心理健康服务相关政策的制定可以借鉴美国健康促进政策的发展历程，美国健康促进政策具有连续性、科学性、法制性、可操作性、灵活性等特点。

1）连续性。每一项残疾人心理健康服务政策的制定与实施都应为下一项政策积累宝贵的经验教训，并自上而下建立一套完整的残疾人心理健康服务组织机构和工作机制。这些机构应该通过立法形式确立，具有法律保障，不会因政府部门的人事变更而受到影响，从而在体制上保证残疾人心理健康服务政策的连续性。

2）科学性。注重残疾人心理健康服务体系的科学研究，并将最新研究成果作为制定残疾人心理健康服务政策的理论指导，不仅应重视基础理论研究，而且应重视残疾人心理健康的应用研究及其对残疾人心理健康工作的科学评价。

3）法制性。全国性的残疾人心理健康服务政策正式颁布以后，各地区残联及其下属机构都应将健康目标纳入自己的发展战略规划、政策纲领或卫生改革的行动之中，并结合本地区实际情况确立工作目标。

4）可操作性。残疾人心理健康服务体系的实施可以实行有效的目标管理，政策的可操作性也体现在实施过程的及时评估上。可以通过可量化目标来确立健康目标的基线，同时运用科学的检测方法对健康指标进行跟踪监测，向相关部门及时反映并采取有效措施。

5）灵活性。残疾人心理健康服务政策应关注社会现实，根据社会现实的变化做出改进与完善，体现出政策的灵活性。在政策的制定和实施的过程中，应强调地方参与和社区发展，通过促进政策的制定、颁布、实施与评估，使残疾人的心理健康状况得到全面改善，对社会健康和可持续发展起到积极的促进作用。

三、组织保障体系

组织保障体系要求建立和完善残疾人心理健康服务的组织体系。残疾人心理健康服务组织保障体系应该通过四个层面的协调统筹来完成。

第一层面是政府的宏观管理。首先在经费上要保证残疾人心理健康服务工作的顺利开展，鼓励残疾人心理健康服务的理论和临床实践研究。政府以监察者和指导者的身份出现，制定公共政策和公共服务的目标、标准、原则，为残疾人心理健康服务指明方向。同时，国家管理部门要建立一套评估系统和模式，定期评估各地区残疾人心理健康服务工作，确保其科学性、有效性及系统性。

第二层面是相关的心理健康组织。例如，中国心理卫生协会等组织，直接负责残疾人心理健康建设事宜，为残疾人心理健康服务提供具体的计划，并培养相关人才，监督服务工作，及时按社会需求和现实变化进行工作调整。

第三层面是残联和社区。对社区内部残疾人工作联络员、心理咨询人员、心理治疗员、心理健康评估员，甚至精神医师、临床督导师进行具体人数配置和工作职责安排，并定期组织其接受专业技能培训。通过广播、电视、平面媒体等各种媒介做好残疾人心理卫生知识的普及工作。例如，相关机构可以主动带头创办一份关于残疾人的心理辅导报刊，定期出版并向残疾人家庭免费推送，在普及心理健康知识的同时，也让残障人士正确认识心理辅导并积极、乐观地面对生活。

第四层面是家庭方面。家庭心理健康教育是整个心理健康教育的一个重要组成部分，对于残障人士来说，最大的精神支持来自家庭成员。家庭心理辅导包括两方面内容：对残障人士家庭成员进行心理辅导，以及教会其对家庭中的残障人士进行简单的心理辅导。残疾人心理健康服务体系以每个家庭为小单位，处理好小单位的心理健康问题，才会对大环境产生良性促进作用。

四、经费的筹措与投入保障体系

目前，世界上许多国家都已经形成了比较完备的资金投入体系，通过政府资助、社会救济、医疗保险和个人资助等途径来保障对心理健康服务的有效投入，而且也鼓励和资助民间的心理健康服务机构。例如，在日本，精神残疾者在康复机构产生的治疗费用，基本上由国家和地方政府负责（张金峰，2010）。在美国，临床心理学家的诊疗服务大多由保险公司和医疗保险系统付费。因此，我国残疾人心理健康服务的经费筹措应以政府投资为主体，通过多渠道、多方位、多层次筹措资金来开展残疾人心理健康工作。具体而言，就是将政府的投入作为残疾人心理健康服务工作的基本保障，在政策和资金上面给予残疾人心理健康工作必要的支持和倾斜。同时，多渠道、多方位、多层次筹措资金，鼓励社会各单位、团体、社会福利事业和个人等资助残疾人心理健康工作，如设立残疾人医疗和救助专项经费、残疾人就业保障金、慈善基金等，资助残疾人心理健康服务事业的发展。

第八章

残疾人心理健康服务体系的
运行模式与实践

　　残疾人心理健康服务体系无论是理论研究还是实践探索，在国内均还处于起步阶段。残疾人心理健康服务运行的模式包括宣传教育模式、健康管理模式、咨询辅导模式、需求导向模式四种类型，需求导向模式是时代发展的需要。残疾人心理健康服务体系在实践探索中，首先明确了其性质与定位，将残疾人心理健康服务定位于公共服务的范畴，具体定位包括公共文化产品和公共卫生产品两个范畴，然后确定其工作宗旨与工作理念，探讨了其运行机制，并将重庆市作为试点地区进行了探索和实践。

第一节　残疾人心理健康服务的运行模式

一、宣传教育模式

宣传教育模式主要发挥公共服务产品的文化功能，注重事前预防和积极要素的注入。具体来说，就是通过媒体等各种途径的宣传和教育、培训等方式来增大心理知识覆盖面，强化心理健康意识，知晓常见的心理问题的症状表现、成因和提升自我调节的能力，塑造积极向上的社会心态。例如，对于残疾人群体，可讲授心理健康类的理论知识以及如何处理人际关系的技能，使其形成正确的自我意识等；对于残疾人家属，帮助他们掌握情绪调节的方法，缓解压力；除此之外，为残健融合创造条件和提供帮助，社区其他居民应学会更好地接纳残疾人。具体的宣传措施包括张贴心理健康宣传标语、社区心理咨询室的文化展板、制作并分发心理知识手册、开展心理知识竞赛活动、防治心理疾病等（吴冠磊，2012）。通过一系列心理健康服务工作的开展，使残疾人在轻松愉悦的氛围中意识到心理健康和心理服务的重要性，并能敏锐地发现心理问题，及时寻求服务以解决自身的心理问题，有意识地保持心理健康，达到重视和主动参与心理健康服务的目的。

二、健康管理模式

健康管理模式发挥了公共卫生产品的功能，在健康中国视角下强调健康政府的职责，加强立法和相关政策的执行，将残疾人心理健康服务融入公共卫生项目。

健康管理是以人的健康为中心，长期连续、周而复始、螺旋上升的全人、全程、全方位的健康服务（谢冬琴，2016）。心理健康管理模式中涉及的工作对象较广泛，兼顾个体和群体的心理健康，工作内容包含宣传心理卫生知识、评估心理健康、缓解心理压力、预防和治疗精神疾病，即对个体和群体的心理健康进行全方位的实时动态监测、分析评估数据、提供必要的咨询和辅导的过程（马辛，2012），或者"以卫生局为领导，以心理卫生协会或综合医院精神科为骨干力量，以社区卫生服务中心为落脚点"的服务模式，创建社区心理健康服务的组织体系（谢冬琴，2016）。

心理健康管理模式要求政府部门应大力支持并以充足的资金为保障，卫生行政部门应建设一支专业性的人才队伍，做好监督考核评估工作，具体的相关工作由社区医疗站点负责，从而实现职责清晰、分工明确的布局，以提高组织网络体系的整体运作效率。这种模式可以利用已有的社区卫生服务中心和站点形成的场地资源以及现有的人才优势，具有较好的可行性和可操作性。该模式适合我国国情，但更多的是从卫生角度出发，着重于问题咨询和治疗，而不是从发展性咨询的角度考虑，缺少从增能视角的角度强调残疾人的潜能开发，培养残疾人的积极品质。

三、咨询辅导模式

咨询辅导模式的工作对象以社区残疾人居民为主，通过全面、深入的心理咨询与辅导，缓解其不良情绪，解决人们的心理问题。心理咨询与辅导的内容可能涉及诸多方面，如宣传心理知识、增强自我调试能力、改善人际关系以及提升残疾人心理健康水平。通过心理咨询与辅导，利用心理学知识和相关理论，帮助残疾人解决由残疾导致的各方面压力，以及由此产生的个人情绪、家庭矛盾、职业选择、心理危机等问题。其中，尤其强调帮助残疾人缓解不良情绪以及处理心理问题，使残疾人进一步认识自我，正视残疾所带来的影响，并且学会认同自我和接纳自我，以积极的心态面对未来的生活。心理咨询与心理辅导的形式多种多样，从服务对象上可分为个体辅导和团体辅导，从咨询方式上可分为门诊咨询、信函咨询、电话咨询、网络咨询（潘孝富，潘伟刚，2012）。残疾人可根据自身条件，选择恰当的服务形式，进行高效、便捷的心理咨询与辅导。

四、需求导向模式

需求导向模式是以残疾人的心理健康服务需求为出发点，以政府为主导，以街道办事处和社区居委会为载体，通过发动和组织社区成员，利用和开发社区资源，为满足残疾人的心理需要所开展的一系列服务的总称。残疾人群体受限于身体条件，其心理需求更具有特殊性，需要各种正式的和非正式的组织为其提供恰当的多样化的服务。因此，以需求为导向的心理健康服务模式需充分调动社会的积极力量，整合各界资源，共同努力使残疾人的幸福感和获得感得到提升。

美国心理学界早在 20 世纪五六十年代就已经提出心理学研究的重点必须关注人类福祉，以推动人类文明的发展进步为己任。因此，需求导向模式符合残疾人心理健康服务的需要，残疾人的心理需求是在为残疾人提供心理健康服务的实践过程中发现的，在综合考虑当地残疾人的心理需求、政策和可提供服务的各种平台等因素的基础上，设计心理健康服务的内容和具体活动。

需求导向模式的前提是要了解残疾人的心理健康服务需求，这就要求加强残疾人心理健康服务需求的调查，而且残疾人心理健康服务需求的调查，至少应回答以下三个基本问题：一是残疾人心理健康和心理障碍的现状如何？为了解残疾人心理健康服务的潜在需求和资源配置的侧重点提供依据。二是残疾人对心理健康服务需求的状况如何？便于对残疾人的需要开展有针对性的各种干预活动或采取各种措施。三是什么因素阻碍或促进了残疾人使用心理健康服务？为有针对性地开展心理健康宣传活动提供依据。

以往的调查发现，虽然残疾人对心理健康服务有一个比较积极乐观的态度，但实际上真正去寻求心理健康服务帮助的人却不多。这一方面是因为其对心理健康服务存在一定的误解，另一方面是因为提供的心理健康服务资源有限，不能满足残疾人的需求。前期对 864 名残疾人的心理健康服务需求的调查结果表明，超过 1/3 的残疾人对自身的心理健康水平评价较低，68.4%的残疾人认为心理健康很重要，90.2%的残疾人已经意识到心理健康的重要性，对心理健康服务有较好的认识和较高的接纳度，需求意愿强烈。在具体的服务目标方面，24.5%的残疾人期望通过心理健康服务能够使家庭生活幸福，21.2%的人希望获得良好的社会适应，19.7%的人希望达到人际和谐。在服务内容方面，44.7%的人选择了对家庭婚姻问题的心理咨询，39.7%的人选择提供心理保健知识。在心理健康服务形式方面，39.9%的人选择求助兼职或专业的心理咨询人员，28.8%的人选择寻求朋友或者家人的支持，而剩余 31.4%的人选择自行解决或者什么也不做。在具体的形式方面，41.4%的人选择求助心理热线，38.2%的人选择专业心理咨询。在选择机构方面，以社区服务站和社区的心理服务机构为主，分别占 25.5%和 25.3%。调查还表明，现实生活中，残疾人心理健康服务的开展力度较弱。

第二节　残疾人心理健康服务体系建设的运行机制

一、残疾人心理健康服务实施的路径和方式秉持的理念

残疾人心理健康服务如何介入？其实施的路径和方法究竟是什么？也就是说，运行机制究竟如何开展？残疾人心理健康服务实施的路径与方式需要秉持两大理念（李婷玉，2009）。第一大理念是个人与社会取向，据此可以将残疾人心理健康服务的方式划分为两大块：其一是环境发展，即通过环境建设来构建有助于残疾人心理健康的生态环境，并为其打造积极健康的心理支持系统。其二是心理

干预，即通过直接有效的心理干预措施来构建残疾人心理健康服务体系。第二大理念即对增能视角的关注，关注的中心转向对残疾人潜在能力的挖掘和开发，不断提升残疾人积极的心理品质，增强残疾人的社会适应能力，这种理念应体现于残疾人心理健康服务实践的各个细微环节之中。

二、残疾人心理健康服务的工作宗旨与工作理念

残疾人心理健康服务的工作宗旨是以关注残疾人心理健康为中心，以社区为半径，以需求为导向，对残疾人容易出现的一些适应性的心理和行为问题，开展方便的、符合其生活的干预，使残疾人能有意识地参与和接受心理健康服务，提升心理调适水平，促进残健融合，增强社会适应能力，从而为满足残疾人对美好生活的需要创造条件。

残疾人心理健康服务的工作理念是将残疾人心理健康服务的体系纳入残疾人公共服务体系整体建设中，其中，关于残疾人的心理健康教育和宣传部分可以归入公共文化产品的服务；关于心理咨询和心理治疗的部分可以归入公共卫生服务；从增能视角进行的潜能开发，可以纳入社会工作服务。只有明确心理健康服务的定位，残疾人心理健康服务体系的建设才会受到各级政府和各个残疾人组织的高度重视，今后才会有更好的发展。因此，残疾人心理健康服务体系应该被融入社会事业的发展和改善民生的工作大局中，只有将其融入各级各类政府的发展大局中，才能有利于借助行政的力量和公共资源来推动残疾人心理健康服务事业的发展。

三、残疾人心理健康服务的运行机制

（一）认真贯彻和落实相关的政策和法规，做好顶层设计

残疾人心理健康服务的运行要认真贯彻和落实《中华人民共和国精神卫生法》《"健康中国 2030"规划纲要》《关于加强心理健康服务的指导意见》等法律法规，结合各地特点、《全国精神卫生工作规划（2015—2020 年）》等，全面加强社会心理健康服务体系建设。例如，将残疾人心理健康服务列为残疾人康复内容之一，将其纳入《国家残疾预防行动计划（2016—2020 年）》《城乡社区服务体系建设规划（2016—2020 年）》等计划中。政府担任主要责任，充分发挥市场机制的作用，发挥社会、残疾人组织的力量，重点解决残疾人最直接、最关心、最现实的利益问题，让残疾人多层面、多种多样的需求都能得到满足，使残疾人平等享有社会基本保障和基本公共服务，不断增进残疾人福祉，实现残疾人"人

人享有康复服务"的目标（中国残疾人联合会，2017）。尤其是新时代背景下，把残疾人心理健康服务融入由保障民生转为改善民生质量的发展大局中，有利于残疾人心理健康服务实现更好的发展。

（二）积极探索多元化供给方式，最大可能满足残疾人心理健康服务需求

紧紧抓住当前加快全面推进残疾人小康进程、党和政府高度重视保障和改善民生、社会力量踊跃参与残疾人公共事务等各种机遇，加快残疾人心理健康服务的供给侧改革，使残疾人心理健康服务供给方式多样化。不断创新方法和途径，让政府、市场和社会力量都积极参与，积极引导社会公益性组织参与残疾人心理健康服务的供给。尤其要注重发挥社区的作用，特别是在现阶段政府投入资金有限的情况下，更需要整合资源，保证残疾人心理健康服务体系能有效运行。一是物质资源整合。首先，多渠道筹集残疾人心理健康服务所需资金，整合政府投资、单位支持、社会赞助和社区物资，保障残疾人心理健康服务资金充足；其次，充分利用与社区合作的单位的设施，与各单位共享资源，加强合作，优势互补。二是人力资源整合。通过社区居委会进行协调组织，让有志于且有能力进行心理健康服务的各类工作人员，如志愿者、社工、心理专业或精神专业的人员、医生，以及阅历丰富、沉着冷静、乐于助人的居民等参与到残疾人心理健康服务中来。尽管其中有部分人群，如心理咨询师等已经在社区内开展过心理健康服务工作，但大多是没有系统组织的，具有自发性和偶然性，同时，更多想要参与到心理健康服务中的人却没有找到适合的方法。这就需要社区居委会来组织协调各类人员，通过组建基层心理健康服务和志愿者队伍，协调各类人员有组织、常规性地开展残疾人心理健康服务工作。

（三）多渠道筹措资金，为残疾人心理健康服务体系的运行提供资金保障

残疾人心理健康服务体系的运行，离不开资金的保障。如何完善残疾人心理健康服务体系的资金投入机制？这就要求政府要加强资金投入和运作的合理安排，建立和完善残疾人心理健康服务的资金投入机制。首先，政府要建立并完善各级层面的残疾人心理健康服务资金的投入，合理运作，使残疾人心理健康服务体系有充足的资金保障。例如，建立残疾人公共服务基金，保证残疾人公共服务资金有固定来源，让整个残疾人公共服务体系能正常运转。同时，基金的来源可以灵活多样，无论是个人、社会组织或者是企业都可以参与其中。政府也可以出

台措施鼓励企业进行基金捐赠，增加市场化资金的投入。例如，凡是捐赠的企业，政府可以适当减免企业税收作为奖励。

其次，充分发挥基层残联或者社区在资金筹措方面的作用，从多个角度筹集残疾人心理健康服务资金。例如，广泛动员社区企业或者其他各种组织积极主动参与残疾人心理健康服务活动，在活动中募集社区残疾人公共服务基金，保证社区残疾人公共服务体系的运转。

（四）创新心理健康服务方式，推进残疾人心理健康服务有序发展

当前网络、人工智能和大数据的发展，必然引起整个心理健康服务领域的变革，网络、智能手机、个人传感设备和人工智能等在不久的将来可能都会被运用于心理健康服务中。针对残疾人的行动不便，可以充分利用网络平台开展残疾人心理健康服务工作，如在网上宣传心理健康小知识，或者开设"留言互助"网站等。通过建设心理健康网络教育平台传播心理健康信息，或者开展网络心理咨询与治疗，可以充分利用互联网信息传播速度快、时效性强、具有匿名性等天然的优势。利用人工智能和"互联网+"，可以开发和设计帮助残疾人进行自我心理调适的 APP，具体包括两方面的功能：一是心理测量和评估功能，可以做一些常规的心理测验，并提供一些参考结果，同时也可以记录自己每天的情绪状况、睡眠及其他健康状况，辅助诊断一般心理问题；二是进行心理自我调适的功能。也就是说，通过评估系统判断自己是否存在轻微的心理问题，或者情绪糟糕等，可以进行一些心理调适的自我指导，如放松训练、冥想、正念或将情绪背后的想法记录下来。换句话说，残疾人可以在 APP 的指导下，学会判断和改善情绪的方法，用一些实用的技术改变不良思维模式。据统计，已经有 3000 多款减轻各种心理压力、缓解不良情绪的 APP（庄文旭，2018），这其中部分是由专业人员研发的，经过科学检验证明其对情绪的缓解有良好效果，其效果并不亚于传统心理治疗。

（五）借鉴社会工作增能视角理论，强调潜能开发

长期以来，残疾人心理健康服务过多关注残疾人的心理问题，导致人们对残疾人贴上过多的负面标签，从而导致对社区残疾人形成污名效应，不利于残疾人更好地融入社会。残疾人社区心理健康服务可以充分借鉴社会工作的增能视角，在正常化理论、增能理论的基础上开展残疾人社区心理健康服务，改变残疾人对自我的错误认知，激发其生活信心，提升残疾人的自我价值。

（六）转变政府职能，实施政社共建

当前政府职能的转变强调向服务型政府能转化，要求向小政府、大社会公共

服务体制转型，实施政社共建（张一，2012）。实施政社共建是指政府通过公开招标的方式从社会当中购买一定比例的公共服务，使残疾人心理健康服务得到有效的落实。残疾人心理健康服务应该由政府、企业以及其他非营利公益事业组织共同完成，即政府通过购买服务的方式获得其他组织的协助，积极参与残疾人的心理健康服务，如充分利用从事心理咨询、心理治疗等专业的机构或社会组织的资源，政府用购买服务的方式实现资源共享，有效解决社区缺乏残疾人心理健康服务专业人员的问题，同时也能提升残疾人心理健康服务专业水平，让残疾人群体有更多的收获。这种政府购买服务的方式也能进一步推动政府职能的转变，对于推动当前阶段我国社会服务体系的改革以及服务型政府的建设都具有非常重要的意义。

（七）加强基层残疾人工作者的培训，建立专业化的服务队伍

为普及残疾人心理健康知识，增强基层残疾人工作者对残疾人进行心理健康服务的能力，提升残疾人心理健康服务工作的有效性和针对性，建立一支专业化的心理健康服务队伍势在必行。在这种理念的指引下，尤其是要利用好已经建立起来的由46.2万名人士组成的全国残疾人专职委员队伍和由13.4万名人士组成的残疾人康复协调员队伍，对其进行分层培训（郭春宁，2009）。其中，大部分人员接受一般心理疏导和调适能力的基础培训，使其能进行心理健康的科普知识宣传，掌握初步的调试方法；少部分人员应达到专业水准，取得相应资格证书，能为残疾人的心理咨询和辅导提供专业化的服务。

心理健康服务的专业性较强，但从我国残疾人心理健康服务工作目前的实际情况出发，工作的重点方向并不是使心理健康服务人员全员专业化。结合当前的经济和社会发展情况，可以考虑通过专、兼、聘多种形式，建设一支以精干的专业心理工作者为骨干，专兼结合、专业互补、相对稳定的残疾人心理健康服务队伍，这是当前残疾人心理健康服务队伍建设的主要取向。其成员大体可以划分为专业的、准专业的和非专业的三个层次。一是借助高校和科研机构的力量，培养残疾人心理健康服务的专业人员。专业的心理健康服务者是指接受过严格、系统的正规心理学教育和训练，可以在预防和治疗方面提供服务与帮助的专业工作者。残联系统应积极吸纳心理学专业的毕业生加入残联工作队伍，聘请当地心理学家为残疾人心理健康服务，或者派一些热衷于残疾人事业的优秀人才到高校或国外去留学、进修、开展学术交流等，广泛学习心理健康服务的新理论及新技术。二是注重在职岗位培训，培养准专业的残疾人心理健康服务人才。准专业的心理健康服务者是指接受过专门的心理学知识和技能培训，能够以团体的形式从事工作或提供服务的人员，通过举办各种在职岗位培训，使他们掌握比较系统的心理咨

询理论、心理测量技术、心理教育方法和手段。这是贴近残疾人工作实际、适应心理健康服务深入发展的紧迫需要。三是普及心理科学知识，发挥非专业心理人才的服务作用。非专业的心理健康服务者是指接受过一定的心理学知识和技能的培训，能通过教育、管理、训练等形式给需要者以帮助的服务人员，包括具备不同程度心理学知识和技能的残联干部、社区残疾人联络员、残疾人心理健康志愿者等。心理健康服务单靠心理工作者的指导和咨询是不够的，需要全员、全过程、全方位的协同配合，才能产生实效。最后，逐步实行资格认证，实现残疾人心理健康服务的规范化。

　　总之，到 2020 年，我国将全面建成小康社会，在新时代残疾人服务体系建设的过程中，其也必然由兜底线、保基本的物质保障模式和医疗保障模式向社会服务模式转变。时代的发展也要求从保障民生到改善民生转变，不断提高人们的生活水平和生活质量，满足人们对美好生活的需要。残疾人心理健康服务体系的建设不仅是为了满足残疾人对美好生活的需要，同时也是为了适应时代发展的要求，满足残疾人事业内在发展的需要。因此，政府在其中必须起到主导作用，具体表现在，首先要明确政府责任，建立国家对残疾人的基本的社会心理健康服务的供给制度：一是国家在社会服务总体框架中，残疾人社会服务发展的总体规划里应该包含心理健康服务；二是要保障残疾人社会心理健康服务有充足的供给，可以采用财政引导和制度激励相结合的方式；三是建立和完善残疾人社会心理健康服务的行业准则、服务规范和评价体系。其次，发动整个社会的力量，培育和发展民间的社区和志愿者组织，引导志愿者和非营利组织及其社工队伍参与残疾人社会心理健康服务。相比于政府而言，社区和志愿者组织的优势在于它们更加贴近残疾人，同时它们也具备服务残疾人的专业技能，有整合各种资源的能力，具有方式灵活多变、形式多种多样等特点。因此，在残疾人服务中融入社区和其他公益性质的组织，有助于残疾人心理健康服务体系的完善，让残疾人日益增长的多种多样的需要得到满足。最后，可以采用个体化的残疾人社区心理健康服务，针对心理健康状况较差的残疾人提供专门的心理咨询和治疗。

第三节　残疾人心理健康服务体系建设
在重庆市的实践和探索

　　在前期探索建构理论体系及其运行方式的基础上，我们选择了重庆市进行试点探索，从中总结经验和教训，为后续残疾人心理健康服务工作的开展提供借鉴与参考。重庆市对残疾人心理健康服务体系的建设有以下一些做法，可以作为参考。

一、领导重视，强化理论研究，注重顶层设计

残疾人的心理健康服务是一个新生事物，没有现成的普遍经验，在很多方面均需要创新性的工作，其服务理念、服务方式、服务载体、服务运行模式等均需要专业理论指导。重庆市在构建残疾人心理健康服务体系中推陈出新，首先是领导重视，强化理论研究，以便有效地为残疾人心理健康服务体系建设提供理论指导。在课题研究方面，注重整合高校的科研资源和残联的实务工作人员。围绕残疾人心理健康及其服务，先后在第二次全国残疾人普及调查招标课题中设置了心理健康方面的课题研究内容，并鼓励区县残联围绕心理健康进行课题研究，如渝中区残联与高校合作设立"渝中区残疾人心理健康关爱行动"课题研究，沙坪坝区在土湾街道进行了心理健康服务的试点探索，同时组织力量积极申报和承担中国残疾人联合会残疾人理论与事业发展研究课题中的残疾人心理健康方面的相关课题，注重以课题为驱动，加强基础理论及应用研究，为顶层设计提供了充分的依据。

残疾人心理健康服务体系建设是一项长期且艰巨的任务，要用大局意识和长远眼光观察形势，分析问题，才能确保各项工作的顺利开展。在重庆市残联的统筹兼顾下，各区县残联正确认识到了残疾人心理健康服务体系的整体性，准确把握了各要素间的结构和结合方式，明确了残疾人心理健康服务体系中整体与各个部分之间的相互关系，积极主动地参与到残疾人心理健康服务体系的建设中。此外，各区县残联以长远的眼光制定规划，坚持心理需求导向，加强制度机制建设，使残疾人心理健康服务体系能科学、规范、有序发展。

二、提高残疾人及其亲属的心理健康意识，激发接受心理健康服务的动机

残疾人心理健康服务工作人员的动力来自残疾人及其亲属的理解与支持。残疾人心理健康服务的基础性工作是普及心理知识，消除对心理健康服务的误区，让残疾人关注自身心理健康，树立心理健康理念，提高残疾人及其家属的心理健康素质。重庆市残联先后选择重庆市渝中区、沙坪坝区、江北区和南岸区作为试点单位，对残疾人及其家属科普心理健康知识以及召开学习讲座。具体而言，重

庆市开展了以下相关工作。

1. 开设心理健康教育宣传专栏

各区县残联及其社区采用喜闻乐见的形式，将心理健康知识融入群众的日常生活中。通过电视、广播、网络等载体开展内容丰富、形式多样的心理健康教育活动，如开设心理健康教育专栏以传播心理健康知识，提倡健康的生活方式，让残疾人和广大群众意识到心理健康的重要性，为后续服务工作的顺利开展打好民众基础，开拓广阔的服务市场。

2. 举办心理健康教育知识讲座及开展免费咨询活动

发挥残疾人社区康复协调员、助残社会组织的作用，定期走访残疾人社区，召开心理知识讲座以及进行个体咨询，为残疾人及其亲友提供心理疏导、康复经验交流等服务，为心理健康服务工作的开展奠定坚实的基础。

3. 建立残疾人心理健康档案，定期监测残疾人的心理健康状况

通过对残疾人心理健康的定期测量，根据结果评估其心理健康状况，建立心理档案，对有需要的人群及时进行心理咨询与辅导，建议有心理障碍或精神疾病的患者主动就医。

4. 协助残联对残疾人就业问题进行辅导

个体如果长时间失去工作，待业在家，就会失去与其他社会成员、社会环境的交流机会，这种不对等、单向的交流方式常常导致个体孤陋寡闻，思维受限。反之，残疾人通过就业不仅可以了解社会成员的相关信息，而且薪资可以保障个人的基本生活，让残疾人生活得更有尊严，增强其责任心和成就感，从而产生社会认同感，形成积极的社会态度。在对无职业残疾人的心理压力调查中，1/3 的人认为压力较大，2/5 的人认为压力大的主要原因是没有工作，这两项所占比重较大（杨运强，2013）。可见，残疾人心理健康服务体系中的重要内容是加强残疾人就业心理的疏导以及就业技能的培训，使其以积极的态度正确认识日益严峻的就业问题。残疾人就业心理辅导是实现残疾人心理健康发展和提高残疾人社会地位的有效途径之一，有助于增进残疾人与健全人的社会合作，促进社会整合，维护社会和谐稳定，实现社会长治久安，落实健康中国的战略部署。

三、成立重庆市残疾人心理健康与心理咨询学会，提供人才和技术支持

为使残疾人心理健康服务工作得以有效开展，要求有专门的社团组织负责考评残疾人心理健康教育开展的情况。为此，在重庆市残联、重庆市民政局的领导与

支持下，由重庆师范大学应用心理学重点实验室发起，重庆大学、西南大学、长江师范学院等心理学专家和学者积极响应，区县残联领导积极支持，重庆市残疾人心理健康与咨询学会于 2009 年 5 月 20 日正式成立。该学会致力于为重庆市残疾人提供心理健康服务，具体包括在重庆市残联的领导下，负责制定重庆市残疾人心理健康服务的总体计划、目标、实施措施；吸收各高校心理学、教育学专业的研究生和本科生成为学会成员，承担残疾人心理健康服务的志愿者和宣传者的角色。

四、加强培训，成立专业高效的心理健康服务队伍

为提高残疾人心理健康水平，增强基层残疾人工作者对残疾人提供心理健康服务的能力，顺利开展残疾人心理健康工作，加强心理健康人才队伍建设尤为重要（李祚山等，2018）。在这种理念的指引下，重庆市残联决定将人才队伍的培训分层进行：一是建立专业性的服务队伍，使学员经过培训能够获得心理咨询师资格证书；二是心理健康服务能力的普及与培训。为此，重庆市残联举办了全市各区县残疾康复干部心理咨询师专题培训，利用周末或节假日组织街道残联干部接受心理咨询师的培训。此外，还选择了渝中区、沙坪坝区、巴南区等 20 多个区县，对乡镇残联理事长、就医康复协调员与助残员等进行了心理健康服务普及知识的系列培训，培训内容主要包括残疾人心理健康与和谐社会的关系；残疾人的人际交往特点及技巧；残疾人的恋爱、婚姻、家庭与心理健康；残疾人就业心理问题与调适；塑造积极心态，成就辉煌人生；残疾人常见心理问题与辅导；等等。讲座培训结束以后，注重检验培训的效果，召开残疾人本人、残联干部和社区干部开展专门的专题座谈会，对培训的内容和效果进行研讨。例如，参训学员沙坪坝区助残员李治慧在座谈会上谈道："我们比健全人面临着更大的家庭和社会压力，自卑心理不同程度地存在，这也是我们与健全人相互交流中的一个主要障碍。特别是作为助残员，直接接触残疾人，我将培训老师所传授的知识，运用在解决家庭内部矛盾、调解邻里纠纷等方面，非常有效，我还想听、还想学。"残疾人王艳说："命运给我带来了身体的残缺，说实话我也曾感到悲伤，但通过老师深入浅出、旁征博引的讲解，我又重新找回了生活的自信。健全人也好，残疾人也好，始终保持健康的心理才是成就希望、实现梦想之本。"这充分说明培训达到了预期的效果，产生了良好的效益。

五、建立了残疾人心理健康服务社会支持系统，营造良好氛围

前期的组织机构的成立和人员的培训，加强了残疾人心理健康服务的社会支

持系统的建立，保障了残疾人心理健康服务工作能够有效开展。具体包括以下几个方面的工作。

（一）建立残疾人工作者及其同事或家属等协助支持系统

残疾人生活在社会群体中，其心理状态必然会受到相关人员态度的影响，特别是家属、同事、亲友等这样一些联系比较密切的人员的态度对其心理状态的调节是十分重要的。因此，通过前期对残疾人工作者及其家属的培训，增强了残疾人工作者及其家属的心理健康意识和提供心理健康服务的能力，建立了残疾人工作者及其家属的协助支持系统。为残疾人提供心理健康知识的科普宣传，帮助残疾人理解和分析由残疾造成的心理问题，可以减轻和降低由家庭与小团体中出现残疾患者而造成的心理压力，从而为残疾人的心理康复创造一种良好的心理氛围。

（二）建立专家协助支持机制

重庆市残疾人心理健康与咨询学会的成立，吸纳了大批专家加入残疾人心理健康服务的志愿者队伍中来。在心理专家的帮助与支持下，残疾人学会调节情绪困扰与心理压力，树立人生信念和目标，塑造积极向上的社会心态，增强社会适应能力。另外，专家队伍还为残疾人提供心理危机的干预。

（三）建立社区辅助支持系统

社区是残疾人生活的主要场所，社区辅助支持系统对提升残疾人心理健康素质有着重大影响。因此，重庆市在实施残疾人心理健康服务的过程中，发挥社区中有关专家与相关人员的作用，当残疾人存在心理危机的时候，随时给予必要的支持与帮助，从而更好地为残疾者的心理康复提供保障。

六、举办中国重庆残疾人心理健康服务国际论坛，广泛进行学术交流

为进一步增强和扩大残疾人心理健康服务的影响，加强学术交流，借鉴先进经验，共同促进残疾人心理健康服务能力和水平的提升，在重庆市残联的领导下，重庆市残疾人心理健康与心理咨询学会积极参与，举办了中国重庆残疾人心理健康服务国际论坛，来自国内外的参会人员进行了广泛的学术交流，对于进一步完善和发展残疾人心理健康服务体系起到了很好的借鉴作用。

七、编写残疾人心理健康的科普读本，增强残疾人自身的心理调试能力

为了增强残疾人自身的调节能力，使残疾人及其亲属通过阅读相关的科普书籍可以掌握常用的心理调适方法，任能君和李祚山编写了《残疾人心理健康与调适技巧》一书，全书接近 25 万字，由重庆大学出版社出版，内容主要有残疾人的心理特点及其影响因素、残疾人的身心发展与保健、残疾人常见的心理问题与调适技术、残疾人常用的心理咨询与心理治疗方法介绍、残疾人的典型个案与心理辅导点评，个案一章的主要内容均由参加过心理咨询师培训，并获得心理咨询师资格证书的残疾人撰写，采用专家点评的方式展开论述。该书既强调理论的普及和提高，又强调临床的实践和运用；既有宏观的社会支持的心理健康服务体系的建构，又有微观的个体心理调适的具体方法的介绍；既有专家学者的分析，又有残疾人自身撰写的个案体会。

八、在残疾人康复工作体系中加入心理康复指标，在康复机制方面有所创新

我国在残疾人康复工作中，将心理康复指标作为评价残疾人康复的主要内容之一，且不断在康复工作中进行创新和探索。康复机制的创新促进了各区县残联对开展残疾人心理康复工作的重视，并借助检查和评估，使心理康复工作能够有效进行。各区县在社区康复协调员的培训中增加了心理康复的内容，激发了残疾人对心理健康的认知积极性。一些残疾人自觉学习心理学知识，同时，他们用新学的知识为身边的残疾人进行心理疏导，化解矛盾，从而维护了社会稳定。

第九章

社会工作介入残疾人心理健康服务

　　残疾人心理健康服务融入了心理学、教育学、医学、社会工作学等各个学科的内容，社会工作作为其中的重要组成部分，在残疾人心理健康服务中发挥了重要的作用。社会工作是一种专业的活动，它的目标是帮助个人、小组或者社区增强或者恢复社会功能，能更好地适应社会环境。社会工作常用的三大方法分别是社区社会工作、小组社会工作和个案社会工作。

　　本章探讨社会工作如何介入残疾人心理健康服务，选择了两个准实验研究，来验证社会工作介入残疾人心理健康服务中的效果：一是增能视角下社区康复促进肢残儿童自信提升的个案研究；二是小组工作介入对肢残青少年自我认同影响的研究。期望通过这两个研究，不断探索和总结残疾人心理健康服务领域中多学科、多技术和多方法的融合，尤其是将社会工作介入残疾人心理健康服务中，在方法上对残疾人的心理健康服务进行整合和创新。

第一节　增能视角下社区康复促进肢残儿童自信提升的个案研究

一、研究目的

残疾人康复工作的传统理念是关注残疾人的生理康复，心理康复虽有提及，但重视不够，即使谈到心理康复，也是尽可能考虑对残疾人的心理问题进行预防和矫正，而对其积极心理品质的训练和培养鲜有提及。本书拟改变传统的工作理念，不着眼于对心理问题的矫正，而是注重对残疾人积极品质的培养，选择以残疾人的自信心提升为突破口，探索社区康复在残疾人心理健康服务中的运用。具体来说，就是以社会工作中的增能视角为理论依据，借鉴社区康复的工作理念，促进残疾人的自信心提升，从而实现心理康复，进而达到残疾人全面康复的目的。增能理论视角下残疾人的社区康复，关键点在于帮助肢残儿童找到自身优势，充分发挥潜能，增强肢残儿童的存在感和价值感。本章采用个案工作的方法，利用肢残儿童家庭所在社区的所有可利用的条件帮助肢残儿童家庭增能，如构建健康的朋辈网络和社会支持网络，以提升肢残儿童的自信，增强其社会适应能力。本书希望以增能视角理论为依据，借鉴社区康复的工作思路，探索促进肢残儿童自信心提升的方法，以便寻找如何将社会工作的方法融入残疾人的心理健康服务中，为残疾儿童的心理健康服务提供新的思路。

二、研究基本思路和方法

社会工作通用过程模式认为，"社会工作助人是一个过程，由一系列朝向既定目标的系统化行动组成"（张洪英，2008），整个过程可以分为五个阶段：约定阶段、评估问题阶段、计划及合约阶段、工作介入阶段、评估总结及结束阶段（王思斌，2004）。按照社会工作通用过程模式的逻辑顺序，社会工作的研究一般包括五个部分，即订立关系、评估问题、制订服务计划、提供服务、结果评估与结案。订立关系是指预估服务对象的问题及建立专业关系，包括介绍服务对象基本状况，建立良好的专业关系；评估问题主要包括评估的方法和问题评估与界定；制订服务计划的主要内容是康复计划的制定原则与康复计划书；提供服务主要阐述社会

工作介入肢残儿童社区康复的具体过程，重点表现在肢残儿童康复方面以及个案
社会工作和社区社会工作等专业方法中增能理论视角的综合应用；结果评估与结
案部分包括结果评估总结、结案的目的和解除专业关系。研究过程中以增能理论
贯穿始终，实验过程中注重对影响肢残儿童心理康复的各个因素进行分析，不断
对肢残儿童的问题及康复计划进行总结和提炼，完整、系统地展示肢残儿童社区
康复的社会工作介入过程，为将多学科的方法融入残疾人的心理健康服务工作提
供借鉴。

三、个案基本情况介绍及预期目的

案主小云，女，年龄 9 岁，7 岁时与父亲在探亲途中遭遇车祸，其父抢救无
效身亡，案主重伤，导致左上肢截肢。现与母亲住在老式社区 A 社区的住宅楼中，
母亲在当地一家工厂工作，工资较低，一人承担整个家庭的开销，同时还要照顾
小云的生活起居，生活十分拮据。自此事故后，小云便寡言少语，经常对着爸爸
的照片发呆，不愿向他人诉说自己心中的苦闷。在母亲的悉心照料下，小云再次
进入校园学习，虽然学习勤奋刻苦，但与老师只有极少的交流，与同学更是零交
流。除了上学和周末到爷爷奶奶家，其他时间几乎不主动出门，偶尔晚饭后陪妈
妈散步，拒绝到人多热闹的地方，遇到过去经常一起玩耍的小伙伴，会下意识地
躲避，从不主动打招呼。通过询问社区居民和学校师生得知，案主以前活泼可爱，
学习成绩名列前茅，还是小孩子中的人气王，懂事有礼貌，很受大家喜欢。遭遇
此次重大变故之后，小云几乎不再与小伙伴来往。母亲原本是温婉贤惠的女人，
但是面临丈夫离去、孩子残疾以及公公婆婆年老体弱的困境，她深陷自责与无力
的泥沼中，变得夜不能寐、食不知味。

根据前述情况，结合小云及其家庭的特殊需要，尤其是其心理需要的特点，
本书选择社区康复中的个案研究方法，为小云及其母亲提供心理健康服务，帮助
小云及其家人走出心理阴影，提升自信，塑造积极心态，积极面对生活，增强其
社会适应能力。具体步骤如下：第一，认真安抚小云及其家长的情绪，特别是妥
善处理其消极情绪，重建信心，使其有较高的自我认同感，对自身有一个正确的
认识，充分开发自身的优势和潜能，能够建立并保持健康的朋辈网络；第二，帮
助小云母亲从丈夫离世的阴影中走出来，重建融洽的家庭氛围。挖掘和整合社区
资源，建立社会支持网络，调动社会力量，建立强大的社会支持网络，实现社区
支持、社区参与和社区融合，为小云及其母亲自信心的提升创造良好的社会支持
条件。

四、研究的实施过程

(一) 关系的建立

良好咨访关系的建立是研究能否取得成功的前提条件，为使服务对象主动同研究者共同制订和实施研究计划，使干预的效果能达到最佳，本书认为服务对象不仅仅是单一地接受服务，而是应该在每一个环节中，主动、有效地与社工进行互动。为使案主与研究者之间建立信任感，减少阻抗，我们采用心理咨询技术中的真诚、接纳和同理心等技巧。

1）真诚。正所谓精诚所至，金石为开。罗杰斯曾说过，"真诚是影响专业关系的唯一因素"（于囡璐，2010）。可见，真诚在社会人际交往中具有举足轻重的地位。在咨访关系建立的过程中，真诚是取得对方信任的重要条件，服务工作者应秉持真心实意的态度，尊重残疾人，帮助残疾人消除顾虑和心理戒备。

2）接纳。接纳是指个体接受、容忍对方的各个方面。当服务对象尝试接纳自己时，他不会再一味地逃避自身的不足，而是以正确的态度认识自己。作为特殊群体的残疾儿童，因为生理上的缺陷，产生消极的情绪和心理问题是必然的，如何使其接纳自己的生理缺陷，激发潜能，减少心理问题的产生，是为案主提供心理健康服务的过程中需要考虑的一个重要问题。尊重和接纳不仅能够突破服务对象的心理防御，使其潜在的能力被激发出来，也能够帮助案主重建信心，重新审视自己，面对自己的真实感受，自觉地学会自我接纳，促进自我成长。

3）同理心。同理心一词最先来源于希腊文"empatheia"，原是美学理论家用来表示一种能够理解他人的主观经验的能力（魏源，2005）。20世纪20年代，美国心理学家铁钦纳将同理心一词引用到心理学领域中。同理心与同情两者之间最大的区别就是，同情并没有感同身受的意思，而同理心则要求具有能够体验别人内心世界的能力。同理心要求在为别人提供服务的时候，能够站在服务对象切身的角度去考虑和处理问题，感对方所感，给予其合理的回应，简单来说，就是中国人提倡的换位思考，或是将心比心。由于残疾人往往敏感多疑，在为残疾人提供心理健康服务的时候，这一点便显得特别重要。

(二) 问题的评估和诊断

1. 评估方法

1）房树人心理测验。房树人心理测验是一种常见的心理投射法测验，其指导语是："请你拿铅笔在这张白纸上任意画一幅包括房子、树木、人物在内的画；想怎么画就怎么画，但要求你认真地画；不要采取写生或临摹的方法，也不要用尺子，在时间方面没有限制，也允许涂改。"由于案主并不知道房、树、人等构成图画的基本要素在心理学中所具有的意义，这种测验方法能够投射出案主没有经过伪装的心理状态，深入挖掘其潜意识中的内容，对案主的性格、想法、观念、情绪等可以进行较为全面的了解。

2）绘制社会生态系统图。社会工作中的社区工作要充分了解案主所处的社区环境，争取更多的社会资源为案主提供社区服务。绘制社会生态系统图可以简洁而又清晰地表现出服务对象当前所处的社会环境，同时服务对象和社会环境之间的互动关系及频率也能通过社会生态系统图的绘制进行模拟，因此，绘制社会生态系统图不仅能够对服务对象进行有效的评估，也能对服务对象的需求以及所有可以利用的、能满足服务对象需求的资源系统进行准确的反映。社会生态系统图由内部系统和外部系统共同组成，单独的个体以及家庭一般代表的是内部系统，用圆圈来表示，包括服务对象及其家庭成员。与服务对象相关联的社会环境各要素代表的是外部系统，一般用方形来表示。最后将内部系统和外部系统用不同的线段连接起来，家庭各成员之间的亲疏远近用圆圈之间的距离来表示，用于连接的线段有不同的意义，代表了不同的关系：密切的关系用实线表示；疏远的关系用虚线来表示；紧张的关系用曲线表示；已经中断的关系用竖杠来表示；资源流动方向与线条的箭头方向同向。本书中案主的社会生态系统图如图 9.1所示。

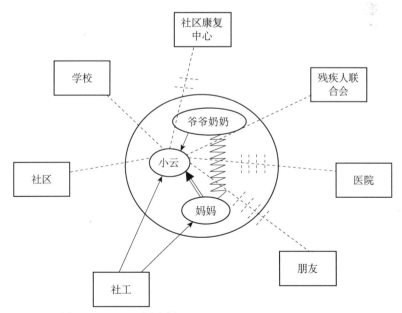

图9.1 小云的社会生态系统图

社会生态系统图结果表明，小云与母亲的关系是最为密切的关系，也是程度最强的关系；小云与爷爷奶奶、社工的关系同样是密切的关系，只是相比于与小云母亲的关系而言程度稍弱；小云与社区、残疾人联合会、学校的关系属于疏远关系；处于中断状态的疏远关系是小云与社区康复中心、朋友、医院的关系；社会生态系统图中的紧张关系是小云母亲与爷爷奶奶的关系。

根据社会生态系统图，可得出如下结论：首先，各要素之间的关系发展不平衡，重要关系大多集中于家庭成员之间，但由于小云的母亲与爷爷奶奶的关系紧张，小云与爷爷奶奶之间的关系也受到影响而变得比较紧张。其次，比较重要的社会群体与场所与小云之间的关系均是疏远关系，说明小云的自我发展受到了群体和场所弱关系状态的严重阻碍。各个资源系统与小云的关系微弱，有的甚至已经中断，资源间不能得到有效互动，导致小云的需要得不到满足。

从社会生态系统图中可以得出，应从以下三个方面帮助小云：①要使小云逐渐学会接纳自我、认可自我，同时要有效处理好小云母亲的负面情绪，使小云有一个积极健康的家庭环境。②尽最大努力加强小云与同学、伙伴的沟通和交流，从而使其建立良好的人际关系，增强自信；教给小云沟通交流的技巧，使其尝试用新的方式结交新的朋友，最终能拥有正常的朋辈网络；为小云创造机会，鼓励小云积极参加学校和社区的各种活动，在参加活动的过程中能够重新获得信心。③充分满足小云的尊重、爱和归属的需要，帮助小云与社区康复中心或医院重新建立起联系，这一方面是为了让小云坚持做相应的复健以保持身体健康，另一方面可以使其保持良好的人际关系，多与他人交流，预防与社会脱节。同时，号召残疾人联合会等相关组织机构更加关注小云，保证第一时间反馈相关信息，为小云的健康成长调动可利用的一切资源。

3）绘制社会支持网络图。在社会工作中，社会支持网络是给服务对象提供工具性援助或表达性援助的来源。社会支持网络理论认为，各个社会系统和个体的关系是一个网络，网络中各关系相互关联，个体获得社会资源的方式是在这个网络中获得各种支持，包括政府的支持以及家庭、朋友的支持。社会支持网络图的绘制，一方面可以联结有效的社会资源，从而满足服务对象需求，解除困境；另一方面，有利于心理健康服务工作的顺利开展和把握研究的重点。大大小小由内向外排列的同心圆组成了社会支持网络，同心圆距离服务对象越近，代表支持程度越强；距离越远，代表支持强度越弱。理清社会支持网络，有两个优势：一是可以直观地了解到各个支持要素和服务对象之间的强弱关系和互动频率；二是可以清楚地知道哪些支持要素对服务对象的影响大，哪些支持要素的影响小，帮助服务对象找到可以利用的支持力量和资源。

小云的社会支持网络图如图 9.2 所示。

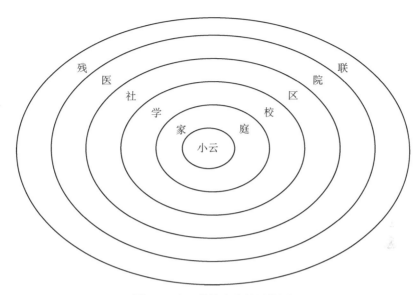

图9.2　小云的社会支持网络图

　　社会支持网络图结果解读：小云为同心圆的中心，家庭、学校、社区、医院、残联代表的同心圆由内向外扩散。距离小云最近的同心圆代表家庭，说明家庭对小云而言最为重要；社区的同心圆位于中间，说明其对小云的支持强度较弱；代表残联的同心圆处在最外面，说明残联对小云的支持强度最弱。

　　小云的社会支持网络图表明了以下四点：①家庭是小云最主要的生活场所，来自家庭的资源和支持至关重要，所以小云的家庭是康复的关键。②学校是个体完成社会化的主要场所，因此小云的康复计划尤其要重视来自学校的支持。在小云的班主任金老师的印象中，小云是一个内向的孩子，一直都比较成熟懂事，对自己要求严格，总是尽全力做到最好。兴趣爱好广泛，尤其喜欢绘画与书法，多次以班级代表的身份参加绘画与书法比赛。事故发生后，小云不仅不再参加类似活动，而且也不会主动与老师、同学交流。由此可以看出，小云的阻隔导致学校没有充分发挥出正向功能。③宏观环境中与小云联系较为密切的地方便是社区，在事故发生的第一时间，社区便尽可能地为小云提供各方资源，协助其恢复正常生活，积极联系和帮助小云在社区康复中心定期进行身体检查，并进行相关复健。但是，小云去社区康复中心的间隔时间却越来越长，与社区的联系越来越弱，尤其与社区康复中心的联系基本中断。同样中断了的还有小云与医院的联系，这有两个方面的原因：一是小云的医疗康复计划已经基本完成，因此同医院的联系变弱；二是小云内心对医院存在一定的恐惧心理，不愿意去医院，即使是基本的身体检查，她也很排斥。小云的母亲由于工作较为辛苦，见小云不愿意去，身体上也没什么问题，便不再坚持要求小云去了。④与残联的联系也逐渐变弱，一开始，残联提供了很多资源以帮助小云康复，如小云的假肢手术的费用是由"七彩梦行动计划"支付的，但是随着时间的推进，残联由于工作事务众多，与小云的联系也越来越弱。

2. 评估结果

（1）自卑和恐惧情绪泛化，引发自信缺失和人际交往障碍

由于后天车祸原因，本案例中的小云上肢截肢，父亲去世，打破了其心理的平衡和稳定状态，且没能及时地进行心理重建和环境重建，导致其长时间存在自我认同障碍，无法很好地适应环境。车祸和肢残造成的心理阴影，让其产生了强烈的自卑和恐惧，这种负面情绪体验随着时间的推移被无限扩大，导致其产生了强烈的自我保护欲望，出现自闭行为，如把自己和他人、学校、社区等隔离开来，拒绝走出自我的舒适圈。由于肢体残疾障碍的外部表现十分明显，她会更加在意他人的目光，变得越来越敏感多疑，最终在人际交往上产生障碍，如小云更愿意呆在家里，拒绝与他人交流，拒绝参加一切社交活动，包括学校举办的各种活动，她让自己呆在一个她认为比较安全的环境中。但小云的学习成绩依然比较优秀，这是她能得到他人称赞，同时又不会被过分关注的方法。可以看出，小云对别人的关注感到既恐惧又排斥，但是又强烈希望得到他人的关心。

（2）朋辈群体缺失，导致出现自我认同危机

埃里克森认为，个体的心理发展可分为八个阶段，每一个发展阶段都会出现特定的危机，若是没有积极地解决危机，便会产生同一性混乱，不利于其人格健全发展。朋辈群体是指由一群年龄、爱好、态度和价值观相近的人构成的一种非正式群体。朋辈群体成员大多有相同的想法，对彼此的行为有认同感和强烈的归属感，这可以促进人格的健全发展。本案例中的服务对象小云，在意外事故发生后，出现的自卑和恐惧情绪没能及时得到疏导，因此有强烈的自我保护欲望，小云把与同辈隔绝作为自我保护的方法，出现了自闭等自我防御行为。朋辈群体之间的交流、合作、分享等人际互动的缺乏，让其无法建立起和谐的朋辈关系。长此以往，必然导致其对同龄群体行为特征的学习模仿和辨识能力缺失，从而产生人际交往障碍。案主在这一发展阶段所遇到的危机是如何应对不适感和自卑感，一旦处理不好，其将很难完成个体社会化。与朋辈群体的沟通互动会让个体体验到更多的快乐，小云的母亲期盼小云能像过去那样，每天和同学、朋友一起踏踏实实地学习、快快乐乐地玩耍，尽情享受童年生活，因此常常鼓励小云和朋友一起出门，但收效甚微。

（3）社区服务网络不完善，康复理念未能更新

目前，社区康复还处于探索阶段，未能实现资源共享网络化。社区服务网络

包括两个子网络，分别是社区康复资源共享网络与社区康复志愿者服务网络。只有建立社区康复资源共享网络，才能做到充分利用康复设备、专业支持等各种资源，使社区康复水平得到提高，使人人享有康复服务能够落到实处。目前社区康复主要存在两个问题：一是专业的社区康复社工人员较为缺乏，社区工作者对社工的专业认同感不高，社区康复志愿者队伍不能成功组织，因此不能提供全面、细致的社区康复服务；二是社区康复的理念和意识尚未转变，更多注重生理康复，缺少对心理康复的关注，社区康复环境还需要得到进一步改善。对于肢残儿童而言，要想实现社会康复，完成社会化，社区康复必不可少。因此，在肢体康复的基础上进行心理康复，是促进实现残健融合、实现人格健全发展的重要举措。就小云的具体情况来看，她的医疗康复已经基本完成，因此应该重点关注其心理状况，提供心理健康服务，尤其是应该提供人文关怀和心理疏导，通过专业的社会支持来解决其长期的心理不适、积压太多负能量等问题，实际上就是借助社会工作的方法，为其提供专业的心理健康服务。

（三）服务计划的制订和实施

1. 服务计划的制订

（1）计划制订的原则

计划的制订应遵循的原则有以下几个：一是可行性原则。要根据每个肢残儿童所面临的困境和需求差异来制订，个别化的服务计划一定要有切实可行的保证。鼓励服务对象积极参与计划制订，这样才能对其具体需求加深了解，引导其表达真实意愿。二是发展性原则。随着个体所需要的服务在时间和空间上的发展变化，需对服务方案随时进行调整，以充分满足服务对象的需求。时间上的发展性是指在社区康复服务推进过程中，服务对象身处的环境都是有所变化的，作为社工，要敏锐地觉察服务对象周围环境的变化，随时准备面临新的问题，从而调整社区康复服务计划，以适应服务对象新的需求。空间上的发展性指的是在提供服务的过程中，充分利用社会支持力量。与本案例相结合，在服务的过程中，不只需要重视家庭、学校因素，社区、医院、残联等因素也是万万不能忽视的。注重服务对象的外延性发展，发挥社区活动在社区康复中至关重要的作用，要有的放矢地筹划小云所在社区的康复活动和所在学校中的活动，并将增能理论贯穿始终，将社工作为小云与外部群体、机构沟通的桥梁。

（2）计划的制订

计划的制订要紧紧围绕需要达成的最终目标来制订。目标包括过程目标和最终目标两种。根据可操作性原则，可以把最终目标量化成几个具体的子目标，子目标是指在社区康复的每个阶段，服务对象所要达到的目标，这些子目标必须是明确的、可以操作和评估的。在具体的操作过程中，在子目标的指引下，遵循先易后难的原则，制订详细的服务项目和步骤，并一步步引导服务对象去实现这些目标。本案例中将小云的最终目标定为促进其正常的社会化成长，形成健全人格。过程目标则分为三个方面：提升自信、正常朋辈网络的构建和家庭增能。

2. 服务计划的实施

（1）社会工作介入个案康复的理论视角——增能理论

所谓增能，就是社工在介入过程中，对社会中的个人和群体，以专业的知识为根基，结合专业的技巧，开发潜能、提升能力，并尽可能地运用环境中的一切资源和机会为服务对象提供助人服务，使其获得对生活空间更大的掌控能力和更多的自信心。增能理论是社会工作理论体系中的一个不可或缺的部分，提倡挖掘潜能，提高社会参与度，提升解决问题的能力。为了实现残疾人的增能，可以从个人、人际、环境这三个方面入手。在本书中，增能可以从两个方面进行：一是自我增能；二是家庭增能。前者主要将重点放在案主小云的自我认知和人际交往能力提升方面，具体来说，就是帮助小云正确地认识自己，树立自信心，从内心接受自己残疾的事实，提高其人际交流和沟通的能力。这种增能不仅可以对其身体功能进行一定程度的弥补，而且可以促进其社会功能的提升。后者主要是对其家庭成员提供人文关怀和心理疏导，缓解家庭成员的不良情绪，营造和谐的家庭氛围，提供更多的物质和心理支持，增强案主及其家庭成员克服残疾的自信心。

（2）案主自信心提升的措施和方法

第一，利用合理情绪疗法，帮助小云正确认识自我、提升其自我效能。

艾利斯创造的理性情绪疗法的理论，又称为 ABC 理论。该理论认为，人的情绪或心理上的困扰是由自身对于发生事件的不合理的认知、思维和评价所造成的，而不是由这个事件本身所引起的。人的消极情绪（C）与诱发性事件（A）只具有间接关系，而个体对于这一诱发事件的非理性信念（B）才是人的消极情绪产生的直接原因。案例中小云的不合理信念就是，残疾一定会让自己在各方面变得"无能"，这种信念必然会导致其出现不正确的自我认知，无法看到自身存在的价值和潜能。社区康复如果想要获得良好的效果，就必须帮助小云重拾信心。要能重建小云的自信心，其消极情绪就要得到合理的宣泄，不正确的认知理念就需要得到改变，只有这样，其自我效能感才能得到有效的提升。要改变案主的非理性信念，其就要用全新的视角去认知、解释和评价由残疾所带来的困难，尤其是要进行换位思考。我们经常谈到的"塞翁失马，焉知非福"的理念可以借鉴，残疾给我们关上了一扇门，但是也给我们打开了另外一扇窗。为了提升案主的自我效能，在研究的过程中，始终要肯定案主自身所具有的优势和长处，使其相信自身所面临的困境可以通过自己的努力而得到改变，从而提升其自我价值。

第二，在恢复身体功能的基础上，促进小云社会功能的提升。

小云的身体功能的恢复和社会功能的提升，是消除其"无能"想法、重获自信的关键。也就是说，只有身体功能和社会功能真正开始恢复，小云才能从心底深处慢慢地肯定自己，认识到自己和别的儿童是一样的。别人行的，自己也能行，只要通过努力，自己一样能过得幸福。因此，在研究过程中，要督促和帮助案主按时进行身体康复，积极进行生活技能的训练，如为了避免小云的肢体肌肉萎缩，就需要督促并陪同其在康复中心进行康复训练，使其身体功能得到最大程度的恢复。同样也需要重视日常生活技能训练，如帮助小云学会单手穿脱衣服、做力所能及的家务等。此外，为了帮助小云完善社会功能，应努力帮助其增强理解能力、表达能力、参与集体活动的能力等，以便更好地适应社会。在研究过程中，可以利用言语和非言语表达，鼓励小云表达内心真实的想法，引导其参与感兴趣的活动，提升其人际交往能力等，这些都是促使其社会康复目标达成的必要条件。

第三，培养兴趣爱好，陶冶情操，提升小云的自我价值。

重拾原有的兴趣爱好，丰富精神世界，是提升小云自我价值必不可少的环节。通过晤谈，根据从案主的妈妈和老师那里了解到的情况得知，小云对书画兴趣浓厚，之前班里的黑板报都是其带头完成的；学校的书画比赛，小云也都积极参加，而且为班级争取了很多荣誉。但在经历变故之后，小云不再参加学校里类似的活动，而且与同学的关系也变得越来越淡漠。针对这一情况，在研究过程中，积极鼓励小云参加学校举行的手抄报比赛，发挥其原有的长处和优势，通过参加手抄报比赛活动，增强其自信心，提升其自我价值。

第四，构建正常的朋辈网络，促进人际交往技能的提升。

一是鼓励和支持小云参加集体活动，重新与老朋友交往。集体活动不仅有利于增加残疾儿童接触同龄儿童的机会，同时也有利于其正常的社会化形成。针对小云性格好强、内向，发生意外后，变得更加敏感多疑，不易亲近，尤其是重新回到学校后，曾经的小伙伴去找她玩耍时，她总认为别人是在可怜她，讥笑她，因此总是冷漠地回绝，久而久之，同学与她慢慢有了疏离感，导致其一直生活在孤独中。这种状况如果不能得到有效的改变，势必会对其社会化发展产生阻碍。为了使小云形成正常的社会化，改变其不正确的认知，我们寄希望于小云在参与集体活动的过程中自我否定其不合理的认知理念，提升其人际交往技能。在与小云的班主任沟通之后，一方面让班主任鼓励小云重新参加集体活动，搭建正常的朋辈交往网络；另一方面也让曾经的小伙伴多与小云沟通交流，重新接纳小云，把同学的温暖带给她，使小云对朋友之间的信任感增强。二是鼓励和支持案主积极参与社区活动，结交新朋友。在充分利用学校资源、重拾旧朋友的基础上，鼓励小云多多结交新朋友，扩宽人际圈。在研究过程中，我们通过开展社区活动来提供服务。对于案主来说，社区活动不仅可以帮助其获得愉快的主观体验，更有利于提高其人际交往能力和社会适应能力。因此，社区活动是本案例中增强小云人际交往信心的重要举措。通过社区活动，小云可以获得结识同龄儿童的机会，同时也能在活动中获得人际交往的经验，有利于拉近残健儿童之间的距离。因此，鼓励和支持案主走出家门，走进社区，融入社区，在活动中结识新朋友，从而提高其人际交往技能。

第五，为案主及其家庭增能，争取获得更多社会资源的支持。

一是加强对家庭成员进行人文关怀和心理疏导，合理宣泄情绪。家庭是与案主最为密切的社会支持因子，是其社会支持网络中最为重要的力量，如果因为残疾，家庭成员表现出一些负性情绪，如焦虑、无奈、悲伤、绝望等，或是常常出现对残疾孩子的负罪感和强迫要求，这将会阻碍案主的康复。家长在面对残疾孩子时，由于理想与现实的巨大反差，常常会出现一些负性情绪和强迫要求。一方面，家长在面对残疾孩子和其他人时，总是将自己伪装得很坚强，总希望尽量不要让残疾孩子看到自己的无助，影响孩子康复的信心；另一方面，家长的内心非常脆弱，生活中一件微不足道的小事，常常都会诱发其负性情绪和强迫要求，使他们沉浸在悲伤，甚至绝望的痛苦中。本案例中小云的母亲也不例外，而且社会在对残疾儿童及其家庭进行帮助的时候，经常注重物质上的帮助和生理上的康复，而忽视了其心理需求，未能重视对其进行人文关怀和心理疏导。针对这一情况，在对残疾儿童进行援助的时候，可以考虑对残疾儿童的家庭成员提供哀伤辅导和情绪疏导。本书具体选择的方法是对小云的妈妈使用格式塔流派的"空椅子"技术，帮助缓解和疏导小云母亲由于丈夫的离世和孩子的残疾而感受到的悲痛情绪。二是充分利用"社区爱心志愿服务社"和"社区残疾人互助协会"，促进小云的自我增能。从增能的角度来看，社区康复是一个"他人帮助—自我帮助—互相帮助—帮助他人"的逐步发展过程。本书中充分利用"社区爱心志愿服务社"所提供的康复训练、团体辅导、积极训练、心理支持等专业志愿服务项目，为小云及其家人增能。利用"社区残疾人互助协会"，增强成员之间的相互理解和交流，达到相互支持和鼓励的目的。"社区残疾人互助协会"是一种典型的自助团体，成员在自助的过程中可以相互交流康复知识和经验，互相帮助，并提高信息传递率；团体成员讲述自己在残疾以后是如何自力更生的故事时，可以帮助其他成员获得正确的自我认知和感受；在团体活动中，团体成员可以自由地表达自己的意见，增加相互之间的沟通与交流，拓展人际交往圈，提高其人际交往和社会适应能力。本书中，"社区残疾人互助协会"有效地促进了小云的社会化发展。三是积极争取社会资源，帮助小云的家庭获得更广泛的社会支持，恢复和强化其家庭功能。有残疾儿童的家庭，往往会经历普通家庭难以想象的困难，不仅面临着巨大的经济压力，还面临着长期的生理和心理上的痛苦与煎熬。在这种压力下，其家庭功能逐渐退化，家庭结构逐渐解体。因此，需要广泛地寻找家庭以外的社会支持力量，恢复和强化家庭功能，预防家庭结构解体。这不仅仅是案主家庭的需求，也是维护社会稳定、和谐的长期保障。在本案例研究中，首先充分利用相关的法律政策支持，缓解小云家庭的经济压力，使家庭成员的基本生活得以保障。其次，积极争取社区资源，帮助其恢复家庭功能，防止家庭结构的集体，如在社区的康复训练中心为小云提供一些康复资料；加强非政府组织对其家庭的介入，发挥非政府组织的积极作用。具体表现在三个方面：①动员社会为需要帮助的家庭筹集善款；②组织志愿者参与社会慈善或社会公益活动，吸纳新成员以及各种专业人才参与到社区康复之类的公益活动中；③补充或者完善政府对残疾儿童家庭的关怀和帮助。

（四）服务效果的评估和服务方案的结束

1. 服务效果的评估

当一项社会工作进行一段时间后，必须对其进行效果评估，以作为检验服务效果或者能否结案的依据。那么如何评估社会服务工作者所提供的服务是否有效？其服务效果是否令人满意，是否达到预期的效果？评估方法一般分为过程性评估和结果性评估两种。评估内容可以从多方面着手，如是否解决了服务对象最紧急的问题？服务对象的情绪和行为是否富有正能量？服务对象是否有信心面对未来的生活？还有哪些有待解决的问题？本书采用结果性评估的方法，也就是对社工介入过程的最终阶段进行效果评估。结果性评估方法有主题设计法、目标达成量表法、问卷调查法、访谈法以及观察法等多种方法。

根据案主小云的特点，本书运用了目标达成量表法来直观反映本个案研究的有效性，主要从小云在目标达成量表（表9.1）上的评价及与小云母亲的会谈记录两个部分来进行分析。

表 9.1　小云的目标达成量表

预期层次	结果描述			
	社会适应能力		心理状态	
	指标	具体表现	指标	具体表现
最不喜欢的结果	人际交往、自理能力	排斥人际交往，没有自理能力	自卑、孤僻、敏感、多疑	自闭、不爱出家门、反感别人的关注、非理性自我认知

续表

预期层次	结果描述			
	社会适应能力		心理状态	
	指标	具体表现	指标	具体表现
低于预期结果	人际交往、自理能力	缺乏正常的人际交往，不排斥必要的人际交往，有一定自理能力	自卑、敏感	自我封闭、非理性的自我认知
预期结果	人际交往、自理能力	有较正常的人际交往，重拾老朋友，有一定自理能力	自信	有正确的自我认知、有自我效能感、获得自我认同
超出预期结果	人际交往、自理能力	有正常的人际交往，重拾老朋友，非主动结交新朋友，恢复自理能力	自信	有较强的正确自我认知、自我效能感、自我认同感
最喜欢的结果	人际交往、自理能力	人际交往互动频繁，拓展新的朋友圈，自理能力恢复并发展，能帮助他人	乐观开朗	有强烈的正确自我认知、自我效能感、自我认同感

小云的目标达成量表是在本书开始的初期阶段，根据小云的特点，由研究人员和小云共同制定的目标，并由此制定了相应的契约以对双方进行约束，也是最后检验评估效果的依据。小云和她母亲对本次实验研究中提供的社工服务给予了极大的肯定和支持。经干预以后，小云逐渐接受了自己生理残疾的现实，心理变得逐渐成熟和强大，从最初的自卑、多疑、敏感与孤僻逐渐变得乐观开朗、积极向上。在干预之前，小云不愿与他人交流自己的想法、不爱热闹，害怕被人过分关注，排斥结交朋友，社会功能受损，还给自己贴上了负面标签。在社工介入干预之后，小云在生活自理方面发生了变化，如能独立完成穿衣、洗漱等日常行为，能尝试独自一人到康复中心进行复检治疗，并且积极配合医生的治疗；在人际交往方面，小云在继续与老朋友保持良好关系的同时结交了许多新的朋友，能与别人正常交流；在学校和社区活动中，小云重新找回了自己的兴趣爱好，通过参与活动提升了自己的信心。例如，手抄报是小云的兴趣爱好之一，小云在手抄报比赛中崭露头角，获得了同学与老师的赞扬，进一步提升了其自信。小云在学校其他活动中也能乐于助人，如常常帮助同学解决学习上的难题；集体责任感也逐渐增强，如当班级活动结果不令人满意时，小云会将所有责任揽到自己身上，会产生难过、愧疚的情绪，但是她也学会了调控自己情绪的方法，如通过听轻音乐来调节和放松自己。在社区中，小云积极参加社区活动，精神面貌焕然一新，在社区活动中不仅结交了朋友，每天结伴而行，亲密无间，而且整个社区活动都沉浸在温馨的氛围中，这让她感觉到非常快乐。当小云遇到困难的时候，社区居民都十分乐意提供帮助，及时解决小云的问题，如帮小云拿书包和补习功课等。

与小云的母亲进行晤谈后，其母亲的变化情况如下：从最初的彻夜失眠到现在能够安然入睡，虽然在睡眠期间容易惊醒，但睡眠质量还是有了显著提高；学会向前看，而不是一味的懊悔与自责，相信在母女俩的努力下，日子会越来越好；始终相信只要小云每天都健康快乐，所有的付出都是值得的。"社区爱心志愿服务社"和"社区残疾人互助协会"有一定的支持作用，但是效果有限。

2. 服务方案的结束

服务方案的结束不仅预示某次介入计划已经告一段落，也预示着社工和服务对象之间专业关系的终结，是社会服务工作中一个非常重要的环节。其基本流程如下：首先，整理资料并梳理服务工作的全过程，总结成功经验和相关教训；其次，全方位、多层次地回顾小云及其家庭在社工介入过程中得到帮助的情况、行为改变的情况、改变的程度怎样；最后，根据初期所确定的目标进行结果评估。

本案中，服务对象小云及其家庭达到了超预期的康复目标。服务对象小云增强了自信心，构建了正常的朋辈网络；小云本人及其家庭获得了增能，实现了社会康复以及提升案主自信心的目的，说明达到了既定目标，可以结案，解除专业关系。

五、分析与讨论

1）在肢残儿童社区康复中进行心理康复，首先要清楚肢残儿童及其家庭面临的心理问题和困扰究竟有哪些。本书的结果表明，首先是家庭成员在面临成员残疾时容易出现负性情绪、强迫意识和负罪感，经常以焦虑、无力、悲伤和绝望的情绪面对自己的孩子，这种负性情绪和强迫意识如果不能得到有效改变，不但会影响孩子的情绪，还会导致整个家庭功能的退化，从而使家庭结构的稳定性受到影响。其次是肢残儿童缺乏正确认知和自我效能感，从而导致自信心缺失，容易产生自卑、自闭、敏感、多疑等情绪，如果这种消极情绪不能得到有效调节，长期的心理不适应必然会使其自卑和抑郁心理扩大化，产生自闭和自我回避行为，形成坚固的自我防御机制，排斥与朋友互动交流，导致朋辈群体的缺失，进而导致人际交往障碍与社会适应障碍。因此，在社会工作介入对残疾人的帮助时，应该从传统的注重生存保障型的帮扶转向对社会服务满足其发展需要的帮扶中来，尤其是满足其心理健康服务需要，要特别注重心理康复，只有这样，才能真正达到事半功倍的效果。

2）残疾人的社区康复依然存在一些问题，需要进一步的完善，尤其是加强残疾人心理健康服务体系的建设是当前迫切需要解决的问题，具体表现为：一是我国社区康复还处于起步阶段，社区服务网络不完善，资源共享网络化局面还未形成；二是关于肢残儿童社区康复的法律法规尚不健全，政策实施有时不到位，社区康复未被纳入社区总体规划中；三是对心理康复的重要性认识不足，心理健康服务体系的建设刚刚起步，资金缺乏，难以满足康复的需要；四是社区康复人才的规模较小，服务质量有待提高，社区康复服务队伍有待进一步加强，且存在社区康复人员供不应求、服务质量不高的问题；五是社会对残疾儿童的意识有待进一步转变。社会对肢残儿童缺乏正确认知，歧视、虐待残疾儿童的现象时有发生。残疾儿童"无能"的标签仍然存在，"残弱论"观念较为严重，尊重、关爱残疾儿童的社会意识还未完全形成。

3）从增能视角出发，给残疾儿童个人及其家庭增能，对于提升残疾儿童的自信效果是显著的。将社会工作的增能理论运用到肢残儿童及其家庭中，通过开发和利用有效资源，构建有利于服务对象实现全面康复的社会支持网络，强调对服务对象的增能，可以使服务对象获得自我解决问题的能力，提升残疾儿童及其家庭的自信，促进其成长和发展。

本书中，通过对肢残儿童小云及其家庭给予增能，有效地帮助他们准确地认识自己，恢复其身体功能和社会功能，鼓励其重拾并拓展兴趣，积极参加学校集体活动和社区活动，构建正常的朋辈网络群体，这些对于小云人际交往和沟通能力的提升、自信心的提高等均有明显的效果。尤其是通过对其家庭成员进行心理支持、成立"社区爱心志愿服务社"和"社区残疾人互助协会"，获取各方资源，为肢残儿童家庭和服务对象两方面进行全面增能，有效地提高了他们的抗逆力，进一步说明了心理健康服务体系建立的重要性。

第二节　小组工作介入对肢残青少年自我认同影响的研究
——以 G 市 HX 区残联为例

一、研究目的

肢体残疾不仅会使青少年在现实生活中产生生理上的不适应，还会影响其心理健康的发展。肢残青少年如果不能正确地对待和认识自己，必然会导致其产生认同危机，从而引发矛盾和抵触情绪，进而对其自信心的重塑和人生目标的确立产生不利影响。因此，本书拟探讨小组工作介入的方式对肢残青少年自我认同的影响。也就是说，如何通过社会工作中的小组工作介入，帮助肢残青少年正确地认识自我，产生自我认同，使其从生理上到心理上都能够重新认识自己，直面残疾现实，并在接受现实的基础上转变消极情绪，增强适应社会的能力，最终拥有健全的人格。小组工作介入主要是通过小组活动，利用团体的力量，充分发掘肢残青少年自身的优点和潜能，改变肢残青少年对自己不正确的认知，寻找方法，克服因残疾而产生的自卑感，拓展交友圈，学会与人正常交往。在人际交往的过程中增强适应社会生活的能力和信心，体验到自我价值，获得自我认同，最终重新建立自信心，重塑生活新目标，从而健康成长。以往对残疾人自我认同的研究，多从哲学或心理学等角度进行探讨，这与当前在残疾人心理健康服务的过程中多学科整合、共同发挥作用的要求不相一致。因此，本书也希望能够结合残疾人心理健康服务的方法，探讨如何将社会工作中的小组介入方法纳入残疾人心理健康服务中，为整合和扩大残疾人心理健康服务方法提供有效依据。

二、研究思路与方法

（一）研究思路

在征得涉及人员同意的情况下，首先采用方便取样的方法对 G 市 HX 区的肢残青少年进行问卷调查，其次根据调查结果及其他客观因素进行综合分析，筛选出存在自我认同问题的肢残青少年作为小组介入方式的入组对象，并对入组对象的需求情况进行评估，然后根据评估结果，以认知行为理论和库利的"镜中我"理论为依据，设计帮助入组成员增强自信、树立生活方向、适应社会新生活目标的团体心理训练方案以对入组对象进行训练，训练结束以后，采用相关样本 t 检验的方法检验小组工作方式对提升肢残青少年自我认同水平的效果。

（二）研究步骤和方法

1. 入组对象的筛选

测验工具：奥克斯和普拉格（Ochse，Plug，1986）根据埃里克森的理论编制的自我认同感量表（Self Identity Scale，SIS），该量表一共包含 19 个项目，从"完全不适用"到"非常适用"采用 1~4 等级进行评分，得分越高，表明被试的自我认同感发展良好；得分越低，表明被试的自我认同感还在发展和形成阶段。

被试：采用方便取样的方法对 G 市 HX 区 135 名肢体残疾青少年进行 SIS 测试，其中一级肢体残疾青少年有 35 人，二级肢体残疾青少年有 23 人，三级肢体残疾青少年有 40 人，四级肢体残疾青少年有 37 人。

入组对象的确定：结合测量结果和深入访谈的情况，根据是否适合参加小组工作方案，最终筛选出 8 名肢残青少年作为入组训练对象，8 名被试现均居住在 G 市 HX 区。

8 名入组对象的基本情况如下。

1）肖×，男，14 岁，初二学生，肢体四级残疾。

肖×，先天性肢体残障，右腿比左腿短，母亲为小学老师，父亲为银行职员。肖×小时候挺活泼，看到叔叔、阿姨都会打招呼，嘴很甜。因为他的腿上存在缺陷，容易产生意外，上幼儿园时，许多幼儿园为了避免承担责任都不愿意接受他入园。从上幼儿园开始，他的性格就很孤僻，上小学以后，整个人变得更封闭了，不喜欢出门，回到家里也不开心。其母对孩子的残疾存在着严重的自责和内疚，尽管当时国家政策允许独生子有残疾的家庭可以生二胎，但为了让孩子觉得爸爸妈妈很爱他，不会遗弃他，他的父母没有选择生二胎。现在肖×正在读初二，尽管成绩不错，但是表现出了厌学情绪。

2）王×，女，15 岁，初三学生，肢体四级残疾。

王×，从小和爷爷奶奶一起生活，因小学在外玩耍时不慎从楼梯跌落，造成右手肌肉和骨头损伤，导致右手无力，无法完成简单的弯曲动作。受伤前，王×是个乖巧的孩子，受伤后，变得敏感、自卑，不愿意上学。经老师多次劝说，她才愿意继续上学。放学回到家以后，她只会看电视、写作业、吃饭、睡觉，不愿意搭理人。其性格比较内向、胆小。

3）安×，女，18 岁，高三学生，肢体四级残疾。

安×，因车祸导致左腿小腿骨折，无法直立行走。车祸前，安×性格活泼，喜欢打扮，常常喜欢和朋友逛街购物。车祸后，安×虽然表现得听话懂事，言行举止正常，但是不如以前活泼了，喜欢呆在室内，不再和朋友一起外出玩耍。目前安×进入高三，学习压力很大，每天把大部分时间花在学习上，没有什么个人空间，连妈妈提议带她出去旅游放松都会被拒绝。

4）刘×，女，18 岁，在校专科，肢体四级残疾。

刘×，性格内向、害羞，警戒心很强，花钱大手大脚。父母在其 6 岁时离异，她一直跟随父亲生活，10 岁时其父再婚，且育有一子。父亲平时因为生意太忙对她疏于照顾，一般是通过金钱弥补。因为成绩一直不好，刘×去年没能考上大学，现就读于贵阳的一所专科院校，平时住校，只在周末回家。因其性格内向，外加残疾，刘×没有太多朋友，平常多用购物来发泄情绪。

5）陈×，男，18 岁，肢体三级残疾，高三学生。

陈×，从小就调皮捣蛋，是个孩子王。其父母都是小学文化，目前在做水果生意，不懂得如何教育孩子。在高一时因与人发生冲突，致使左手手臂被砍断。

从此以后，陈×的性格发生了很大改变，变得沉默寡言，不喜欢外出，也不和以前的同学、朋友一起玩耍了。现在陈×升入高三，成绩一直不好，每次月考都是班内倒数。因其残疾不能做体力活，其父担心刘×考不上大学没出路，不能独立生活。

6）唐×，男，17 岁，高二学生，肢体四级残疾。

唐×，眉清目秀，着装整洁，喜欢篮球，不仅学习成绩优异，而且人际关系好。初三时因交通事故左腿被摔断，耽误了课程，他没能考进心仪的 G 市 X 中学。残疾后，他的性格转变不少，不爱出风头，也不爱活动，每天只是看书学习，想考个好大学，但又担心即使考上大学，会因为社会对残疾人的歧视，将来也没法找到一份好工作。由于残疾，即使身边好多朋友都在谈恋爱，他也不敢去想这件事情，觉得根本没有女生会喜欢自己。

7）谢×，男，14 岁，初三学生，肢体三级残疾。

谢×，家住农村，父母均务农，家里还有一个比他小 5 岁的妹妹，家庭经济状况较差。6 岁时因被蛇咬后没有得到及时医治，导致伤口严重污染，肌肉坏死，右小腿被截肢。谢×从小就老实懂事，常帮家里分担家务和农活。但自从残疾后，他变得不爱活动，因行走不便，渐渐不爱行走。尽管谢×的成绩一直不错，但目前他的性格内向、自卑，表现得很怕社交。

8）车×，女，16 岁，在校高一学生，肢体三级残疾。

车×，其父为事业单位职员，其母为中学老师，有良好的家庭氛围，从小受到较为良好的教育。5 年前，因为车祸被截掉右臂，性格活泼的车×不得不放弃对舞蹈的兴趣和爱好，性格变得越来越内向。因为是右手截肢，她不得不从头开始学习使用左手，不仅给生活带来了很多不便，也严重影响了学习进度，因此产生了厌学情绪。现在，5 年过去了，车×也没能变得跟以前一样活泼。

2. 入组对象存在的自我认同问题与需求判断

根据访谈和观察结果了解组员的自我认同问题与需求，具体情况如表 9.2 所示。

表 9.2　入组对象存在的自我认同问题与需求判断

姓名	性别	自我认同问题	需求判断
肖×	男	难以接受残疾的事实，自卑，不愿与人交往，性格内向，存在暴力行为	接受残疾的事实，发掘长处，树立自信，培养社会交往能力
王×	女	自卑、厌学，逃避现实，缺乏生活目标	培养学习兴趣，克服自卑，重塑希望和目标，增强信心，适应新的生活方式
安×	女	学习盲目，不愿与人交往，缺少长远目标	正视残疾现实，直面生活，树立长远生活目标

续表

姓名	性别	自我认同问题	需求判断
刘×	女	孤僻、内向，没有生活方向和目标	多交朋友，树立自信，建立生活目标
陈×	男	缺少朋友，不与人交往，没有生活方向和目标	树立正确的交友观，引导其明确生活方向和生活目标
唐×	男	残疾造成其对生活产生消极情绪，对就业、感情失去信心，对未来缺少自信	恢复自信心，进行情绪疏导，灌输正能量，学会规划未来
谢×	男	拒绝与外界交往，缺乏自信，迷失生活方向	尝试与外界沟通交流，建立自信，寻求生活希望
车×	女	自卑、厌学、内向，不接受残疾现实，缺乏生活激情	树立自信，多交朋友，重塑生活希望

由表 9.2 可以发现，组员的自我认同普遍存在以下几个问题：①性格上表现为封闭，几乎不愿与家人以外的人交往；②自卑，对生活失去信心；③普遍缺少生活目标。

3. 小组活动设计与安排

根据组员存在的自我认同问题与需求分析，我们制定了六次具体活动，具体情况如表 9.3 所示。

表 9.3　小组活动设计

主题	活动	活动目标
亲密接触	第一次	了解小组活动的目的和内容，制定小组契约，规范团体行为，促进小组成员的相互认识
说出过去	第二次	分享过去经历、增进同感、建立支持体系，帮助组员重新认识自己和残疾群体，培养组员间的信任
分享现在	第三次	分享现在的生活状态，增强相互之间的信任，重新思考生活，帮助组员树立信心
期待未来	第四次	鼓励组员对生活充满希望，对自己要有信心
规划未来	第五次	增强自我认同感，巩固自信，规划未来
重走小组路	第六次	组员之间表达感谢，巩固组员的自信，分享生活目标，回顾小组经历的过程

三、研究的实施过程

通过对 8 位入组对象目前存在的问题与需求进行分析，依据葛兰·琼斯和库罗迪提出的五阶段说——组合前期、权力与控制期、亲密期、分辨期和分离期，我们设计和实施了六次小组活动。

（一）组合前期——信任增强和规范制定

本阶段小组活动的目标是促使组员之间初步认识，了解本次活动的目的和内容，制定小组契约，培养组员对社工的信任感，为下次活动的顺利开展做铺垫。具体活动计划见表9.4。

表9.4　第一次小组活动

活动目标	方法	操作程序与开展效果
初步认识	自我介绍	大部分组员在自我介绍环节都略显生硬，可能是由相互之间不熟悉导致的
缓解紧张	破冰游戏：乌鸦与乌贼	参与游戏的组员基本上都能全身心地投入其中。通过游戏，感觉到每个个体都进入了一个明显放松的状态
了解活动目标和计划	工作人员进行介绍和解答	工作人员在介绍活动目的时，组员都能认真聆听
活跃气氛	破题游戏：当头棒喝	由于部分组员有较高的参与性，表现活泼，起到了带动作用，组员都积极投入
签订契约	每位组员在自制的石头卡片上写下自己对小组制度和规范的建议条约，并将其贴在墙上	通过讨论，提出了自己的建议，成功确定了本次小组的契约。在讨论时，组员参与都很积极
表达感受	邀请组员就此次活动发表看法和建议	分享活动感受，大家都认为此次活动减轻了自己的孤独感，感到开心和放松

（二）权力与控制期——正视自我和认识他人

此阶段的目标是培养组员间的信任感，通过彼此分享经历，建立群体支持网络，帮助组员重新认识自己和残疾群体。具体活动计划见表9.5。

表9.5　第二次小组活动

活动目标	方法	操作程序与开展效果
融入团体	游戏：手指拔河	为了提高参与的积极性，为第一名参与者设置了奖品，以进行激励。游戏过程中，胜利者感到愉悦和欣喜，失败者则体验到失望与沮丧
增强信任	游戏：盲与聋	将组员分成四组来进行，通过参与游戏，克服游戏过程中遇到的阻碍。组员之间从最初的不敢尝试转变为彼此信任，愿意挑战
回顾人生	游戏：分享生命路	分享自己经历时，部分组员有轻微的情绪失控，致使活动被迫中止
表达感受	邀请组员就此次活动发表看法和建议	在分享感受时，大家都认为通过此次活动体会到了信任与理解，重新找到了生活的动力。但是，由于时间限制，只有部分组员参与了分享

（三）亲密期——重构自我认同

这一阶段运用了库利的"镜中我"理论，通过"照镜子"方式，使组员发现自己身上的优点，找回自信。具体活动计划见表9.6和表9.7。

表9.6 第三次小组活动

活动目标	方法	操作程序与开展效果
承上启下（回顾上阶段）	工作人员介绍和解答	通过询问的方式回顾上次活动的内容和重点，并对本节活动的内容和重点进行简单的阐述
活跃气氛	游戏：说左做右	在游戏中，大部分组员都积极配合，但有个别组员兴致不高，使游戏总体效果与预期存在差距
了解彼此	游戏：还我真面目	组员分享自己与"阴险""骄傲""开心""怀疑"等词语相关的近况。虽然在分享过程中，游戏的整体基调比较低迷和悲伤，但部分分享仍然让组员之间产生了较强的共鸣
自我肯定	活动：彼此赞美	组员之间互相赞美，气氛比较活跃，但部分组员的疲惫情绪影响到了活动的整体效果
表达感受	邀请组员就此次活动发表看法和建议	本次活动中，有部分组员提出因活动时间太长而感到疲惫

表9.7 第四次小组活动

活动目标	方法	操作程序与开展效果
打破隔膜活跃气氛	游戏：你做我猜	组员在游戏中放松了下来，小组气氛逐渐活跃与欢快
重拾意念	聆听故事、分享经历	通过讲述残疾名人和残奥会上运动健将的故事，树立榜样的作用，鼓励他们努力进取，重拾信心。同时让组员分享彼此的经历，进行相互鼓励和支持
恢复热情	分享自己内心的希望	使用图画勾画对未来生活的期望，重新点燃对生活热情，化消极被动的生活态度为主动
表达感受	邀请组员就此次活动发表看法和建议	分享感受时，组员觉得小组活动让他们不再感觉到孤独，不想再自暴自弃，开始思考未来

（四）分辨期——强化自我认同

在此阶段，开始对小组进行整合，组员之间彼此密切联系，对活动持积极乐观的态度，在了解彼此的基础上进行有意义的建设和计划。本阶段的具体活动计划见表9.8。

表9.8 第五次小组活动

活动目标	方法	操作程序与开展效果
换位思考	情景剧：换位人生	设定特定情境与关键词，通过角色扮演的方式，组员能够换一个角度来看待自己，并体验别人眼中的自己
自我肯定	游戏：幸运圈	分享自己小有成就感的事情，并介绍自己身上最大的优点，通过彼此分享，再次强化自我肯定

续表

活动目标	方法	操作程序与开展效果
坚定理想	游戏：过关斩将	通过设置关卡的方式，引导组员说出自己的人生目标，并完成游戏中规定的目标。通过游戏，组员更加坚定了自己的理想和积极向上的人生观
表达感受	邀请组员就此次活动发表看法和建议	表达感受时，组员觉得自己开始变得自信了，知道了自己想要成为什么，想朝着这个目标努力

（五）分离期——处理离别和巩固成果

这一阶段主要包含四项内容：①互表感谢；②巩固自信；③强化目标；④回顾历程。具体活动计划见表9.9。

表9.9　第六次小组活动

活动目标	方法	操作程序与开展效果
互表内心	活动：你是我的援手	在纸上写下最近发生的不愉快的事情，大家围成一圈，互相搭肩为彼此祈祷。通过这个活动，组员表达了内心的感受，彼此间建立起一个互相关心的支持网络。组员大都表现得很认真
互表欣赏	活动：我欣赏你	按照游戏规则，彼此之间赠送糖果，并表达欣赏，唯一的不足就是男女组员之间在表达时略显尴尬
重温历程	组员分享，并填写SIS	在工作人员的引导下，组员分享了此次参与小组活动的感受，回忆了此前的一系列活动，重温小组历程
放飞梦想	游戏：放飞梦想	组员各自在氢气球上写下自己的愿望，放飞气球，就像放飞了梦想，使每个人都对未来充满了希望

四、研究结果的评估

小组评估是对小组进行的一个整体性评估，包括准备工作、活动设计、活动实施、实施范围和实施效果等。本次小组工作介入对肢残青少年自我认同水平的影响研究，主要包括过程性评估、结果性评估两个方面，目的是分析和考察小组工作介入在肢残青少年自我认同水平上的成效。

（一）过程性评估

首先，在组员的筛选方面，组员年龄没有达到平均分布。在服务对象的同质性方面，大部分人都存在自卑、逃避现实、没有生活目标等问题，而且每位组员的自我认同程度也不同。因此，在小组活动结束后，每位组员表现出的效果也不尽相同。另外，小组组员在性格方面也存在差异。大部分组员性格较为内向，且表现出自卑，少数组员性格比较外向，可以在开展活动时形成性格上的互补，确保小组活动的顺利开展。其次，在热身游戏的设置上，第一次小组活动奠定了整个活动的基调，第二次暖身游戏因意外状况的出现产生不和谐因素，第三次活动出现冷场的情况，第四次游戏反响较好，但是时间不易控制，容易超时。最后，在主题游戏的设置上，最大的问题是游戏安排太多，活动时间太长，组员反馈比较疲惫；游戏之间的衔接性较低，导致组员不能立刻进入状态。

（二）结果性评估的定性分析

通过小组活动的介入，组员在活动前后都发生了哪些改变？可以通过案主对自己产生的变化的描述进行判断。例如，肖×从之前回家就躲在自己房间里不愿出门，到现在开始愿意陪同父母外出，在学校也会主动与同学交往，开始变得接纳自己并努力提升自己的能力；王×和陈×两位同学虽然在活动中的参与性不高，但仍然有了一些小的变化——愿意偶尔外出并努力学习；安×在参加完小组活动后，有了一些细节上的变化，主要表现为在学习上更加努力地去提升自己。这些说明通过小组活动的介入，肢残青少年的自我认同程度得到了提高，可以勇敢地面对自己残疾的现实，能够认同自己，接纳自己，改变了原来由于自卑而把自己与他人进行隔离的现状，能够像残疾之前一样，与他人进行正常的交流。

从小组活动目标完成情况来看，本次小组活动的介入达成了预期的目标。大多数组员重新建立了自信心，开始接纳自己，并开始愿意尝试与他人交往，自卑情绪减少，自信心有所增加。通过在小组介入活动中的认真参与和分享，组员开始认真地思考自己的未来，有了新的生活动力和生活目标。

（三）结果性评估的定量分析

除了案主自己描述变化的定性分析外，也可以通过对案主在干预前后的量表测试变化结果进行分析来判断。本书采用奥克斯和普拉格编制的 SIS，对小组成员的前、后测分数变化进行差异性检验来评估效果。在活动前后对 8 名组员做了相同的测验，针对两次测验的差别进行相关样本 t 检验，结果见表 9.10。

表 9.10　活动前后 8 名组员自我认同感差异的 t 检验

项目	$M \pm SD$	t	p
小组活动开展前	50.13±3.52	−7.222	<0.001
小组活动开展后	58.25±4.30		

在 SIS 测试中，8 名入组成员的测验得分情况是：前测的平均分是 50.13 分，标准差是 3.52；在参与一系列活动后，后测的平均分为 58.25 分，标准差是 4.30。

通过对两组数据进行相关样本 *t* 检验，得出两组分数存在显著差异。也就是说，8 名组员在活动开展后的 SIS 分数显著高于活动开展前的测试分数，表明小组介入取得了较好的成效，8 名组员也建立了良好的自我认同感。量表的测试结果变化也再次证实了小组工作介入对肢残青少年自我认同的变化会产生显著的影响。

五、讨论与分析

（一）肢残青少年自我认同感普遍偏低

肢残青少年自我认同感现状测试的结果表明，在开展活动前，被试的自我认同感得分为 38～67 分，平均分为 50.13 分，与 SIS 常模的平均分（56 分）存在显著差异，说明在小组工作介入前，小组成员的自我认同感发展水平较低。观察和访谈的结果也表明，肢残青少年普遍表现出不愿主动与外人交流，不愿接受残疾事实，存在自卑情绪，用消极甚至逃避的态度对待生活，个体感缺失，过去与未来的连续性中断，生活方向不明确，这也进一步说明了肢残青少年自我认同感偏低的特点。

（二）肢残青少年社会康复呈高需求、低自我意识的状况

研究结果表明，90%的肢残青少年都不能正确地评估自己的社会价值、平等地参与社会生活。通过与小组组员及其家长沟通，我们发现组员已经因残疾而与社会出现了一定的脱节，他们目前的生活状态不利于其健康发展和形成良好的自我认同感，说明了肢残青少年的自我认同程度较低。尽管肢残青少年存在社会康复的需求，但其对于需求的意识不够强烈，而且很少有机构向肢残青少年提供社会康复服务，严重影响了这一群体的正常社会化，极易引发行为问题和心理问题。因此，除了必要的医疗康复外，满足肢残青少年对社会康复的需求已经迫在眉睫。社会康复是社会工作者从社会的角度出发，运用社会工作方法帮助残疾人弥补自身缺陷，消除不利于适应环境的障碍，采取各种有效措施为其创造出一种适合其生存发展、实现自身价值的条件，使他们平等地参与社会生活，分享社会发展成果的专业活动，这种专业活动在残疾人的身心康复中均应得到广泛的推广和运用。

（三）小组工作介入方式适合于肢残青少年自我认同问题改变的研究与运用

运用小组工作介入的方法改变肢残青少年的自我认同问题具有适用性。本书

中的小组工作介入活动主要包括三个步骤：①收集相关资料和进行数据分析；②运用专业的小组工作介入方法为组员提供专业的服务；③使用过程性评估、结果性评估的定性分析和定量分析等方法对活动效果进行评估。评估结果表明，在 G 市 HX 区，社工运用小组工作开展小组活动介入肢残青少年自我认同水平问题的研究，实验效果是满意的，达到了预期的要求。服务群体需求分析、专业方法的运用以及相关部门社会康复意识提高三方面的结果都表明了，小组工作介入的方法对肢残青少年自我认同问题的适用性不仅限于 G 市 HX 区，也可以推广到其他地区，尤其是在残疾人的心理健康服务中，小组工作介入这种社会工作方法可以发挥更大的作用和力量。

参 考 文 献

百家号. 2018. 微软推出 AI for Accessibility 计划 以改善残障人群生活质量. https://baijiahao.baidu.com/s?id=1599875185411748816&wfr=spider&for=pc

蔡翩飞. 2010. 残疾人社会工作模式在特殊教育学校的应用. *青少年研究（山东省团校学报）*，（2），18-21

蔡希美，罗其昌. 1998. 聋生、盲生 SCL-90 测试结果的研究. *中国特殊教育*，（3），21-24

曹海涛. 2011. 芷江西社区肢体残疾人心理健康影响因素调查及干预研究. *复旦大学硕士学位论文*

陈华，邹咏玮. 2013. 中老年肢体残疾者人格特质、社会支持的调查. *中国健康心理学杂志*，21（5），788-790

陈建文，王滔. 2007. 自尊与自我效能关系的辨析. *心理科学进展*，15（4），624-630

陈世平，乐国安. 2001. 城市居民生活满意度及其影响因素研究. *心理科学*，24（6），664-666

陈新叶. 2002. 残疾中专学生的自尊、特质焦虑及原因不确定感特点研究. *中国心理卫生杂志*，16（2），133

成君，王革，郑平等. 1997. 家庭支持对肢体残疾人抑郁情绪的影响. *中国心理卫生杂志*，（5），311-312

褚庆猷. 2013. 山东省残疾人举重运动员心理健康状况调查研究. *吉林大学硕士学位论文*

崔澜骞，姚本先. 2012. 新生代农民工社会支持与生活满意度研究. *湖南农业大学学报（社会科学版）*，13（4），41-44

狄晓康，肖水源. 2012. 我国大陆地区六部地方性精神卫生条例内容的评估. *中国心理卫生杂志*，26（1），1-5

第二次全国残疾人抽样调查领导小组，中华人民共和国国家统计局. 2006. 2006 年第二次全国残疾人抽样调查主要数据公报. *中国康复理论与实践*，（12），1013

丁勤璋. 1984. 精神疾病的病因及预防. *中国医刊*，（4），10-11

东方蔚龙. 2013. 残疾人心理健康服务需求研究. *重庆师范大学硕士学位论文*

杜亚男，邱纪方，邢赛春. 2017. 浙江省肢体残疾人生活质量及心理健康状况调查. *预防医学*，29（2），121-124

樊倩，马青，宋艳. 2011. 大学生自立人格与焦虑的关系. *保健医学研究与实践*，8（4），74-75

方娟. 2010. 中学生自立人格与应对方式、心理健康的关系研究. *江西师范大学硕士学位论文*

冯帆，王处渊，刘学等. 2016. 中医心理发展治疗的理论与方法溯源. *中医杂志*，57（22），1971-1973

冯永强. 2011. 社会支持与残疾人大学生心理健康相关性研究. *残疾人研究*，（3），64-69

付艳芬. 2011. 中国心理健康服务理论现状及对策研究. *西南大学博士学位论文*

付艳芬，黄希庭，尹可丽等. 2009. 我国近 30 年来心理健康服务理论研究现状. *第十二届全国心理学学术大会论文摘要集*

付艳芬，王剑华，汤珺等. 2012. 中医心理治疗理论和方法研究. *大理学院学报*，11（6），68-71

高晖，高鹏华.2007. 我国男子坐式排球运动员心理健康状况与社会支持的相关研究. *陕西师范大学学报（自然科学版）*,（S2），104-107

高雪珍.2015. 影响视力残疾儿童身心发展的因素分析. *科教导刊下旬*,（6），162-163

宫宇轩.1994. 社会支持与健康的关系研究概述. *心理科学进展*, 2（2），34-39

郭春宁.2009. 略论我国残疾人社区工作. *社会保障研究*,（1），200-208

郭春宁.2016. 帮助残疾人和全国人民共建共享全面小康社会的新蓝图——学习《"十三五"加快残疾人小康进程规划纲要》. *残疾人研究*,（3），3-11

郭晋武.1992. 城市老年人生活满意度及其影响因素的研究. *心理学报*,（1），28-34

郭敏刚，吴雪，陈静.2007. 残疾人心理健康及其与体育锻炼关系研究. *北京体育大学学报*, 30（2），189-191

郭锡.2014. 听障大学生身份认同类型与其学校适应的关系研究. *西南大学硕士学位论文*

郭振友，韦君兰，梁秋瑜.2014. 桂林市高校少数民族毕业生心理健康状况及其影响因素. *中国学校卫生*, 35（11），1718-1721

国务院扶贫开发领导小组办公室.2016-02-25. 关于做好全国残疾人基本服务状况和需求信息数据动态更新工作的通知. http：//www.cpad.gov.cn/art/2016/2/25/art_1744_27.html?from=groupmessage&isappinstalled=0

韩媛媛.2014. 苏中地区听障学生心理健康状况的年龄差异的调查研究. *中国校外教育*,（S2），379

黄希庭，郑涌，毕重增等.2007. 关于中国心理健康服务体系建设的若干问题. *心理科学*, 30（1），2-5

姜乾金.2001. 领悟社会支持量表. *中国行为医学科学*, 10（10），41-43

姜杨.2003. 日本精神卫生工作见闻. *上海精神医学*, 15（1），63，51

蒋科星.2015. 聋人大学生文化认同情况的调查研究. *现代特殊教育*,（22），70-74

兰继军，胡文婷，赵辉等.2015. 残疾人心理发展问题及影响因素的质性研究. *现代特殊教育*,（24），3-7

兰继军，张银环.2016. 我国聋生心理健康现状及其影响因素分析. *现代特殊教育*,（24），30-35

李安民，章建成.2006.《上海市民心理健康问卷》的编制及检验. *上海体育学院学报*, 30（4），40-44

李朝祥.2003. 政府公共服务职能的市场化. *广西社会科学*,（4），16-17

李锦熠.2015. 个案工作在残疾人心理健康中的运用研究——以 Y 社区残疾人个案介入为例. *云南大学硕士学位论文*

李军鹏.2006. *公共服务型政府建设指南*. 北京：中共党史出版社

李力红.2005. *青少年心理学*. 长春：东北师范大学出版社

李林霞.2004. 在校初中生心理健康研究. *吉林大学硕士学位论文*

李美英，肖汉仕.2010. 居民的心理健康意识与心理服务期望研究. *中国健康心理学杂志*, 18（9），1065-1067

李梦琪，李楠柯，高蕊等.2016. 残疾社会支持与心理健康：生活满意度的中介作用. *心理研究*, 9（2），54-60

李楠柯，张爽，李祚山等.2015. 残疾人的心理症状及相关因素. *中国心理卫生杂志*, 29（10），798-800

李强，鲍国东，张然等.2004. 聋人大学生心理健康状况及相关因素分析. *中国特殊教育*,（2），

68-71

李嫱. 2010. 肢体残疾青少年体育锻炼与心理健康的关系研究. *陕西师范大学硕士学位论文*

李婷玉. 2009. 心理服务进社区的路径与方法. *上海行政学院学报*, *10*（5）, 70-77

李文涛, 谢文澜, 张林. 2012. 残疾人与正常群体心理生活质量的比较研究. *中国健康心理学杂志*, *20*（7）, 993-995

李文涛. 2013. 残疾人歧视知觉对社会疏离的影响及其形成机制. *宁波大学硕士学位论文*

李小玲. 2006. 社会文化对大学生恋爱倾向的影响. *潍坊教育学院学报*, *19*（2）, 60-61

李小云. 2012. 面向原居安老的城市老年友好社区规划策略研究. *华南理工大学博士学位论文*

李晓东. 2012. 大学生人际交往能力现状的实证分析. *四川理工学院学报*（社会科学版）, *27*（1）, 101-105

李欣忆. 2016. 特殊儿童身份认同、自尊和心理健康的关系. *重庆师范大学硕士学位论文*

李祚山. 2006. 听觉障碍儿童自我意识与心理健康的研究. *重庆师范大学学报*（自然科学版）, （2）, 84-87

李祚山. 2014. *心理咨询技术*. 重庆：西南师范大学出版社

李祚山, 孔克勤. 1997. 关于听觉障碍儿童人格的一项研究. *心理科学*, （6）, 509-513

李祚山, 齐卉. 2018. 残疾人领悟社会支持与心理健康的关系. *重庆师范大学学报*（社会科学版）, （4）, 85-92

李祚山, 任能君. 2015. 重庆市残疾人心理健康服务体系的建设研究. *社区心理学研究*, （1）, 121-127

李祚山, 李欣忆, 王晶等. 2016. 残疾人心理健康服务需求的调查分析. *重庆师范大学学报*（哲学社会科学版）, （2）, 92-97

李祚山, 黄小琴, 叶梅等. 2011. 残疾人心理健康量表的初步编制. *重庆师范大学学报*（自然科学版）, *28*（3）, 79-84

李祚山, 齐卉, 方力维. 2018. 残疾人社区心理服务模式及运行机制探索. *残疾人研究*, （4）, 65-71

李祚山, 张文默, 叶梅. 2010. 残疾人心理健康服务体系的构建及实践研究. *重庆师范大学学报*（哲学社会科学版）, （4）, 100-105

廖全明. 2007. 中国人心理健康现状研究进展. *中国公共卫生*, *23*（5）, 556-558

林崇德, 李虹, 冯瑞琴. 2003. 科学地理解心理健康与心理健康教育. *陕西师范大学学报*（哲学社会科学版）, *32*（5）, 110-116

林筱颖. 2008. 小学生心理缺陷与心理健康教育状况相关性及影响因素的研究——对柳州市小学4、5年级学生的调查. *广西师范大学硕士学位论文*

林笑微, 陈优, 宋兵福. 2011. 躯体残疾人心理健康状况调查分析. *上海预防医学*, *23*（6）, 311-312

林于萍. 2000. 聋哑学生心理健康状况的初步调查. *中国特殊教育*, （4）, 11-14

刘华山. 2001. 心理健康概念与标准的再认识. *心理科学*, *24*（4）, 481, 480

刘华山, 周宗奎. 2011. 关于中国心理健康服务体系目标的研究. *教育研究与实验*, （5）, 73-80

刘梦, 张和清. 2003. *小组工作*. 北京：高等教育出版社

刘亚林. 2008. EAP（员工援助计划）的成本、效用：理论研究与实证分析. *首都经济贸易大学博士学位论文*

刘艳. 1996. 关于"心理健康"的概念辨析. *教育研究与实验*, （3）, 46-48

刘毅玮, 冯谦. 2006. 初中聋生心理健康状况的家庭影响因素研究. *中国学校卫生*, *27*（5）,

439-440

刘媛, 姜潮, 林嫒等. 2009. 单亲大学生领悟社会支持及心理健康状况的研究. *中国健康心理学杂志*, 17（5）, 604-606

卢建梅. 2007. 大学生英语课堂焦虑状况及根源调查. *重庆工学院学报（自然科学版）*, 21（3）, 171-173

罗鸣春, 黄希庭, 苏丹. 2010. 儒家文化对当前中国心理健康服务实践的影响. *心理科学进展*, 18（9）, 1481-1488

马惠霞, 沈德立. 2006. 人际心理素质探讨. *中国临床心理学杂志*, 14（1）, 85-86

马建青, 王东莉, 金海燕. 1997. 大学生心理卫生课程十年探索. *高等工程教育研究*,（2）, 79-82

马斯洛. 1987. *动机与人格*. 西安: 陕西师范大学出版社

马辛. 2012. 心理健康管理亟待加强. *中华健康管理学杂志*, 6（6）, 361-362

宓忠祥. 2001. 角色转换在残疾人心理康复中的意义和运用. *中国康复理论与实践*, 7（1）, 34-35

牟生调. 2016. 特殊人员心理健康状况调查. *甘肃科技纵横*, 45（5）, 18-21

潘孝富, 潘伟刚. 2012. 和谐社会视野中的社区心理健康服务体系之建构. *求索*,（11）, 209-211

庞海云, 张辉, 沈丽巍等. 2011. 论农村女性人力资源开发与人口素质的提升——以黑龙江省为例. *学理论*,（16）, 92-93

钱琴珍. 2004. 女大学生心理健康的测试与培养. *心理科学*, 27（4）, 990-992

浅井邦彦. 2000. 日本新精神保健福利法及其目前的精神卫生发展政策. 季建林译. *上海精神医学*, 12（1）, 36-38

全永根, 高艳. 2009. 中、韩、日三国女性战后政治、经济地位的变化及其异同. *东南亚研究*,（3）, 78-82

人民网. 2012-11-09. 坚定不移沿着中国特色社会主义道路前进 为全面建成小康社会而奋斗——胡锦涛同志代表第十七届中央委员会向大会作的报告摘登. http://cpc.people.com.cn/18/n/2012/1109/c350821-19529916.html

任能君, 李祚山. 2009. *残疾人心理健康与调适技巧*. 重庆: 重庆大学出版社

单丹丹. 2011. 城市流动儿童社会身份认同及其对心理健康的影响. *陕西师范大学硕士学位论文*

上海人大. 2013-08-20. 上海市精神卫生条例. http://www.spcsc.sh.cn/n1939/n1948/n1949/n2329/u1ai109458.html

施元玲. 2016. 社会工作介入残疾人家庭亲子沟通的实务探索. *云南大学硕士学位论文*

宋鸿雁. 2001. 视障儿童与正常儿童自我概念和个性的比较研究. *中国特殊教育*,（4）, 50-55

孙喜斌, 李兴启, 张华. 2006. 中国第二次残疾人抽样调查听力残疾标准介绍. *听力学及言语疾病杂志*, 14（6）, 447-448

谭树华, 郭永玉. 2008. 大学生自我控制量表的修订. *中国临床心理学杂志*, 16（5）, 468-470

汤夺先, 张传悦. 2012. 我国大陆地区残疾人社会工作研究综述. *安徽农业大学学报（社会科学版）*, 21（2）, 80-84, 140

田壮, 白燕, 徐桔密等. 2016. 上海市残疾人焦虑、抑郁情况及影响因素. *中国康复理论与实践*, 22（3）, 326-329

童辉杰. 2010. SCL-90 量表及其常模 20 年变迁之研究. *心理科学*,（4）, 928-930

万国威. 2012. 我国三类人群社会福利现状的定量研究. *人口学刊*,（3）, 42-52

万书玉. 2007. 社区残疾人群心理健康与社会支持状况调查. *中共南京市委党校学报*,（1）, 87-91

汪宏，窦刚，黄希庭.2006. 大学生自我价值感与主观幸福感的关系研究. *心理科学, 29*（3），597-600

汪向东，王希林，马弘.1999. *心理卫生评定量表手册（增订版）*. 北京：中国心理卫生杂志社

王才康.2002. 中学生一般自我效能感与应付方式的关系研究. *中国行为医学科学, 11*(1)，74-75

王登峰.1994. 自我和谐量表的编制. *中国临床心理学杂志*，（1），19-22

王登峰.2007. 人格维度、自我和谐及行为抑制与心身症状的关系. *心理学报, 39*（5），861-872

王登峰，崔红.2003. *心理卫生学*. 北京：高等教育出版社

王极盛，李焰，赫尔实.1997. 中国中学生心理健康量表的编制及其标准化. *社会心理科学*，（4），15-20

王晶.2016. 特殊儿童人际自立与焦虑、抑郁的关系研究. *重庆师范大学硕士学位论文*

王亮.2006. 优势视角：残疾人工作的新视角. *社会工作*，（10），49-51

王汝展，刘兰芬，葛红敏等.2009.Zung 氏抑郁自评量表（SDS）作为外科住院患者抑郁障碍常规筛查工具的可行性研究. *精神医学杂志, 22*（4），251-253

王思斌.2004. *社会工作导论*. 北京：高等教育出版社

王思斌.2006. *社会工作概论（第二版）*. 北京：高等教育出版社

王希华.2000. 整体构建不校心理健康教育的目标体系. *德育信息*，（3），9-10

王秀，何裕民.2012. 中国不同性别亚健康人群差异分析. *中国公共卫生, 28*（1），15-16

王征宇.1984. 症状自评量表（SLC-90）. *上海精神医学, 2*（2），68-70

卫生部，民政部，财政部等.2002. 关于进一步加强残疾人康复工作的意见. *中国临床康复, 18*（6），324-325

魏源.2005. 同理心：心理咨询与治疗关系中的特质概念. *中国组织工程研究, 9*（40），80-81

温忠麟，叶宝娟.2014. 中介效应分析：方法和模型发展. *心理科学进展, 22*（5），731-745

温忠麟，张雷，侯杰泰等.2004. 中介效应检验程序及其应用. *心理学报, 36*（5），614-620

吴波.2012. 我国心理健康服务方法的现状研究. *西南大学博士学位论文*

吴冠磊.2012. 试论社区工作在残疾人事业发展中的作用. *劳动保障世界（理论版）*，（5），14-16

吴捷，李洪琴，徐晟.2017. 孤独感、领悟社会支持对老人心理健康的影响. *中国健康心理学杂志, 25*（12），1837-1840

吴清平，刘筱娴.1999. 肢体残疾成人社会生活状况和心理健康的关系. *中国康复, 14*(2)，96-98

吴卫东.2011. 论和谐社会建设中心理健康服务体系的构建. *继续教育研究*，（10），142-144

吴秀丽，廖昌园，张向霞等.1999. 残疾人士的健康、心理和生活状况调查分析. *疾病控制杂志, 3*（4），290-292

吴振云，许淑莲，李娟.2002. 老年心理健康问卷的编制. *中国临床心理学杂志, 10*（1），1-3

吴智育.2009. 心理健康标准的研究现状综述. *学理论*，（14），58-61

习近平.2013. 全面贯彻落实党的十八大精神要突出抓好六个方面工作. *求是*，（1），3-7

夏扉.2000. 重视同伴交往促进儿童社会化发展. *江西社会科学*，（7），154-155

夏凌翔，万黎，宋艳等.2011. 人际自立与抑郁的关系. *心理学报, 43*（10），1175-1184

肖水源.1994.《社会支持评定量表》的理论基础与研究应用. *临床精神医学杂志*，（2），98-100

谢冬琴.2016. 从健康管理视角探讨社区心理健康服务之构想. *中国农村卫生事业管理, 36*(7)，848-850

谢建社，隆惠清.2017. 积极心理学在残疾人社会工作中的运用. *社会建设, 4*（2），60-67

解韬.2014. 我国成年残疾人口的婚姻状况及其影响因素研究. *人口学刊, 36*（1），54-63

新华社. 2006. 中共中央关于构建社会主义和谐社会若干重大问题的决定. *中华人民共和国国务院公报*,（33）, 4-10

新华网. 2016-08-20. 习近平：把人民健康放在优先发展战略地位. http://www.xinhuanet.com/politics/2016-08/20/c_1119425802.htm

新华网. 2017-10-27. 习近平：决胜全面建成小康社会 夺取新时代中国特色社会主义伟大胜利——在中国共产党第十九次全国代表大会上的报告. http://www.xinhuanet.com/2017-10/27/c_1121867529.htm

徐大真. 2007. 我国心理健康服务体系模式建构. *中国教育学刊*,（4）, 5-9

徐方忠, 冯年琴. 2005. 听力残疾中学生心理健康状况调查. *中国学校卫生*, 26（2）, 145-146

徐晶瑜. 2016. 视力残疾学生的自我概念和社会支持、适应性行为对其自尊的影响及干预. *陕西师范大学硕士学位论文*

薛莹莹. 2017. 小组工作方法在残疾人社会融入中的实践探索. *华中师范大学硕士学位论文*

闫洪丰, 胡毅, 黄峥等. 2013. 成年残疾人心理健康现状评估与分析. *残疾人研究*,（4）, 5-10

杨丽珠, 张丽华. 2003. 论自尊的心理意义. *心理学探新*, 23（4）, 10-12

杨运强. 2013. 梦想的陨落：特殊学校聋生教育需求研究. *华东师范大学博士学位论文*

杨竹洁, 薛晶晶. 2012. 社区残疾人心理健康状况调查和干预初探. *中国初级卫生保健*, 26（6）, 19-21

叶一舵. 2002. 我国教师心理健康状况的解读与反思. *东南学术*,（6）, 170-173

佚名. 2007. 残疾人权利公约. *北大国际法与比较法评论*, 5（8）, 227

于囡璐. 2010. 残疾儿童康复的社会工作介入研究. *苏州大学硕士学位论文*

俞丽娜. 2009. 个案社会工作在残疾人心理干预中的运用. *法制与社会*,（4）, 219

张帆. 2015. 苏州市残疾人康复服务体系建设研究. *苏州大学硕士学位论文*

张洪杰. 2016. 残疾大学生人格教育研究. *东北师范大学博士学位论文*

张洪英. 2008. 专业妇女社会工作知识体系浅论. *山东女子学院学报*,（2）, 13-19

张颉. 2008. 天津地区聋哑初中生心理健康调查报告. *社会心理科学*,（1）, 76-82

张金峰. 2010. 英美日残疾人社会保障实践对中国的启示. *石家庄经济学院学报*, 33（6）, 104-106

张金明. 2017. 社区康复推动康复服务的深入开展. *中国残疾人*,（4）, 60

张毛宁, 冯海英. 2016. 聋哑学生心理健康状况调查分析. *乐山师范学院学报*, 31（8）, 131-136

张爽, 李楠柯, 李祚山等. 2016. 残疾人自尊、自我控制与心理症状的关系研究. *中国康复理论与实践*, 22（2）, 212-217

张伟锋. 2006. 听觉障碍儿童人格特征比较研究. *行政科学论坛*, 20（3）, 68-70

张雯, 郑日昌. 2004. 大学生主观幸福感及其影响因素. *中国心理卫生杂志*, 18（1）, 61-63

张新文, 戴斌荣. 2002. 论性别心理差异的成因与教育. *河北北方学院学报（社会科学版）*, 18（2）, 53-57

张雪筠, 王怡. 2009. 浅析社区残疾人公共服务体系的建构与发展. *社会工作下半月（理论）*,（6）, 28-30

张一. 2012. 文化适应视角下的农村残疾人扶贫政策体系创新研究——基于东北农村残疾人社会保障与服务问题的调查. *残疾人研究*,（1）, 20-24

张垠. 2008. 陈新兰："残疾人家庭无小事". *中国残疾人*,（12）, 62-63

张稚雯, 叶璀玲. 2008. 论大学生心理健康教育体系及其建构. *淮北职业技术学院学报*, 7（6）,

85-86

赵华. 2015. 心理社会治疗模式在残疾人心理康复服务中的应用研究. *南京农业大学硕士学位论文*

赵徐静，孙乐球，朱翌等. 2010. 社会参与因素对听力障碍者心理健康的影响. *中国慢性病预防与控制*, *18*（2），136-138

郑恒峰. 2013. 新型城镇化进程中地方政府公共服务能力建设研究——基于公共供求关系视角的分析. *中共福建省委党校学报*,（10），21-26

中国残疾人联合会. 2010. *残疾人残疾分类和分级*. 北京：中国质检出版社

中国残疾人联合会. 2012-03-12. 关于使用 2010 年末全国残疾人总数及各类、不同残疾级等级人数的通知. http://www.cdpf.org.cn/ggtz/201203/t20120312_410693.shtml

中国残疾人联合会. 2017. "十三五" 加快残疾人小康进程规划纲要与行动方案. 北京：华夏出版社

中国人大网. 1990-12-28. 中华人民共和国残疾人保障法. http://www.npc.gov.cn/zgrdw/wxzl/gongbao/2000-12/05/content_5004544.htm

中国人大网. 2007-10-25. 高举中国特色社会主义伟大旗帜 为夺取全面建设小康社会新胜利而奋斗——在中国共产党第十七次全国代表大会上的报告. http://www.npc.gov.cn/zgrdw/npc/xinwen/szyw/zywj/2007-10/25/content_373528.htm

中华人民共和国国家统计局，第二次全国残疾人抽样调查领导小组. 2008. 第二次全国残疾人抽样调查主要数据公报（第二号）. *时政文献辑览*，439-442

中华人民共和国国家卫生和计划生育委员会. 2015. 全国精神卫生工作规划（2015—2020 年）. *中国实用乡村医生杂志*,（14），1-5

中华人民共和国中央人民政府. 2016-08-17. "十三五" 加快残疾人小康进程规划纲要. http://www.gov.cn/zhengce/content/2016-08/17/content_5100132.htm

中华人民共和国中央人民政府. 2016-10-25. 中共中央国务院印发《"健康中国 2030" 规划纲要》. http://www.gov.cn/xinwen/2016-10/25/ content_5124174.htm

中宣部. 2017. 22 个部门联合印发《关于加强心理健康服务的指导意见》. *中国社会工作*,（4），4

钟友彬. 1988. *中国心理分析*. 沈阳：辽宁人民出版社

朱建军，孙新兰. 1998. 意象对话技术. *中国心理卫生杂志*,（5），316-317

朱丽莎. 2006. 残疾人心理健康探讨. *医学文选*, *25*（4），733-735

朱长征. 2010. 自我概念的特征分析. *心理研究*, *3*（1），16-20，35

朱智贤. 1990. *中国儿童青少年心理发展与教育*. 北京：中国卓越出版公司

祝卓宏. 2013. 接纳与承诺疗法在残疾人心理康复中的作用分析. *残疾人研究*,（4），24-28

庄文旭. 2018. 人工智能浪潮来袭，心理服务去向何方. *健康报*,（6），1-12

卓大宏.（2003）. *中国康复医学*. 北京：华夏出版社

Olson R P. 2008. *四国精神卫生服务体系比较——英国、挪威、加拿大和美国*. 石光，栗克清译. 北京：人民卫生出版社

Bethune-Davies P, Mcwilliam C L, Berman H. 2006. Living with the health and social inequities of a disability：A critical feminist study. *Health Care for Women International*, *27*（3），204-222

Claussen B.1999.Alcohol disorders and re-employment in a 5-year follow-up of long-term unemployed. *Addiction*, *94*（1），133-138

Daniels N, Sabin J.1998.The ethics of accountability in managed care reform. *Health Affairs*, *17*（5），50-64

Davidson L, Durkin M S, Kuhn L, et al.1994. The impact of the safe kids/healthy neighborhoods injury prevention program in harlem, 1988 through 1991. *American Journal of Public Health*, *84*（4）, 580-586

Emerson E, Honey A, Madden R. 2009. The well-being of Australian adolescents and young adults with self-reported long-term health conditions, impairments or disabilities: 2001 and 2006. *Australian Journal of Social Issues*, *44*（1）, 39-54

Gannon B, Nolan B. 2007. The impact of disability transitions on social inclusion. *Social Science & Medicine*, 64（7）, 1425-1437

Haber M G, Cohen J L, Lucas T, Baltes B B.2007. The relationship between self-reported received and perceived social support: A meta-analytic review. *American Journal of Community Psychology*, *39*（1-2）, 133-144

Honey A, Emerson E, Llewellyn G.2011.The mental health of young people with disabilities: Impact of social conditions. *Social Psychiatry & Psychiatric Epidemiology*, *46*（1）, 1-10

Kellam S, Branch J, Agrawal K, et al. 1975. *Mental Health and Going to School: The Woodlawn Program of Assessment, Early Intervention, and Evaluation.* Chicago: University of Chicago Press

Lam C, Zinke J, Garcia C.2006. Psychosocial aspects of disability. *中国康复理论与实践*, *40*（9）, 738-741

Lee Y H, Cheng C Y, Lin S S J. 2014. A latent profile analysis of self-control and self-esteem and the grouping effect on adolescent quality of life across two consecutive years. *Social Indicators Research*, *117*（2）, 523-539

Martin A.2005.Resilience and vulnerability: Adaptation in the context of childhood adversities. *Journal of the American Academy of Child & Adolescent Psychiatry*, *44*（4）, 399-400

Miauton L, Narring F, Pierre-André M.2003.Chronic illness, life style and emotional health in adolescence: Results of a cross-sectional survey on the health of 15-20-year-olds in Switzerland. *European Journal of Pediatrics*, *162*（10）, 682-689

Morrell S, Taylor R, Quine S, et al.1994.A cohort study of unemployment as a cause of psychological disturbance in australian youth. *Social Science & Medicine*, *38*（11）, 1553-1564

Ochse R, Plug C. 1986. Cross-cultural investigation of the validity of Erikson's theory of personality development. *Journal of Personality & Social Psychology*, *50*（6）, 1240-1252

Okada T, Nagai T. 1990. Self-esteem and anthrophobic-tendency in adolescents. *Japanese Journal of Psychology*, *60*（6）, 386-389

Rogers C R. 1951. *Client-Centered Therapy.* Boston: Houghton Mifflin

Santrock J W. 2001. *Adolescent（8th ed. ）.* New York: McGraw-Hill Companies

Zung W W, Richards C B, Short M J. 1965.Self-rating depression scale in an outpatient clinic: Further validation of the SDS. *Archives of General Psychiatry*, *13*（6）, 508-515

附 录

附录 A 残疾人基本信息表

亲爱的朋友：

您好！我们是重庆师范大学的科研人员，正在进行一项残疾人心理健康及服务体系建设的研究工作，本问卷旨在帮助我们了解残疾人朋友的心理健康程度，为建构和实施残疾人心理健康服务提供依据。问卷采取不记名方式，您的回答也仅作科学研究之用。因此，请您仔细阅读各部分的答题要求，根据自己的实际情况作答。您的每一项回答对本书都具有重要意义，衷心地感谢您的协作与支持。

"残疾人心理健康与心理服务体系建设"课题组

请填写您的基本情况，它将作为我们的分组依据，所以请务必认真完成，在相应选项的字母上划"√"。

1. 性别：A. 男　　　B. 女
2. 户籍所在地：A. 城市　　　B. 农村
3. 年龄范围：A. 20 岁以下　　　B. 20～30 岁　　　C. 31～40 岁
　　　　　　　D. 41～50 岁　　　E. 50 岁以上
4. 是否先天残疾：A. 是　　　B. 不是
5. 残疾类型：A. 视力残疾　　　B. 听力语言残疾　　　C. 智力残疾
　　　　　　　D. 肢体残疾　　　E. 精神残疾
6. 残疾等级：A. 一级　　　B. 二级　　　C. 三级　　　D. 四级
7. 文化程度（15 周岁以上填报）：A. 从未上过学　　　B. 小学
　　　　　　　　　　　　　　　　C. 初中　　　D. 高中（包含中专）
　　　　　　　　　　　　　　　　E. 大学专科　　　F. 大学本科及以上
8. 婚姻状况（20 周岁以上填报）：A. 未婚　　　B. 已婚有配偶
　　　　　　　　　　　　　　　　C. 离婚　　　D. 丧偶
9. 家庭人均收入状况：A. 低于低保标准
　　　　　　　　　　　B. 低于低收入标准或低保边缘标准
　　　　　　　　　　　C. 其他
10. 家庭收入来源：A. 自己挣取　　　B. 家庭给予　　　C. 政府资助
11. 民族：A. 汉族　　　B. 少数民族

附录 B 残疾人心理健康问卷

请仔细阅读以下每一条，然后根据您的实际感觉在 5 个选项中选择一项并打上"√"。"1"表示完全不符合您的实际感觉；"2"表示不太符合您的实际感觉；"3"表示一般符合您的实际感觉；"4"表示有点儿符合您的实际感觉；"5"表示完全符合您的实际感觉。

题号	题项	完全不符合	不太符合	一般	有点儿符合	完全符合
1	我感觉到自己和其他健全人一样是一个有价值的人	1	2	3	4	5
2	我总希望自己成为一个对社会有用的人	1	2	3	4	5
3	我觉得应尽量少依赖别人	1	2	3	4	5
4	我感到大家都愿意接近我	1	2	3	4	5
5	我觉得自己每天都很快乐	1	2	3	4	5
6	我对自己的生活处境感觉到比较满意	1	2	3	4	5
7	我感觉到我有许多好的品质	1	2	3	4	5
8	我总希望能发挥自己的潜力	1	2	3	4	5
9	我能化解我与家人之间的矛盾冲突	1	2	3	4	5
10	我对人热情大方	1	2	3	4	5
11	我的生活丰富多彩，非常充实	1	2	3	4	5
12	我感觉到在一个新的环境中我也能很快适应	1	2	3	4	5
13	我对自己持肯定的态度	1	2	3	4	5
14	我觉得自己不比别人差	1	2	3	4	5
15	我总希望能够自食其力	1	2	3	4	5
16	和家人在一起，我能感受到天伦之乐	1	2	3	4	5
17	我能用幽默的方式化解各种尴尬	1	2	3	4	5
18	我对事业、家庭和前途充满希望	1	2	3	4	5
19	即使对那些不理解残疾人的人，我也愿意同他们交往	1	2	3	4	5
20	我总是想很快把事情做完	1	2	3	4	5
21	在讨论某一问题时，我感觉到配偶是理解我的	1	2	3	4	5
22	我认为世上没有做不成的事情	1	2	3	4	5
23	我和其他健全人一样幸福	1	2	3	4	5
24	我能从工作中获得满足感	1	2	3	4	5
25	我希望自己能赢得更多的尊重	1	2	3	4	5
26	为了家庭的幸福，我会不懈努力	1	2	3	4	5
27	我满意和配偶一起度过的时间	1	2	3	4	5

题号	题项	完全 不符合	不太 符合	一般	有点儿 符合	完全 符合
28	每到一个新的地方，我很容易同别人接近	1	2	3	4	5
29	我在亲戚、朋友中还是比较有威信的	1	2	3	4	5
30	我是一个勇于承担责任的人	1	2	3	4	5
31	我很喜欢参加社交活动	1	2	3	4	5
32	现在是我一直以来最幸福的时光	1	2	3	4	5
33	我感觉到社会给我们提供了很多机遇	1	2	3	4	5
34	我能从工作中得到我自己所需要的东西	1	2	3	4	5
35	在工作中，我实现了自己的价值	1	2	3	4	5

附录 C　残疾人心理健康服务需求调查表

亲爱的朋友：

您好！我们是重庆师范大学的科研人员，正在进行一项残疾人心理健康及服务体系建设的研究工作。本问卷旨在帮助我们了解残疾人朋友对心理健康的认识及其对心理服务的需求情况，为建构和实施残疾人心理健康服务提供依据。问卷采取不记名方式，您的回答也仅作科学研究之用。因此，请您仔细阅读各部分的答题要求，根据自己的实际情况作答。您的每一项回答对本书都具有重要意义，衷心地感谢您的协作与支持。

除了标注为多选题外，其余全部为单选题，请根据您的实际情况，将符合您的选项填至括号内。

1. 尽管有残疾，我仍然对未来充满了乐观和希望。（　　　）

A. 从未有过　　　　B. 少部分时间　　　C. 相当多时间

D. 绝大部分　　　　E. 全部时间

2. 因为残疾的原因，在人群中，我常常感觉到比较自卑。（　　　）

A. 从未有过　　　　B. 少部分时间　　　C. 相当多时间

D. 绝大部分　　　　E. 全部时间

3. 有时候，我觉得残疾是一种耻辱。（　　　）

A. 从未有过　　　　B. 少部分时间　　　C. 相当多时间

D. 绝大部分　　　　E. 全部时间

4. 我常常感觉到孤独。（　　　）

A. 从未有过　　　　B. 少部分时间　　　C. 相当多时间

D. 绝大部分　　　　E. 全部时间

5. 我常常觉得社会对残疾人不公平。（　　　）

A. 从未有过　　　　B. 少部分时间　　　C. 相当多时间

D. 绝大部分　　　　E. 全部时间

6. 您认为心理健康对残疾人来说重要吗？（　　　）

A. 很重要　　　　　B. 不知道　　　　　C. 不重要

7. 您认为维持残疾人的心理健康，对残疾人融入和适应社会有作用吗？（　　　）

A. 没有作用　　　　B. 有些作用　　　　C. 不清楚

D. 比较有作用　　　E. 有重要作用

8. 您认为给残疾人提供心理健康服务对提升其生活质量有作用吗？（　　　）

A. 没有作用　　　　B. 有些作用　　　　C. 不清楚

D. 比较有作用　　　E. 有重要作用

9. 您认为为残疾人提供心理健康服务有必要吗？（　　　）

A. 不必要　　　　　B. 必要　　　　　C. 十分必要

10. 在日常生活工作中，因残疾而带来的一些困扰，您觉得有必要找心理咨询人员进行辅导吗？（　　　）

A. 完全有必要　　　B. 可能有必要　　　C. 毫无必要

11. 当出现严重的情绪困扰或心理问题时，您是否会主动寻求心理服务？（　　　）

A. 肯定会去　　　　B. 很可能去　　　　C. 不知道

D. 很可能不去　　　E. 肯定不去

12. 您及您的家人因为残疾的原因而感到困扰时，是否希望专业的心理健康人员提供辅导？（　　　）

A. 非常希望　　　　B. 比较希望　　　　C. 无所谓

D. 比较不希望　　　E. 非常不希望

13. 您及您的家人是否希望残联为大家提供专门的心理辅导机构？（　　　）

A. 非常希望　　　　B. 比较希望　　　　C. 无所谓

D. 比较不希望　　　E. 非常不希望

14. 为残疾人提供心理健康服务，可以帮助残疾人了解或者知晓心理健康知识。（　　　）

A. 完全同意　　　　B. 比较同意　　　　C. 无所谓

D. 比较不同意　　　E. 完全不同意

15. 为残疾人提供心理健康服务，可以帮助残疾人减少因残疾而引起的自卑感或者耻辱感。（　　　）

A. 完全同意　　　　B. 比较同意　　　　C. 无所谓

D. 比较不同意　　　E. 完全不同意

16. 为残疾人提供心理健康服务，可以帮助残疾人掌握一定的心理调适方法，增强残疾人的自信。（　　　）

A. 完全同意　　　　B. 比较同意　　　　C. 无所谓

D. 比较不同意　　　E. 完全不同意

17. 心理健康服务能使您获得哪些帮助？（　　　）

A. 人际和谐　　　　　　　　　B. 良好的社会适应

C. 家庭生活幸福　　　　　　　D. 切实解决困惑

E. 乐观的心态　　　　　　　　F. 预防心理疾病

G. 提升康复信心

18. 您最希望获得的心理健康服务内容有哪些？（　　　）（可以多选）

①心理保健知识普及　　②家庭婚姻问题辅导　　③子女教育问题辅导
④人际关系冲突处理　　⑤情绪调控　　⑥工作生活压力缓解　　⑦求职的心理
准备　　⑧致残心理康复　　⑨社会偏见的心理调适　　⑩养成良好的品行

19. 请在以下的心理服务内容中选取 5 项，按您最需要的方式进行排序，将
序号填入以下横线处。

_____　_____　_____　_____　_____

①心理保健知识普及　　②家庭婚姻问题辅导　　③子女教育问题辅导
④人际关系冲突处理　　⑤情绪调控　　⑥工作生活压力缓解　　⑦求职的心理
准备　　⑧致残心理康复　　⑨社会偏见的心理调适　　⑩养成良好的品行

20. 您更希望以哪种方式获得心理健康服务？（　　　）（可以多选）

①心理黑板报/专栏　　②心理热线　　③网络心理服务　　④心理专题讲
座　　⑤心理宣传手册/资料　　⑥专业心理咨询　　⑦社区组织集体活动
⑧志愿者服务活动　　⑨心理危机干预　　⑩其他_____

21. 当您需要心理健康服务的时候，您愿意选择的机构是什么？（　　　）

A. 社区卫生服务站　　　　　　　　　B. 社区专业心理咨询机构
C. 综合医院　　　　　　　　　　　　D. 精神专科医院
E. 私人心理诊所　　　　　　　　　　F. 康复中心
G. 其他_____

22. 请在以下的心理帮助形式中选取 5 项，按您最需要的方式进行排序，将
序号填入以下横线处。

_____　_____　_____　_____　_____

①心理黑板报/专栏　　②心理热线　　③网络心理服务　　④心理专题讲
座　　⑤心理宣传手册/资料　　⑥专业心理咨询　　⑦社区组织集体活动
⑧志愿者服务活动　　⑨心理危机干预　　⑩其他_____

23. 您希望设立专门的残疾人心理服务机构吗？（　　　）

A. 是　　　　　　　B. 否　　　　　　　C. 不清楚

24. 当您遇到心理困扰时，您可能选择的应对方法是什么？（　　　）

A. 什么也不做或自己解决　　　　　　B. 求助兼职心理医生
C. 求助专业心理医生　　　　　　　　D. 从朋友、家人那里寻求支持

25. 您是否寻求过心理帮助？（　　　）

A. 有　　　　　　　　　　　　　　　B. 考虑过但没有找到相关服务机构
C. 考虑过但没有行动　　　　　　　　D. 没有

26. 您所属社区或相关机构通常多长时间开展一次有关残疾人心理健康的活

动?（　　）

 A. 一个月一次 B. 三个月一次 C. 半年一次

 D. 一年一次   E. 从未有过

27. 您从电视报刊杂志上是否获得过有关残疾人心理健康的知识?（　　）

 A. 是   B. 不关注   C. 否

28. 您认为开展残疾人心理健康服务的制约因素有哪些?（　　）

 A. 没有资金   B. 领导重视不够

 C. 没有专家支持   D. 没有相应的工作岗位

 E. 没有相应的政策支持 F. 没有服务所需要的房屋和设施

 G. 其他_____

附录 D 残疾人心理健康服务目标访谈提纲

一、基本情况（在所选的选项前的方框内划"√"，访谈者填写）

性别：□男　　　□女

所在街道/社区/工作单位：_____

二、问题部分

1. 您了解多少关于残疾人心理健康服务的信息？您所在单位是否有相关信息的宣传？

2. 您认为目前我市的残疾人心理健康服务工作开展情况如何？

3. 回顾您在工作中接触和帮助过的残疾人，您认为残疾人能否自己调节心理状况，完善自己？如果能，请说一下您觉得残疾人可以在哪些方面对自己进行调节？如果不能，请说一下理由，并提出能帮助残疾人促进心理健康的其他方式。

4. 您认为残疾人的家庭或者亲人、朋友在促进残疾人心理健康方面有何作用？

5. 您认为该如何为残疾人创造一个良好的家庭环境来促进他们的心理健康？

6. 您所在的社区在促进残疾人心理健康方面做了哪些工作？请举几个例子。

7. 社区所做的这些工作对于促进残疾人心理健康是否有效果？效果如何？

8. 在残疾人心理健康服务工作中，您遇到了哪些困难？请您总结一下工作中所获得的经验和得失。

9. 有人提出，学校也是促进残疾人心理健康的重要方面，您是否同意？如果不同意，请说一下理由。

10. 您认为目前各大高等院校能为残疾人心理健康提供怎样的帮助和支持？

11. 我市也有一些特殊学校，您认为特殊学校与普通高校相比，能为残疾人心理健康提供的帮助有何不同之处？

12. 现在社会上有各种各样的心理咨询室、心理健康服务团体等社会团体，您认为这些团体所做的工作对残疾人心理健康有何帮助？

13. 您所在的单位是否有和这些团体合作过？您认为这些社会团体存在哪些不足之处？

14. 虽然现在社会对残疾人更加包容，但是对残疾人心理健康方面的关注才刚刚起步，您认为政府应该怎么做来帮助促进残疾人的心理健康？社会又应该怎么做？

附录 E　残疾人心理健康服务体系的目标构建开放式调查

亲爱的朋友：

　　您好！我们是重庆师范大学的科研人员，正在进行一项残疾人心理健康及服务体系建设的工作，本问卷旨在帮助我们了解家庭、社区等能为残疾人心理健康服务提供什么样的帮助，为建构和实施残疾人心理健康服务提供依据。问卷采取不记名方式，您的回答也仅作科学研究之用。因此，请您仔细阅读问题，尽量详细地列举您的一些观点和看法。您的每一项回答对本书都具有重要意义，衷心地感谢您的协作与支持。

"残疾人心理健康与心理服务体系建设"课题组

一、基本情况　（在所选的选项前的方框内划"√"）

性别：□男　　　□女

所在工作单位：_____

二、问题部分

　　1. 您是否认为维护残疾人心理健康的服务体系目标是残疾人、家庭、社区、学校和社会的共同责任？（若选择为"否"，请补充说明一下原因）

　　A. 是　　　　　　　B. 否

　　2. 您是否同意将残疾人心理健康服务体系的目标分为残疾人心理健康服务评定目标、家庭心理健康服务目标、社区心理健康服务目标、学校心理健康服务目标和社会心理健康服务目标？（若选择为"否"，请补充说明一下原因）

　　A. 是　　　　　　　B. 否

　　3. 您认为为了维护残疾人的心理健康，残疾人及其家庭应该做哪些工作？

　　4. 您认为为了维护残疾人的心理健康，社区应该做哪些工作？

　　5. 您认为为了维护残疾人的心理健康，学校应该做哪些工作？

　　6. 您认为为了维护残疾人的心理健康，社会（包括社会团体、政府机构、新闻媒体等）应该做哪些工作？

　　7. 如果您有其他的关于残疾人心理健康服务体系的相关看法，欢迎在此补充。

附录 F　残疾人心理健康服务的目标结构系统专家咨询调查

亲爱的朋友：

您好！我们是重庆师范大学的科研人员，正在进行一项残疾人心理健康及服务体系建设的工作，本问卷旨在帮助我们建立残疾人心理健康服务的目标体系结构，为建构和实施残疾人心理健康服务提供支持。问卷采取不记名方式，您的回答也仅作科学研究之用。下面是我们构建的残疾人心理健康服务的目标体系结构，请您根据对残疾人心理健康服务工作的理解，仔细阅读题目后进行打分评价，从高到低依次为 5 分、4 分、3 分、2 分、1 分。您的每一项回答对本书都具有重要意义，衷心地感谢您的协作与支持。

"残疾人心理健康与心理服务体系建设"课题组

1. 家庭心理健康服务目标

（1）家庭氛围目标：对残疾人抱以尊重平等的接纳态度，为残疾人创造和谐的家庭生活环境。

非常合适　　　　　　　　　　　　　　　非常不合适

　　5　　　　4　　　　3　　　　2　　　　1

（2）家庭心理关注目标：家庭关注残疾人的心理健康状况，能配合心理健康服务，提高残疾人心理健康水平。

非常合适　　　　　　　　　　　　　　　非常不合适

　　5　　　　4　　　　3　　　　2　　　　1

修订意见：

2. 学校心理健康服务目标

（3）心理课程设置目标：学校开设心理健康相关课程，普及心理健康知识。

非常合适　　　　　　　　　　　　　　　非常不合适

　　5　　　　4　　　　3　　　　2　　　　1

（4）学生心理干预目标：及时掌握学生心理健康状况，预防和干预其心理疾病，创造良好的校园环境。

非常合适　　　　　　　　　　　　　　　非常不合适

　　5　　　　4　　　　3　　　　2　　　　1

修订意见：

3. 社区心理健康服务目标

（5）心理健康活动目标：宣传心理健康服务相关知识，举行心理健康服务活动。

非常合适　　　　　　　　　　　　　　　非常不合适

5　　　　4　　　　3　　　　2　　　　1

（6）心理健康服务设施目标：建立社区心理健康服务站，关注社区残疾人心理健康状况，建设和谐的社区环境。

非常合适　　　　　　　　　　　非常不合适

5　　　　4　　　　3　　　　2　　　　1

修订意见：

4. 社会心理健康服务目标

（7）法律支持目标：建立健全心理健康及残疾人相关法律法规政策，为残疾人心理健康服务提供法律支持。

非常合适　　　　　　　　　　　非常不合适

5　　　　4　　　　3　　　　2　　　　1

（8）社会支持目标：加强政府与社会团体的合作，提高社会团体对残疾人心理健康服务的参与度。

非常合适　　　　　　　　　　　非常不合适

5　　　　4　　　　3　　　　2　　　　1

（9）心理健康服务保障目标：通过建立专业培训机构、心理健康服务监督小组等方法保障残疾人心理健康服务的顺利进行。

非常合适　　　　　　　　　　　非常不合适

5　　　　4　　　　3　　　　2　　　　1

修订意见：

附录 G 残疾人心理健康服务体系的目标工作调查

亲爱的朋友：

您好！我们是重庆师范大学的科研人员，正在进行一项残疾人心理健康及服务体系建设的工作，本问卷旨在帮助我们了解目前残疾人心理健康服务的开展情况，为建构和实施残疾人心理健康服务提供帮助。问卷采取不记名方式，您的回答也仅作科学研究之用。因此，请您仔细阅读各部分的答题要求，根据自己的实际情况作答。您的每一项回答对本书都具有重要意义，衷心地感谢您的协作与支持。

"残疾人心理健康与心理服务体系建设"课题组

一、基本信息

1. 性别：A. 男   B. 女

2. 工作单位 A. 社区   B. 心理咨询机构   C. 学校   D. 其他

3. 您所在单位残疾人心理健康服务每年开展次数：

A. 尚未开展   B. 1～2 次   C. 3～5 次

D. 6～10 次   E. 10 次以上

二、题目均为单选题，请根据您的实际情况，参考您所在单位的残疾人心理健康服务工作开展情况，将符合您的选项填至括号内。

4. 残疾人心理健康服务受到重视。（   ）

A. 有   B. 不清楚   C. 无

5. 残疾人的心理问题能得到相应的解决。（   ）

A. 有   B. 不清楚   C. 无

6. 了解所在单位残疾人的心理健康水平。（   ）

A. 有   B. 不清楚   C. 无

7. 能够建立提供残疾人交流的平台。（   ）

A. 有   B. 不清楚   C. 无

8. 设立专门为残疾人心理健康服务的机构。（   ）

A. 有   B. 不清楚   C. 无

9. 帮助残疾人家庭学习心理学知识。（   ）

A. 有   B. 不清楚   C. 无

10. 广泛地宣传心理健康知识。（   ）

A. 有   B. 不清楚   C. 无

11. 为残疾人提供丰富的活动。（   ）

A. 有　　　　　　　B. 不清楚　　　　　C. 无

12. 有为残疾人提供心理健康服务的专业人员。(　　　)

A. 有　　　　　　　B. 不清楚　　　　　C. 无

13. 学校有为残疾学生开设专门的心理健康课程。(　　　)

A. 有　　　　　　　B. 不清楚　　　　　C. 无

14. 学校和家庭共同促进残疾学生的心理健康。(　　　)

A. 有　　　　　　　B. 不清楚　　　　　C. 无

15. 校园文化和谐友善。(　　　)

A. 有　　　　　　　B. 不清楚　　　　　C. 无

16. 针对残疾学生,具备科学有效的心理健康管理体系。(　　　)

A. 有　　　　　　　B. 不清楚　　　　　C. 无

17. 新闻媒体关注残疾人及其心理健康。(　　　)

A. 有　　　　　　　B. 不清楚　　　　　C. 无

18. 有相关的法律法规保障残疾人心理健康。(　　　)

A. 有　　　　　　　B. 不清楚　　　　　C. 无

19. 在残疾人就业方面提供帮助。(　　　)

A. 有　　　　　　　B. 不清楚　　　　　C. 无

20. 和高校、医院等其他机构进行合作,提供残疾人心理健康服务。(　　　)

A. 有　　　　　　　B. 不清楚　　　　　C. 无

21. 能获得社会各方面的支持。(　　　)

A. 有　　　　　　　B. 不清楚　　　　　C. 无

后　　记

从 2009 年 10 月我们在重庆市举办首届残疾人心理健康国际论坛开始,我一直致力于残疾人心理健康及其心理服务体系的建设研究。本书是在我主持的 2014 年国家社会科学基金一般项目"残疾人心理健康及其心理服务体系建设研究"(课题编号 14BRK011)结题报告的基础上修改而成的。

本书结合新时代残疾人事业发展的需要,充分运用了人口学、心理学、社会学、管理学等综合性学科视野,采用文献法、问卷调查法、访谈法、质性研究法、准实验法等系列方法,在调查了解残疾人心理症状及其影响因素、残疾人心理健康服务需求的基础上,借鉴国内外心理健康服务的经验,结合新时代残疾人事业的发展从生存保障型向服务型转变的过程中的需要,建构了残疾人心理健康服务体系,探索了残疾人心理健康服务的运行机制,同时采用了准实验法验证了社会工作的增能视角下的社区康复及小组工作介入的方法在残疾人心理健康服务过程中对提升残疾人积极心理品质的作用。本书既有理论上的分析和探索,又注重实证研究的结果支撑。

本书的内容包括研究的缘由,残疾人心理健康及其心理服务体系建设的理论依据;残疾人的心理症状及其相关影响因素的调查;以积极心理学为取向的残疾人心理健康量表的编制、修订及试用;残疾人心理健康服务的需求调查;残疾人心理健康服务体系建构及其运行机制的试点探索;社会工作介入的方法在残疾人心理健康服务中的运用。本书主要内容遵循的逻辑体系为现状调查、体系建构及其试点、新方法的融入和探索。本书对残疾人的心理健康服务体系建设进行了研究,期望达到以下几个目的:一是期望可以丰富和完善残疾人心理健康及其心理服务的相关研究内容;二是期望将从积极心理学视角编制的残疾人心理健康量表和增能视角理论运用于残疾人心理健康服务工作中。本书在残疾人心理健康服务的方法上进行了创新,有利于为残疾人心理健康的诊断和评估提供依据。本书是国内系统研究残疾人心理健康服务建设的首部著作。

本书的读者对象为心理健康和心理服务工作人员、残疾人社区工作者、残联干部,以及对心理健康和心理服务感兴趣的各级各类人员。参与课题研究的人员有刘郁、密忠祥、王军、唐春、陈晓科、李楠柯、张爽、李梦琪、齐卉、王宣予、陈雪、黄小梅、黄橙橙、邓娟等。在此对他们在本书中做出的贡献表示衷心的感谢!尤其是我的研究生王宣予、齐卉、陈雪、黄小梅等几位同学在本书的校对过程中做了大量的工作，特别要对他们付出的辛勤劳动表示感谢。本书在写作过程中借鉴和参考了大量文献，在此一并表示感谢。由于我的水平有限，恳请读者对其中存在的疏漏和不足加以批评指正，以便后续进行改进。

李祚山

2020 年 1 月于重庆师范大学励志楼